自然療法百科

家庭中醫DIY百科

Nature therapy hundred branches

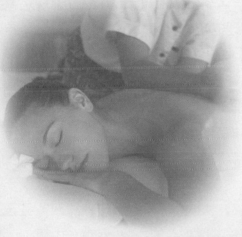

朱仰琴　著

晨星出版

疾病的來臨，總是無法預料，例如突然的疼痛、身體不適，到底要不要去看醫生？有沒有在家裡就可以減輕，甚至就能治療好疼痛的方法呢？本書就是把一些常見疾病的症狀與可以自行調理的方法，向讀者進行詳細的解說，並且告訴讀者發病的原因，以及什麼情況下需要去看醫生、如何預防疾病等基本常識，可以讓讀者居家自行調理疾病，也可以讓讀者防病於未然，是家庭生活的護理良伴。

本書採用自然療法，注重從飲食、生活模式、運動、按摩等各方面改善身體狀況，希望透過良好的預防模式，達到強身健體的目的，將人的身心視為一體，並考慮每個人的生活方式進行調理，進而有效保持長久健康。

自然保健法，是運用各種自然的手段，預防和治療疾病，並應用在與人類生活有直接關係的物質與方法，如食物、空氣、水、陽光、體操、睡眠、休息及有益於健康的精神元素，如希望、信仰等，藉以保持和恢復健康的一種科學藝術。本書針對疾病以及相關的各種自然療法，都做了詳細介紹，可以使讀者對症閱讀參考。

本書首先對自然自癒療法做了系統介紹，解決讀者對「為什麼要使用自然療法」的疑惑，並提出自我要求的健康守則。其次，是告訴讀者關於食品、營養素、精油、香葉草、中藥，以及家庭急救箱等家庭必須備有的用品。其三，是介紹按摩、腳底反射、刮痧和瑜伽等四種常用的自然保健法。最後，書中花了很大的篇幅詳細講解生活中常見的100種疾病的自然療法。此外，本書中配有大量彩色圖片，便於讀者參照，可以根據自身的情況，選擇查閱，並利用本書提出的方法，有效解決生活中的困擾。

本書所列出的100種常見病症，都有詳細的症狀說明，患者可以閱讀症狀說明，結合自身的發病表現，對自己的身體狀況做簡易的自我對照，但本書只是提供參考，並不能因此替代專業的診斷治療。

在每項病症開始介紹時，書中先列出「何時求醫」的判斷方法，主要是為了提醒患者什麼時候不該堅持自行在家使用自然療法，而是要向醫求助。如果患者對自己的病症心存疑慮，就應該先請醫生做檢查，如果沒有大礙或經過治療、病況穩定後，再用自然療法進行調理。每個疾病最後，明確列出了預防的方法；所有的疾病都可以防患於未然，只要讀者用心愛惜自己的身體，並參照書上建議的步驟去做，就能夠有效地預防疾病，達到強身健體的目標。

現代人越來越注重健康、健美，因此需要在日常生活中不斷加強保健，保持身心健康。平時要注意飲食營養均衡、經常運動，並懂得舒緩心理壓力。同時，也要注意改善人際關係，保持生活環境健康，戒除吸菸、喝酒等不良生活習慣。依照這些方法保養身體，就能促進心情愉快，保持積極向上的心態，從而使得身體各部分，包括血管、神經系統、消化道，甚至是產生荷爾蒙的腺體都會健康運轉，生機昂然。健康的生活模式，對於每個人都非常重要，能夠增強身體的免疫力，抵抗過敏、感染甚至癌症。因此，平時一定要約束規範自己的生活習慣，加強保健。

本書所提供的資料，是醫學知識的匯集，並不能代替專業醫生的診斷與治療。本書的作者不推薦任何形式的自我診斷、自行治療和用藥；傳統的自然療法雖然一直與西方的療法並行不悖，但卻不能互相取代。

自然療法 百科 contents

Chapter 1

自然自癒療法

★為什麼要用自然療法

★自我要求的健康守則

★健康的生活

★健康的運動

★遠離健康危險因子

★排毒一身輕

前言

自然療法起源於西方替代醫學，所謂自然療法，是運用各種自然的手段預防和治療疾病。具體而言，自然療法是將人的身心視為一體，並考慮每個人的生活模式進行調理，實際應用在與人類生活有直接關系的物質與方法，如食物、空氣、水、陽光、體操、睡眠、休息，以及有益於健康的精神因素，如希望、信仰等來保持和恢復健康的一種科學藝術。

自然療法是以人體健康為核心，強調維持身體健康和預防疾病。自然療法的哲學指導思想是：深信人體擁有的自癒能力，在進行醫療的過程中，盡量避免使用任何可能削弱人體自癒能力的醫療手段，不能忽視人體的自癒能力，更不能用各種療法取而代之。因此，自然療法的最高指導原則是：教育患者運用健康的生活模式，增強人體的自癒能力，採用自然和無毒的療法。

為什麼要用自然療法

自然療法重視身、心之間的關係。大量研究顯示，懂得緩解情緒壓力，態度樂觀的患者，無論罹患什麼病症，都比較不容易被病魔擊倒。使用自然療法，就會發現人體原本就具有自癒能力，透過自然療法來喚醒或者增強體內的自我癒合能力，就更容易打敗病魔。

使用自然療法，就是注重使用天然藥物在家中自行調理，講究個人飲食及其生活習慣。與西醫療法比較，自然療法較為平和，方法容易學習、操作，並能用於預防和保健，減少求醫就診的需求；而更重要的是自然療法著重於保持整個人身心的健康，而不是單單專注於舒緩個別症狀。

自然療法強調我們的生活模式與健康有密切的關係，如果想要保持身心健康，必須注意飲食的營養

均衡，經常運動，並懂得舒緩心理壓力。此外，改善人際關係，保持生活環境健康，戒除吸菸等不良習慣也很重要，因為健康的生活模式，不僅能增強免疫力，還能抵抗過敏、病毒感染，甚至降低癌症的發生機率。

乍看之下，讀者可能會覺得自然療法與正統的西醫之間，似乎不相容，但現今全球醫界有不少西醫樂於見到病患在接受治療的同時，也採用一些自然療法改善身心狀況。相同的，許多著名的自然療法治療師也認為，小毛病可以用自然療法來調理，但也不能輕忽病情，有需要時，仍須請正統的西醫診斷治療。換句話說，選擇自然療法並不代表要將高科技的現代醫學放棄不用，而是要為自己拓展另一條通向健康的道路。

自我要求的健康守則

生活作息不正常、錯誤的生活習慣和長久累積的疲勞，現代人無形中不斷虐待自己身體，導致百病叢生。事實上，個人的健康，都是需要時間好好培養，吃對的食物，正確的洗選與烹調方式，注意維生素、礦物質等重點營養素的補充，同時避免或減少不好成分的攝取，遵守少油、少糖、少鹽分的養生概念，久而久之，就能找回身體的均衡狀態，增強自體免疫力。

➜ 均衡的飲食才能吸收各種營養素，維持身體所需。

持生命正常活動和保持人體正常發育的基本條件。俗話說：「民以食為天」，也就是說只要是身為一個正常人，填飽肚子就是天底下最重要的大事，可見飲食的重要性。

■ 選擇優良食物

食物為我們提供能量，以維持身體的活動能力。食物不但具有使身體生長發育和修復、補充的各種

■ 健康的飲食

飲食是人類生存的基礎，是維

營養素，也有助於人體製造荷爾蒙與神經傳導物質，可以讓人體功能正常運作。

要保證食物能夠在身體裡發揮良好的作用，就必須選對食物。首先，應該考慮哪種食物對身體較好。例如含較多脂肪的紅肉，對健康的幫助，就沒有魚肉好。全穀類食物、新鮮的蔬菜和水果，都是最佳的選擇，應該多吃。

其次，應該盡量選擇栽種的時候不用殺蟲劑、生長激素和抗生素的合格有機食材，還要選擇加工最少的食物，因為其中所含的營養成分沒有損耗，相對含量多。

如果選擇有機食材，就應該保留所有可以食用的部分；至於其他不是有機栽培的蔬菜、水果，外皮、外層葉子要小心清洗乾淨，避免任何可能會殘留的少量殺蟲劑、鋤草劑等農藥，以防對身體造成危害；為了保留食材的營養成分，烹調之前才開始洗切食材，避免營養成分流失。

烹調時，每次都應該用新鮮的油品，而且蔬菜、水果都不宜煮的太久，煎炒動作要快、不能燒焦，

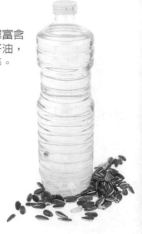

→ 烹調用油最好選擇富含不飽和脂肪酸的好油，如茶油，芝麻油等。

以免破壞其中的維生素和礦物質；尤其煎、炸後的食物，要盡量避免隔夜食用。

■ 合理營養

人類為了維持生命與健康，必須每天從食物中獲取人體所必需的各種營養物質。以往大多數人重視營養不良的危害，認為營養不足會導致體弱多病，影響人體健康；不過，對營養過度、營養不均衡的危害，卻認識不足。

舉個簡單的例子來說，以往人們認為豐腴的體型代表富貴、福相，是營養好的象徵和健康的標誌，但實際上，肥胖卻是因為汲取過多熱量、脂肪所導致的營養不平衡的結果。肥胖有許多危害，例如活動能力降低等，還與高血壓、高血脂、冠心症等心血管疾病，以及糖尿病的發生有密切關係。因此，講究營養的同時，也要兼顧合理營

養的搭配原則，也就是說每天由食物攝入的營養物質要適度，既不能缺乏，也不能過度。

合理的營養，指的是膳食營養在滿足人體需要方面，能合乎要求，例如營養素種類齊全，數量充足，能滿足人體維持各種器官活動的需要。合理的營養能促進人體的正常生理活動，改善人體的健康狀況，並增強人體的抗病能力，提升免疫力。

當然，由於人們的生活環境不同，飲食習慣、健康狀況等也有相當程度的差異性，對營養的要求也就各不相同。在實際生活中，只有根據合理營養的基本要求，按照每個人的性別、年齡、勞動狀況、健康情形等方面綜合考慮，安排好每日膳食，才能真正達到合理膳食的要求。

■ 均衡飲食、汲取足夠營養

人類進食，不只是為了填飽肚子，也是為了取得合理、足夠的營養，以便維持身體功能正常運作，因此，在吃東西時，應該注意以下幾點：

- 膳食中的熱量和各種營養素，必須能滿足人體生理和勞動的雙重需要；也就是說膳食中必須含有蛋白質、脂肪、醣類、維生素、無機鹽及微量元素、水和膳食纖維等人體必需的營養素，而且要保持各種營養素之間的數量平衡，避免有的缺乏、有的過剩。因此，選擇食物時，應朝多樣化考量。因為任何一種天然食物，都不能提供人體所必需的全部營養素，所以多樣化的食物是保證膳食平衡的必要條件。

- 合理的飲食制度：三餐定時定量，不僅要遵守食物種類的均衡原則，每一餐的分量也要斟酌，可採取早晨吃好、中午吃飽、晚上吃少的原則。

- 適當的烹調方法。要以利於食物的消化吸收，而且保有良好的食品感官特性，也就是「色香味」俱全，能刺激食慾為原則。老年人的膳食宜嫩、軟，容易消化，一般來說，因為老年人新陳代謝差，油膩食物應有限制。

- 食品必需確保衛生、無毒等污染的條件。

■ 健康飲食金字塔（從頂層到底層）

　　從小，老師就教導何謂健康的飲食概念，但往往因為工作、生活忙碌而忽略，尤其是隨著時代進步，怎麼吃才健康的觀念也一變再變，得花點時間注意。

• 糖：甜食的熱量很高，不過，甜品中偶爾也會富含礦物質，所以想要在食物中增加一點甜味，最好選用天然產製的楓樹糖漿、蜂蜜或是蔗糖，但儘量少吃，可以避免的時候就不要使用。

• 脂肪：脂肪不是不好，其中含有的脂肪酸，是構成細胞的不可缺的物質，而吸收脂溶性的維生素也需要脂肪維持運作功能，因此，不能不吸收。但每天攝取的脂肪量也不能超過所有飲食熱量的30%，包括烹飪用到的油和隱藏在其他食物中的脂肪。植物脂肪，如蔬菜、堅果、種子、用全穀類所榨取的植物油和魚類的脂肪，則遠比肉、蛋黃及乳製品中所含的脂肪健康。

• 蛋白質：細胞的生長和修復，以及身體產生抗體、分泌荷爾蒙的時候，都需要蛋白質。每人每天可以攝取兩份富含蛋白質的食物，如禽肉、魚肉、蛋類、低脂肪的乳製品、瘦肉、堅果、豆類或豆製品等。

• 蔬果：包括根、莖、葉、果實和豆莢都是。每人每天可以攝取五份蔬菜和兩份水果。蔬菜與水果對人體健康的重要性，無需過度強調，在「肚子」允許的範圍之

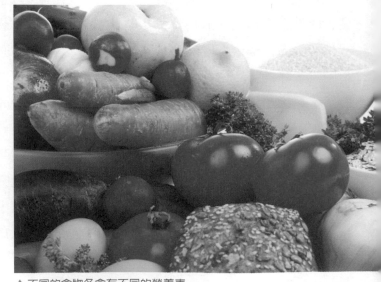

↑ 不同的食物各含有不同的營養素。

內，多吃這兩大類對身體最有益處的食物。同時，每天要盡可能地食用不同顏色的蔬果，因為蔬果含有的不同色素，會對身體有不同好處。

- 碳水化合物：非精緻澱粉類食物，可以提供身體所需要的能量、維生素及礦物質，這些澱粉類食物包括：米飯、全穀類食物、豆類、根莖類、香蕉、玉米片等等。

健康的生活

「要善待生命，樂觀的對待生活！」凡事從正面思考，量力而行，認識自己的長處和短處，不要勉強自己做一些超乎本身能力的工作。處理工作的時候，應將工作的重要次序安排好，相信自己，並盡最大能力完成每一項工作，從工作中發掘自己的潛能，體現自己的人生價值。

保持良好以及健康的生活模式，均衡飲食、作息定時、適量運動，都有助於身心健康。多參與有益身心的活動，不但可以擴展自己的生活圈子，而且對鬆弛身心有很大的作用。

■ 生活態度

人類文明越進步、生活步調就越緊湊，各種與身心有關的疾病似乎也變得越來越多。日常生活中的一些瑣碎的問題，如家庭衝突、交通堵塞、繁重的工作等，都足以形成精神壓力。長期處於精神緊張焦慮的情況下，常會誘發冠心病、高血壓等各種疾病。因此，保持良好的生活態度，以積極樂觀的態度面對生活，一切問題都會迎刃而解。培養良好的生活態度可以從以下幾點做起：

- 相信自己：樂觀的態度可以讓免疫系統維持正常狀態，尤其是面對巨大壓力的情形下，更應該保持樂觀積極的心態。運用自己的信心，相信自己能把想要做的事情做到最好。

- 放鬆心情：心情不能放鬆的人，

想法比較悲觀，稍不如意就會感到心煩，嚴重時，還會影響健康。要放鬆心情，必須放下許多價值觀，如名利等。可以嘗試從清理抽屜開始，把久已不用的東西，馬上送走，衣服物品也是，甚至延伸到別的東西，就能活得簡單、輕鬆。

* 正常的人際關係：任何人都有情緒波動的時候，但要記得發脾氣只會讓事情變得更糟，讓彼此的關係更加惡化。人不能單獨生活，需要家人、朋友互相的幫助和鼓勵，用心真誠的對待身邊的

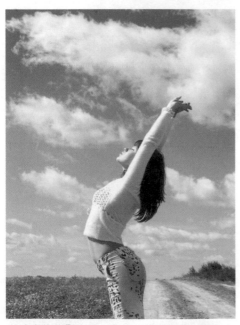

↑ 適度的放鬆心情，有助於維持健康的身心。

每一個人，將會有意外的驚喜。

* 健康的生活習慣：平時生活中要注意培養良好的生活習慣，戒菸、戒酒、遠離毒品；適量做運動、飲食營養均衡、定時作息、多參與有利身心的活動、培養靜心的嗜好，如下棋、聽音樂、爬山、種花等。

■ 睡眠正常

內分泌系統控制人體的代謝作用，如果睡眠質量不好，內分泌在代謝身體廢物時，產生的毒素量相對提高，會使體質變酸，因此，經常熬夜的人，罹患慢性疾病的機率要比有抽菸、喝酒等壞習慣的人都要來得高。所以每天盡量要在晚上11點之前睡覺，並努力維護良好的睡眠質量。

人們普遍認為，一天睡8小時最為適當，如果睡眠時間不到8小時，就視為睡眠不足；其實這種說法是沒有根據的，因為睡眠時間是因人而異的。基本上，每個人的體質、年齡、睡眠環境都有差異。即使晚上睡不足，如果身體健康，日常工作正常，便不用強迫自己睡夠

8小時，如果強迫自己每天睡8小時，反而可能導致失眠。

■ 如何睡好覺

　　睡覺是每個人都會做的事，不過，也別把這件事視為理所當然，睡不著覺的失眠患者，或睡眠品質不佳、睡著了卻比不睡還累的人越來越多，因此，想睡好覺，還是有祕訣的。

- 布置睡眠環境：合適的亮度，以不妨礙睡眠的光線為準。適當的溫度和濕度，合適的寢具，都應該以自己感覺舒適為準。
- 固定時間入睡：養成在固定時間就寢的習慣，安排好自己的工作生活，每晚大概10時左右就寢，盡量不要超過11點。
- 保持愉快的心情：心理因素是造成失眠的最主要的因素之一，要使精神鬆弛下來，才可以自然入睡，越想強迫自己睡著，越會造成失眠。如果心中有很多不安的情緒，心情緊張，是不會很快安靜入睡的。就寢時應該放鬆心情，才可以安然進入美好的睡眠狀態。

- 運用腹式呼吸：我們一般的呼吸利用的是肺，是淺、短的呼吸，而腹式呼吸則是深、沈的呼吸。具體做法是：吸氣的時候，鼻子吸氣嘴巴閉氣，將腹部充滿氣，而肺部則不充氣；吐氣的時候則相反，用嘴部吐氣而不從鼻子吐氣，氣一定要吐到盡頭。
- 睡前2小時不要進食：睡眠和飲食的關係密切，睡前飲食，會導致失眠或者引發噩夢。睡前應該避免進食刺激腦神經作用的食物和飲料，最好是在睡前2~3小時就完全停止一切飲食。
- 學習裸睡：裸睡的好處包括血液循環通暢、新陳代謝速度加快、增加適應和免疫功能、避免內衣造成的細菌衍生、消除疲勞、鬆弛肌肉、身心舒暢等。
- 睡前泡澡：睡前泡澡，以放鬆身心為目的，充分享受沐浴的樂趣，不僅可以舒緩神經，還可補充身體能量。

■ 睡眠的好處

　　美國學界最新的研究顯示，當人們睡眠不足時，會累積所謂的

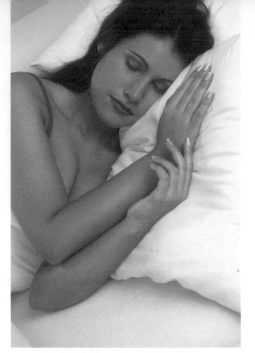
↑ 良好的睡眠品質，不僅可消除疲勞，還可為身體注入活力泉源。

「睡眠債」，久而久之，會削弱人的智力。良好的睡眠，對人體的好處很多：

- 消除疲勞：良好的睡眠可以使身體獲取到充分的休息，平衡疲勞的狀態。
- 增強抵抗力：睡眠的時候，身體從食物中獲取的營養素，可以大量轉化為身體所需的能量，增強身體的抵抗力。
- 儲存活動的能量：睡眠也可以提高人體對病菌的抵抗能力。

健康的運動

運動可以促進身體新陳代謝，消除壓力並可以提升身體對疾病的抵抗力，還可以幫助體重控制、保持骨骼、肌肉及關節健康。研究也顯示，規律的運動可以減少慢性病的危險性，以及改善生活品質。不過，過度激烈的運動，卻會危害人體健康；慢跑、伸展運動等，才是適合大多數民眾從事的運動。

■ 慢跑

慢跑是都會人最常見、而且是最簡易的個人健康活動，適合各種年齡、無分男女的民眾，不需要任何器材或添購任何新配備，也沒有場地或氣候、時間的限制，只要有意願，一件汗衫、一條運動褲、一雙跑鞋，隨時隨地都可以從事慢跑；慢跑在西方國家風行多年，在臺灣也有不少的愛好者。根據專業醫學界的統計研究指出，經常保有慢跑習慣的人，平均壽命要比沒有慢跑習慣者長。

- 慢跑的好處：

①慢跑可使血流增快、血管彈性增強，具有活血祛瘀、改善血液循環的作用。輕鬆的慢跑運動，能增強呼吸功能，可使肺活量增加，慢跑時所供給的氧氣較靜坐時可多8～12倍。

②慢跑運動可使心肌增強、增厚，具有鍛鍊、保護心臟的作用。多年從事慢跑運動老人的心臟大小及功能與不參加鍛鍊的20歲的年輕人的心臟無異。

②慢跑可控制體重，預防動脈硬化，調整大腦皮層的興奮和抑制過程，消除大腦疲勞。

③慢跑能改善視覺記憶力。慢跑時雙腳拍擊地面可增強專注程度，並改善視覺記憶力，因此慢跑對身體有益，至少有助於大腦健康。

↓ 慢跑是隨時隨地可做的運動，養成持之以恆的習慣，才能越跑越健康。

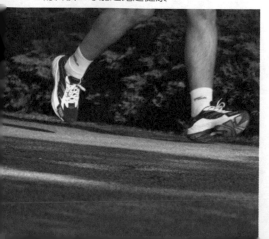

• 慢跑的技巧：

①慢跑原則：慢跑速度應依個人體力而定，宜慢不宜快，以自然的步伐輕鬆地向前行進，以循序漸進、持之以恆為原則。

②呼吸方法：慢跑時，全身肌肉要放鬆，呼吸要深長，緩緩而有節奏，可兩步一呼、兩步一吸，亦可三步一呼、三步一吸，宜用腹部深呼吸，吸氣時鼓腹，呼氣時收腹。盡量用鼻子呼吸，這樣可有效地防止咽炎、氣管炎。

③姿勢要領：慢跑的姿式為眼視前方，上體略向前傾與地平面成85度左右。肘關節前屈呈90度、平行置於體側，雙手握空拳，略為抬頭挺胸，保持胸廓的正常擴張。雙腳交替騰空、蹬地，腳掌離地約10公分。跑動時，腳的前半部先著地，蹬地時，亦為前半部用力，而不能整個腳掌同時著地或用力，腳掌不應有擦地動作，否則會加大前進阻力，易使腳掌疲勞、碰傷甚至摔倒。

- 慢跑的注意事項：

①在運動前，應該舒展身體，做充分的準備活動。

②剛開始練慢跑的時候，運動量要循序漸進，可以採取慢跑、步行交替的方式進行，距離不宜太長。等訓練了一段日子後，身體逐步適應了，就可減少步行，直到全部慢跑。

③跑步前腳掌先著地，過度到全腳掌著地。

④跑步時應保持有節奏的呼吸，開始時鼻子吸氣、口呼氣。逐漸過度到口鼻同時呼吸。

⑤習慣了慢跑之後，找到身體不感疲勞的最佳跑步速度。運動後，應舒展身體，做充分的放鬆活動。

⑥運動後，要用熱水洗澡或淨身，不要用冷水。

⑦運動後的飲水和餐食應該到心跳恢復正常水準時候。

⑧慢跑的運動量可以保持在每天20～40分鐘。

■ 伸展運動

伸展運動可以緩解壓力，也可

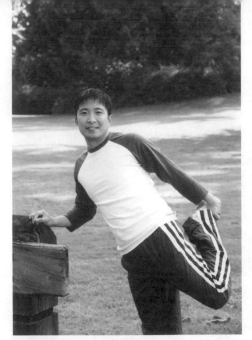

↑ 慢跑前需要做好伸展等熱身運動，以免引起運動傷害。

以增加柔韌性，對人們的身體有很多益處。柔韌性降低在人們的日常生活中是經常發生的。比如，年齡的增大，肌肉周遭的結締組織彈性下降，身體的柔韌性也會降低；如果柔韌性很差，即使是日常中連續的活動也會導致肌肉組織和連接韌帶縮短的後遺症，從而使身體更加僵化，肌肉發展不平衡，並限制活動範圍。

下面是伸展運動的一些簡單的動作及注意事項。

- 腓腸肌（小腿肌肉）的伸展：雙腳張開站立，與臀部同寬。向後伸展右腿至少大約30公分，在左

腳後方，同時雙腳的腳尖都要朝正前方。保持骨盆收縮的姿勢，以避免拱起背部。維持右腿的伸直狀態，而左膝蓋彎曲，向前輕微地前傾，將體重置於左腳上，直到右側小腿有一股伸展力量的感覺（要確認前腳的膝蓋置於腳尖正上方，使脛骨可以維持與地面垂直的狀態）。讓右腳跟接觸地面，維持這姿勢數秒鐘。

- 比目魚肌（小腿肌肉）的伸展：將左腳伸直，並置於右腳前方數寸。將身體的重量置於右腳上，輕微地彎曲膝蓋，同時左腳伸直於身體前方。維持骨盆姿勢，以避免拱起背部。現下，你會覺得在小腿背部有一股伸展的感覺，維持這姿勢約數秒鐘。

- 腿後腱（大腿後側肌肉）的伸展：蹲下，髖部以下的部位向前傾，將雙手置於右大腿膝蓋上方。左腿伸直，並感覺左腿後側肌肉伸展的感覺。維持這姿勢數秒後，恢復原來的姿勢再換腳。兩側腿部各重複3次伸展動作。

（＊注意事項：做腿後腱伸展運動時，雙手不要捉住膝蓋關節。）

- 四頭肌（大腿前側肌肉）的伸展：雙腳分開直立，與臀部同寬，將右小腿向後並向上彎曲，然後用右手捉住右腳踝。維持雙膝並攏，骨盆向內收的姿勢，盡可能地將大腿向後拉。你可以感覺到右大腿前側肌肉的拉張力量。維持這姿勢數秒，然後換左腿做相同的伸展運動（假如覺得單腳站立很難維持平衡狀態，可以支撐住椅背或牆壁）。

（＊注意事項：手掌應該握住腳踝，而不是腳尖，以避免踝關節的扭傷。彎曲的膝蓋應盡量地與直立的腿併攏。假如你的腿併不攏，自然就無法做好大腿前側肌肉的伸展運動。要保持臀部肌肉的收縮，並且不使背部拱起。）

- 三頭肌（上臂後側肌肉）的伸展：雙腳分立，與臀部同寬，保持膝蓋的柔軟，腹部收縮，骨盆向內收緊。伸展左手臂，高舉過頭，貼緊左耳，然後將手掌朝下，置於頭部後方。右手越過頭頂，指尖碰觸左手肘，試著將左手肘向右側拉。這時，左手臂後側肌肉有伸張的感覺。頭不要向

前傾或拱起背部。維持姿勢數秒，再換一隻手進行伸展動作。

• 胸部（穿過胸腔前方的肌肉）的伸展：雙腳分立，與臀部同寬，保持膝蓋的柔軟，腹部收縮，骨盆向內收緊。雙手置於背後並握緊，盡可能地朝背部向上拉。這時應該會感覺到在胸腔前方肌肉的張力，避免手肘關節的鎖緊。假如胸部感到疼痛，要暫時放棄這運動。

韌性鍛鍊計畫應該在維持關節穩定的前提下，最大程度地改善運動能力，並增強肌肉的彈性。

遠離健康危險因子

人體是一個複雜的生態系統，我們需要透過自然之法來照顧自己的身體。我們所處的環境會對身體的生態系統造成很大的影響。為了對抗體內的污染和退化，就必須遠離周遭環境中的健康危險因子。包括呼吸的空氣、喝的水、睡覺的床以及菸、酒、毒害。

■ 呼吸的空氣

空氣對於生命的作用不容置疑，但是如果空氣過於乾燥或者受到污染等，同樣會對人體造成很大的危害。

過於乾燥的空氣會誘發多種疾病，尤其是空氣中的濕度過低時，人體鼻部和肺部的呼吸道黏膜脫水，彈性降低，導致空氣中的灰塵、細菌等容易附著在黏膜上，刺激喉部引發咳嗽，同時還容易發生支氣管炎、哮喘等呼吸道疾病。此外，流感病毒在乾燥的環境中繁殖速度會加快。

長期待在空氣乾燥的辦公室和家裡，人們就會經常感到皮膚乾燥緊繃、頭暈嗜睡、反應能力降低，身體抵抗力一下降，便增加生病的機率，而被污染的空氣，更是會對身體造成各式各樣的危害。

■ 喝的水

人們每天都要喝水，這件看似平常的事，其實並不是那麼簡單，如果飲水不當，就會引發很多疾

病，進而危害我們的身體健康。經過研究，有五種不能喝的水，因這些水內含某些不良成分，並不適合飲用：

- 貯存過久的水：常飲用這種水，對未成年人來說，會使細胞新陳代謝明顯減慢，影響身體生長發育；中老年人則會加速衰老。

- 千滾水：就是在爐上沸騰了一夜或很長時間的水，以及在電熱水器中反覆煮沸的水，因為水中有許多不能因為沸騰而揮發物質，如鈣、鎂等重金屬成分和亞硝酸鹽含量很高，長期飲用，會干擾胃腸功能，出現暫時腹瀉、腹脹；有毒的亞硝酸鹽還會造成人體缺氧，嚴重者會昏迷，甚至導致死亡。

- 蒸鍋水：就是蒸過饅頭、年糕等食物，在鍋裡剩下來的水，特別是經過多次反覆使用的蒸鍋水，因為含有極高濃度的亞硝酸鹽，若是常喝這種水，或用這種水熬煮稀飯，會引起亞硝酸鹽中毒；此外，水垢也常隨水進入人體，會引起消化、神經、泌尿和造血系統病變，甚至引起早衰症狀。

- 沒煮沸過的水：文明都市裡，人們飲用的自來水，大都是經過氯化消毒滅菌處理，根據研究，在這種氯化處理的水中，可分離出13種有害物質，其中鹵化烴類的化合物、三氯甲烷，已有研究指出，具有致癌、導致胎兒畸形的副作用。專家更指出，飲用未煮沸的水，患膀胱癌、直腸癌的可能性增加21％～38％。不過，當水溫達到100℃，這兩種有害物質會隨蒸氣蒸發而大大減少，如繼續沸騰3分鐘，則飲用安全。

- 重新煮開的水：水燒了又燒，使水分再次蒸發，亞硝酸鹽會升高，常喝這種水，亞硝酸會對人體造成危害。

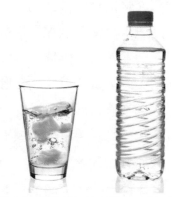

↑ 喝好水，除了能有效止渴外，還為身體喝進健康。

■ 睡的床

良好的睡眠對身體的健康非常重要，絕對不能忽視床在睡眠中的作用，保持好的休息，才能保持健康身體。

床的高度及軟硬度，對睡眠的好壞關係很大，應以使肌肉放鬆為適度。床太硬，對接觸面的身體壓力大，影響局部的血液循環；如果太軟，身體過於下陷，無支撐力，不能使身體保持舒適，對睡眠都不利。患有頸椎病變、心肺功能不正常的老年人，更要重視床的軟硬度，一般來說，老年人睡的床要穩固，床位也要比一般正常的低50公分左右。至於床上的被褥、被墊一定要不整柔軟。

患有老年性骨關節病，如增生性脊椎病（腰椎椎間盤退化）的老人，睡硬的木板床要比加了彈簧墊的床好。因為彈簧床過軟，容易導致脊柱的中段下陷，彎曲成弧形，而引起腰部不適和疼痛。更會使患有腰肌勞損、骨質增生症、頸椎病的老年人加重症狀。

不清潔衛生的床鋪同樣會導致多種疾病，所以被褥要常洗常曬，保持清潔衛生。

此外，床上要有合適高度與硬度的枕頭。如果不用枕頭，睡覺時，頭的位置會過低，流入頭部的血液偏多，血管充血，頸部肌肉也不能放鬆，經過一夜的長時間，次晨會覺得頭脹、頸痠痛、眼皮浮腫等。枕頭過高，會將一側頸肌牽拉過緊，容易引起落枕；向前的彎度大了，還會影響呼吸道的通氣。一般說，枕頭的高度以不超過肩到同側頸的距離為宜，也就是睡在床上的姿勢與站立時頸部的姿勢一樣不變，大約10釐米左右的高度。

■ 菸的危害

根據許多研究報告指出，香菸裡的尼古丁會侵害肺部，更嚴重影響一旁吸二手菸的無辜第三者的健康。菸草裡沒有任何對人體有益的東西，相反對身體有害的物質有20多種，在吸菸時所產生的煙霧裡，大約有70多種有害物質。

• 菸草中含量最高的毒性物質是菸鹼。一支菸所含的菸鹼，高達5～15毫克，但只要區區50毫克的菸鹼，就能致人於死；簡而言

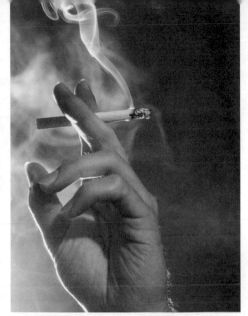

↑ 吸菸百害無一利,最好趁早戒除。

之,也就是5～10支紙菸中所含的菸鹼,一次注入人體,就可以在瞬間要人的命。而癮君子常會有菸鹼慢性中毒的現象,對神經系統、心血管系統、消化系統等均有嚴重的損害。

• 人體的一些癌症,如食道癌、膀胱癌、胰腺癌、大腸癌、喉癌、唇癌等,也與吸菸密切相關,尤其是肺癌的發生,首要的誘發因素就是抽菸。

• 吸菸者只要一點燃菸,隨時曝露在放射線輻射的危害,可能導致和加重動脈硬化,並導致冠心病和中風。

• 吸菸會降低神經系統的功能。

• 吸菸還能造成室內環境的污染。

• 被動吸菸者,也就是被迫吸二手菸的人,所受到的危害,也不亞於吸菸者。

■ 酒的危害

長期喝酒會造成肝的代謝功能加重,是導致肝硬化、肝猛爆的殺手之一。酒的主要成分是酒精,化學名叫乙醇,乙醇進入人體,能產生多方面的破壞作用。

①酒精對人的損害,最重要的是中樞神經系統。它使神經系統從興奮到高度的抑制,嚴重地破壞神經系統的正常功能。

②過量的飲酒會損害肝臟。

③慢性酒精中毒,則可導致酒精性肝硬化、多發性神經炎、心肌病變、腦病變、造血功能障礙、胰腺炎、胃潰瘍等。

↓ 適量飲酒可以怡情,但飲用過量則會傷害身體健康。

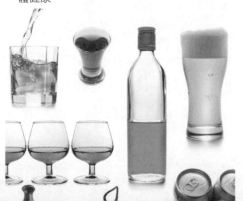

■ 毒品的危害

吸毒危害人體、人格淪喪，也為世界許多國家製造嚴重的會問題。相較於菸、酒，毒品的危害更為嚴重，有的毒品會影響生理功能，有的對神經系統造成傷害，甚至也是近年全球愛滋病蔓延的原因之一；吸毒婦女在懷孕時，容易早產、胎兒畸形或天生有毒癮的比例更高，最好不要碰。

- **身體依賴性**：毒品會使人體體能產生適應性改變，在藥物作用下，形成新的平衡狀態，因此，一旦停掉藥物，生理功能就會發生紊亂，出現一系列嚴重回應，這種軀體反應稱之為戒斷症狀，會使人感到非常痛苦。

- **精神依賴性**：毒品進入人體後作用於人的神經系統，使吸毒者出現一種渴求用藥的強烈欲望，驅使吸毒者不顧一切地尋求和使用毒品。

- **身體機能的損害**：在正常人的腦內和體內一些器官，存在具有鴉片樣作用的物質，稱之為內源性鴉片肽（endogeneous opioid peptide），透過和存在靶細胞膜上的鴉片受體結合後，產生作用，調節人的情緒和行為。人在吸食毒品後，抑制了內源性鴉片肽的生成，一旦停用毒品，就會出現不安、焦慮、忽冷忽熱、起雞皮疙瘩、流淚、流涕、出汗、噁心、嘔吐、腹痛、腹瀉等。

排毒一身輕

排除毒素，一身「健康」。人們往往認為，細菌或病毒侵襲、營養不足、生活模式不當、心理不健康等，都是生病的主要原因。但近年來醫學研究揭示，體內毒素積存也是一個不可忽視的病因。因此，專家們認為若能像打掃環境一般，經常對體內進行「大掃除」，及時清除體內毒素，便會安康少病。

■ 排毒的目的

體內脂肪中儲存著大量的外界物質和毒素，在一般情況下，體內都會存在著4～5公斤或者更多的黏

液狀有毒廢物。在一定時期內，身體會竭盡全力的保護自身免受毒素的侵害，將毒素囚禁在球體黏液或者脂肪細胞中，防止毒素破壞身體免疫力。

但是這種囚禁形式只是暫時的，身體中的毒素不斷累積，久而久之，將會滲透進入血液和細胞中，擾亂新陳代謝系統的正常運作，並破壞組織細胞，引起各種各樣的疾病。因此，身體需要做毒素大掃除。

■ 健康排毒餐

現代人重視養生，又有不少名人提倡，因此，近幾年排毒健康餐蔚為流行，甚至出現專門針即對癌症或個別疾病的排毒食譜，掀起一波又一波的新風潮。本書針對一般大眾，訂出方便又有效的三餐排毒食譜。

生食、完整地攝食（連皮吃）。排毒早餐：水果＋蔬菜＋地瓜＋糙米飯；蔬菜雜糧均需選擇無農藥、不用化肥栽種的農作物，否則會影響效果。若對所購食物無把握，應徹底清洗才可食用。

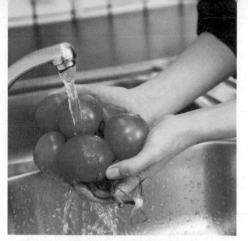
↑ 徹底清洗食物才能避免吃進致毒物質。

①一份水果：以當地、當季、盛產之水果為原則，凡是進口水果與非當季之冷藏品均不宜。生食、完整地攝食（連皮吃）。

②兩份蔬菜：根類：紅蘿蔔、白蘿蔔、山藥、牛蒡等；莖類：西洋芹、明日葉等；花類：西蘭花、包心菜等；果類：小黃瓜、苦瓜、青椒、番茄等四大類為主。也是必須生食、完整地攝食（連皮吃）。此外，葉菜類和芽菜類都是很好的食物，不過，比較不適合病患在康復期使用。

③地瓜：慢性病患吃兩份，一般保健者吃一份，都要蒸熟後連皮食用（多天可用烤的）。

④一份糙米：（或加小米、薏仁

25

等五穀類）。

• 午、晚餐：以比例分配。
　①50～60％五穀雜糧。
　②25～30％蔬菜類（其中二分之
　　一至四分之三生食為宜）。
　③10～15％豆類和海藻類（癌症
　　患者或尿酸過高與腎臟病患，
　　盡量不吃豆等蛋白質類）。
　④5～10％湯（可用海帶、紫菜
　　等蔬菜）

• 生飲好水：不要飲用完全沒有礦
　物質的水，例如蒸餾水等；一般
　人每天飲用3000cc以上（這一點
　特別重要），慢性病患每天喝應
　該喝4000cc以上。好水的條件應
　該包括：
　①PH值為弱鹼性。
　②保留原礦物質。
　③乾淨無雜質（無氯）。
　④不可煮沸飲用。
　⑤高含量的氧。

• 特別排毒小叮嚀：
　①排毒早餐服用的最佳時間：
　　慢性病患：早上6：30～7：00

之間。
　　一般保健：早上6：30～7：30
　　之間。
　②配合正確的睡眠時間：
　　慢性病患：晚上9時就寢。
　　一般保健：11時前就寢，9時
　　後盡量處於休息狀態。
　③調整體質期間，忌食物品如
　　下：魚（含海鮮）、蛋（含蛋
　　糕）、油、奶（含所有乳製
　　品，如優酪乳）、肉、鹽、糖
　　（精製糖）、醬油、所有精製與
　　加工食品，如可樂、汽水、果
　　汁、餅乾、罐頭、泡麵；含咖
　　啡因之食品（如咖啡）、酒精
　　類、冰品類。
　④每天所攝取的食物纖維，至少

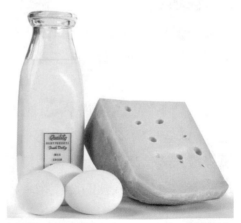
↑牛奶、蛋及乳製品雖是優良食物，但應忌食
時仍應忌食。

應達30～35g以上，排毒效果才會明顯，所選食物之纖維素若不足，請另行增補植物種子纖維營養素。

⑤從今天開始，練習每一口食物在口中咀嚼三十下再吞下肚，保證不會發胖，也不會得老人癡呆症，而會頭腦靈活、身手矯健。

■ 用皮膚刷排毒

皮膚是全身最大的排泄器官，細胞廢棄物外加環境的污染使得皮膚表面毒素堆積，如果排除不暢，皮膚就會出現暗淡，無光澤，甚至失去彈性。

• 皮膚刷的選擇：要選擇天然纖維的棕毛刷，刷毛不能太柔軟，木製長把的刷板。

• 具體做法：在皮膚乾燥的情況下，從腳底開始往心臟部分刷，簡稱乾刷。刷時要避開新傷口、腫瘤部位及臉部，用力要適當，直至皮膚泛紅，代表血液循環已經改善了，就可以停止，不可以刷到疼痛。

• 效果：

①乾刷能將全身皮膚毛細孔表面的廢物刷除，使毛細孔維持暢通，皮膚底層的廢物就能源源不斷地排泄出來，進而加速新陳代謝。

②乾刷是一種全身皮膚的按摩，可以活化細胞；乾刷之後，皮膚下層血液中的白血球，會因受到刺激而活絡起來，攻擊吞噬那些不良的病毒、細菌、壞細胞、壞組織，明顯提升人體的抵抗力，以達到防癌保健的效果。

（＊注意：一定要乾刷，一旦皮膚變濕，毛孔擴張就沒有效果了！）

■ 呼吸排毒法

肺是人體最易積存毒素的器官之一，自然界中的粉塵、有害氣體與金屬微粒以及工業廢氣中的毒性物質，都會透過呼吸，侵入肺泡與支氣管，既損害肺臟本身，又可從這裡潛入血液而「株連全身」。

呼吸排毒法的正確方法，是在每天清晨、中午或睡前，到室外選擇一處空氣清新之地，做深呼吸運動。因為氧氣是一種強有力的排毒

工具，深呼吸是排毒的關鍵。用鼻子吸氣，吸滿整個肺部，用嘴巴呼氣，並應雙手按壓下腹協助將體內廢氣全部排出。如此反覆做十遍，每做完一遍後進行幾次正常呼吸，防止過度換氣，只要每天堅持這樣做，肺部即可保持清潔。

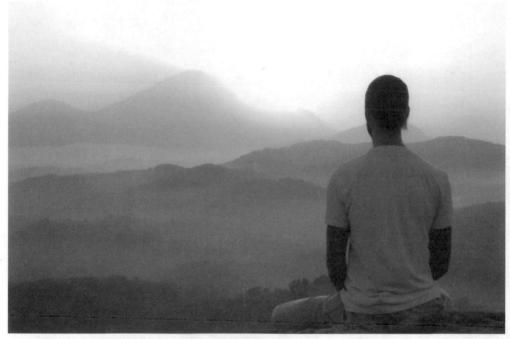

↑ 有機會利用清晨到戶外做深呼吸運動，可幫助肺部保持清潔。

Chapter II

家庭必備食品

★ 常見且好用的食品

★ 內涵豐富的中藥

★ 療效與香味兼具的香草

★ 妙用無窮的精油

★ 不可或缺的營養素

★ 隨手可得的小工具

常見且好用的食品

　　自然療法簡單易做，只要在家裡備齊一些材料，就能隨時「想做就做」。這些不可或缺的成分，都是家中常見的食品。

　　所謂的食品是指可供人類食用或飲用的物質，包括加工食品，半成品和未加工食品，不包括菸草或只做藥品用的物質。若從食品衛生立法和管理的角度來看，廣義的食品概念還涉及：所生產食品的原料、食品原料種植、種植過程接觸的物質和環境、食品的添加物質、所有直接或間接接觸食品的包裝材料、設施及影響食品原有品質的環境等等。

薑

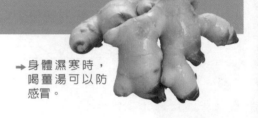

　　薑科薑屬中的栽培種，學名 *Zingiber offcinal*。Zingiber officinale Roscoe的根莖，多年生草本植物，別名均薑，分布於亞熱地區，以根莖入藥。

　　薑是人們日常生活中不可缺少的調味品。但按照中醫的理論，薑有活血、祛寒、除濕、發汗之功；特別是薑具有利膽、健胃止嘔、避腥臭、消水腫的作用，與蜂蜜合用對肝病恢復有益。

■ 薑的分類和作用

→身體濕寒時，喝薑湯可以防感冒。

*生薑：

薑的新鮮根莖，具有發汗解表、溫中止嘔、溫肺止咳的功效，可用於治療風寒感冒、惡寒發熱、頭痛鼻塞、嘔吐、喘咳、脹滿、泄瀉等。此外，生薑還能解半夏、南星、魚蟹之毒。

*乾薑：

薑的乾燥根莖，性味辛、熱，具有溫中散寒、回陽通脈、溫肺化

飲功效。常用於脘腹冷痛、嘔吐泄瀉、肢冷脈微、痰飲喘咳等症的治療。

＊炮薑：
乾薑炒至表面微黑、內呈棕黃色而成，性味苦、辛、溫，具有溫中散寒、溫經止血功效。可用於中氣虛寒的腹痛、腹瀉和虛寒性出血。

■ 如何保存鮮薑
①買回鮮薑後，洗淨擦乾，然後埋入食鹽中，可使生薑保鮮較長時間不壞。
②鮮薑洗淨，甩去表面水分，然後將細鹽塗於表面，放在一個不封口的小塑膠袋內，鮮薑可保存10天左右不乾不爛。
③將生薑浸泡在鹽水中1個小時，然後取出晾乾或曬乾，放進冰箱，可以長期保鮮。
④在一個小盆的底部，墊上一層微濕的細沙，然後放一層鮮薑，鮮薑上再放一層沙，埋好後上面灑點水，使之稍微潮濕，可使生薑保鮮半年左右。
⑤把鮮薑洗淨晾乾，切成薄片，裝入已洗淨、乾燥的大口瓶中，然後倒入適量白酒（酒量以能把薑片全部淹沒為宜），把瓶口蓋嚴，食用時注意用乾燥的筷子夾取，可長時間保存不壞。

■ 如何選購鮮薑
選肥大、豐滿、皮色淡黃有光澤、肉質鮮黃不乾縮、質地硬、未受凍、無病蟲害的薑塊。

大蒜

大蒜是人類日常生活中不可缺少的調料，在烹調魚、肉、禽類和蔬菜時有去腥增味的作用，特別是在涼拌菜中，既可增味，又可殺菌。習慣上，人們平時所說的「大蒜」，是特別指蒜頭。

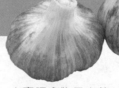

↑烹調食物用大蒜，可以去腥、增味，還能抗炎滅菌。

現代的研究指出，大蒜中含蒜

氨酸和蒜酶，二者接觸後產生蒜素，具殺菌效力；大蒜中所含生物鹼，具有降低血糖成分，增加胰島素的功能，更重要的是它對正常血糖值無影響。大蒜還是有機鍺含量最高的植物，硒含量也較多；大蒜中還含有維生素A、B、C及鈣、磷、鐵、粗纖維等成分。此外，大蒜還具有促進新陳代謝、緩解疲勞，以及刺激消化器官分泌消化酶、促進上皮增生、加速創傷癒合等等功效。

■ 保健和食療作用

＊消炎殺菌：

大蒜揮發油所含大蒜辣素等具有明顯的抗炎及滅菌作用，尤其對上呼吸道和消化道感染、黴菌性角膜炎、隱孢子菌感染有顯著的功效。

＊降血脂，抗動脈硬化：

大蒜具有降血脂、抗動脈粥狀硬化的作用。

＊預防腫瘤，抗癌：

大蒜素及其同系物能有效地抑制癌細胞活性，使

之不能正常生長代謝，最終導致癌細胞死亡；大蒜液能阻斷黴菌使致癌物質硝酸鹽還原為亞硝酸鹽而防治癌腫；大蒜中的鍺和硒等元素有良好的抑制癌瘤或抗癌作用；大蒜素還能啟動巨噬細胞的吞噬能力，增強人體免疫功能，預防癌症的發生。

■ 如何保存

買回來的蒜頭，不要剝皮也不要剝開成小顆，用網子或絲襪裝起來，掛在通風乾燥的地方，不需放冷藏，如此可以保存幾個月。

■ 如何選購

外型：以個兒大、瓣少、肉嫩、味辣的為佳。

顏色：紫色味辣較重，白色味辣則輕些。

醋

醋，又稱酢、醯、苦酒、米醋，起源於我國，至今已有3000多年歷史。

因原料和製作方法的不同，醋的成品風味迥異。醋是用得較多的酸性調味料。每100毫升的醋中，醋酸含量也不太一樣，普通醋為3.5公克以上，優級醋為5公克以上。由於醋能改善和調節人體的新陳代謝，作為飲食調料，需要量不斷增長。

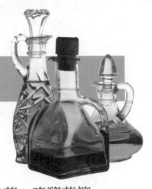
→ 醋具有良好的食療效果。

■ 醋的食療作用
①消除疲勞。
②調節血液的酸鹼平衡，維持人體內環境的相對穩定。
③擴張血管，有利於降低血壓，防止心血管疾病的發生。
④幫助消化，有利於食物中營養成分的吸收。
⑤抗衰老，抑制和降低人體衰老過程中過氧化物的形成。
⑥具有很強的殺菌能力，可以殺傷腸道中的葡萄球菌、大腸桿菌、病疾乾菌、嗜鹽菌等。
⑦增強肝臟機能，並可促進新陳代謝。
⑧增強腎臟功能，有利尿作用，並能降低尿糖含量。
⑨可使體內過多的脂肪轉變為體能消耗掉，並促進糖和蛋白質的代謝，可防治肥胖。
⑩食醋中還含有抗癌物質。

■ 醋的保存
①把醋倒入搪瓷鍋或非金屬容器內，加熱至攝氏80度，然後等冷卻後，灌瓶密封。
②對一些酸度較低的（4%以下的）醋要存放在涼爽乾燥之處，用後蓋緊，將瓶口殘留醋抹乾淨，不能放在高溫高濕之處。長期存放則需加熱（方法同上）或在醋表層澆上一層麻油，或略放點鹽搖勻，可延長存放時間。

①辨色；除留意標籤外，還要留意醋的顏色和狀態；合成醋的液體透明無色，搖動後泡沫瞬間消失；天然釀造醋的液體呈淡黃色，搖動後呈現泡沫，不易消失。

②市場上出售的醋有合成醋和天然醋，選購時一定要小心，因為合成醋以化學合成方法製成，全無營養價值，更加沒有醋療的效用。合成的醋氣味較刺激，而天然醋有穀物等的芳香餘味。

蜂蜜

蜂蜜是一種甜而有黏性的、透明或半透明的液體。是蜜蜂採集植物花蜜腺的花蜜或花外蜜腺的分泌液，混合蜜蜂酶液，經過充分釀造而成，貯藏在巢脾內的甜物質。

蜂蜜是蜜蜂用舌吸管從蜜源植物的花器、蜜腺中吸取花蜜，帶回蜂箱後，從蜜囊中將花蜜吐入蜂巢中，再通過蜜蜂反覆吸入吐出，將混有蜜囊分泌的轉化酶的花蜜儲藏在巢中。在酶的作用下，花蜜中的多糖被分解為葡萄糖和果糖，水分減少到20％左右，成熟蜂蜜基本形成。從食品學角度而言，蜂蜜屬植物性食品。

純正優質的新鮮成熟的蜂蜜，是黏稠、透明或半透明的膠狀液

→ 甜甜的蜂蜜，可以整腸健胃。

體，味甜，具有較濃郁的香味。品質較次的蜂蜜常常帶有苦味、澀味、酸味或臭味。溫度低於10℃以下或放置時間過長，容易轉變為不同程度的結晶。蜜源種類不同，它們所表現的物理性狀也有差別。

■ 蜂蜜的醫療保健作用

①胃腸道疾病：便秘、十二指腸潰瘍、結腸炎、兒童痢疾等。
②神經系統疾病：失眠、偏頭痛等。
③感染性創傷、燒傷、凍傷。
④美容。

*口嘗鼻嗅：

消費者可在選購時口嘗鼻嗅，觀察蜂蜜是否有油味或異味。一般品質好的蜂蜜味甜且具有清淡的與花香一致的氣息，如果香氣太濃郁，則有可能摻入香精，品質差的蜂蜜則帶有苦味、澀味、酸味甚至臭味。

*水分含量鑑別：

品質好的蜂蜜含水量少，黏稠性大；用消毒玻璃棒將蜂蜜挑起，蜂蜜會成絲狀，極為綿長。含水量高的蜂蜜感覺很稀。

*熱水溶蜜鑑別：

將蜂蜜放入熱水中溶化，靜置3~4小時後如無沉澱發生則為純蜜、好蜜。

■ 如何保存

①宜放在低溫避光處。

②應採用非金屬容器如陶瓷、玻璃瓶無毒塑膠桶等容器來貯存蜂蜜。由於蜂蜜是屬於弱酸性的液體，能與金屬起化學反應，在貯存過程中接觸到鉛、鋅、鐵等金屬後，會發生化學反應。

③天然蜂蜜的儲存期應該是8個月左右。

蘆薈

蘆薈，為阿拉伯語allcoh演變而來，是一種民間藥草，自古以來深受人們的喜愛。「蘆」其中文是黑的意思，而「薈」是聚集的意思。蘆薈葉子切口滴落的汁液呈黃褐色，遇空氣氧化就變成了黑色，又凝為一體，所以稱作「蘆薈」。

蘆薈是一種多年生常綠多肉質草本植物，屬於百合科。葉簇生，

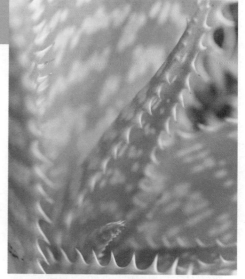
↑蘆薈常被女性用來治療曬傷。

呈座狀或生於莖頂，葉常披針形或葉短寬，邊緣有尖齒狀刺。花序為傘形、總狀、穗狀、圓錐形等，色呈紅、黃或具赤色斑點，花瓣六片、雌蕊六枚。花被基部多連合成筒狀。

■ 使用方法

＊內服法：

最簡單、最快獲得藥效的方法就是直接生吃新鮮葉片。也可以把生的新鮮葉片製成薄片、糖醋漬品、液汁或油炒後食用。生嚼蘆薈葉肉，能夠起到較好的調理和保健作用。每次生葉食量以15克為宜。生嚼蘆薈葉片不適應者，可採取服用新鮮葉汁的方法；成人每次一匙，每天2~3次，小孩和老人用量可適當減少。用乾燥的葉片泡製茶或酒、製成粉末或顆粒狀藥劑、製成液汁等都是內服的有效方法。

＊外用法：

蘆薈的葉片中含有豐富的黏膠液體，這種液體具有防潰瘍、促進傷口癒合、刺激細胞生長和止血等作用。外用時直接用新鮮葉片塗抹，或使用蘆薈製成的外用藥酒。外用方法都比較安全，應注意選擇成熟度高的蘆薈葉片，這樣療效會更好。

■ 注意事項

①首次食用蘆薈時應當先做皮膚測試，如果沒有異常現象，方能使用。

②使用蘆薈治病，首先鑑別是否是藥用蘆薈品種，切忌把龍舌蘭、雷神或僅有觀賞價值的蘆薈品種用來防病、治病。

③正確區別中藥蘆薈（乾塊）和新鮮蘆薈在使用方法上的不同，特別是一些炎症，新鮮蘆薈汁液，要比中藥蘆薈效果明顯得多。

④體質虛弱的幼兒患者，不要過量服用蘆薈，過敏者會出現皮膚紅腫、粗糙的現象。

⑤孕婦和經期中的女性嚴禁服用蘆薈。

⑥病人如有痔出血、鼻出血，也不應使用蘆薈。

■ 蘆薈的作用

蘆薈汁液系天然萃取物，含有多種對人體有益的保濕劑和營養效果。科學研究認為，蘆薈中含有聚糖的水合產物葡萄糖、甘糖露、少量的糖醛酸和鈣等成分；還有少量水合蛋白酶、生物激素、荷爾蒙、蛋白質、胺基酸、維生素、礦物質及其他人體所需的微量元素。

＊營養保濕作用：

蘆薈中的胺基酸和複合多糖物質構成有天然保濕因素，能夠補充皮膚中損失掉的部分水分，恢復膠元蛋白的功能，防止面部皺紋，保持皮膚光滑、柔潤、富有彈性。蘆薈凝膠能增進水分滲透，它能滲入皮膚表層，使水分直接進入組織。而多醣及黏漿作為咬合封層形成堅固的覆蓋層，能阻止皮膚表層水分的蒸發。

＊防曬作用：

蘆薈凝膠不但對陽光有遮罩作用，而且它能阻止紫外線對免疫系統產生的危害，並能恢復被損傷的免疫功能，使曬傷獲得痊癒，阻止皮膚癌的形成；還有消炎、止痛、燒傷、燙傷、割傷等創傷的癒合作用。蘆薈凝膠塗於創傷表面，形成薄層，能阻止外界微生物的侵入；它能使乾燥的傷口保持濕潤，凝膠內的生長因而能直接刺激纖維細胞，使其獲得再生和修復。蘆薈凝膠能增進創傷的拉伸強度，增進創傷治療，促進癒合。

＊免疫調節劑：

蘆薈凝膠內含有的多種活性成分，它們溶解在凝膠的極性水中，相互協同，對外界形成了強大的調節免疫功能的作用。

■ 蘆薈的種植

蘆薈是熱帶植物，它的最大缺點是生性畏寒。只要不讓它遭受霜雪，平時注意澆水，偶而施點肥，存活率就很高。因此每個人都能輕而易舉地種植。

① 土壤和肥料：

理想的蘆薈種植土是以沼澤土和沙為主，加入腐葉土、草灰、貝殼片即可。黏土不利於排水，應當盡量避免使用。

② 澆水：

種植蘆薈，最重要的是水不可太多，否則會使藥效成分變淡，嚴

重的情況下會使根部潰爛。春天一般都是每隔5天澆一次水；炎夏之時，每天當太陽下山後澆一次水；秋天的澆水方法與春天相同；冬天蘆薈幾乎進入休眠狀態，此時只要將表面的土壤澆濕即可。

③ 開花：

蘆薈不開花的原因有兩點：日照不足、長時間沒有更換花盆。若打算讓蘆薈今年開花，在5月份就應實行插枝，夏季讓它充分照射陽光。每隔10天左右就加些油垢、雞糞、米糠之類的磷酸肥料。進入11月份時別染上寒氣，年末一定會開花。開花株必須：莖部直徑在2.5公分以上、株長40公分以上，而且根部健全生長。

■ 蘆薈的保存

將蘆薈鮮葉放進塑膠袋中冷藏，可保存一個月左右。如想保存更久，就應放進冷凍庫中，可存放3～5個月，不過解凍後的蘆薈雖然仍能使用，但是葉片不再新鮮。將蘆薈葉放在密封容器中，置於陰涼處，保鮮效果也不錯。

■ 如何選購

① 葉片要寬大，肉質要厚。蘆薈葉越寬大，肉越厚，其藥效成分就越多。

② 莖要粗，葉與葉之間要緊密。蘆薈的葉與葉之間如果有一段距離，表示它是在短時期內急速成長，在溫室培育的蘆薈一般都會出現這種現象，這時候葉片內部含水分多，藥效成分較少。

③ 葉片略帶黃色。充分吸收陽光的蘆薈，葉片上略帶黃色色澤。葉片翠綠的蘆薈看似效果更佳，其實這種蘆薈只適宜用來觀賞，藥用成分卻較差。

洋蔥

洋蔥，俗稱蔥頭。在歐洲被譽為「菜中皇后」，其營養成分豐

→ 洋蔥營養價值高，又能降低膽固醇。

38

富，除不含脂肪外，含蛋白質、糖、粗纖維及鈣、磷、鐵、硒、胡蘿蔔素、維生素B_1、核黃素、菸鹼酸、抗壞血酸等多種營養成分，是一種集營養、醫療和保健於一身的特色蔬菜。

■ 洋蔥的食療作用

洋蔥營養價值極高、肥大的鱗莖中，每100公克含維生素A5毫克、維生素C3毫克、鈣40毫克、磷50毫克、鐵8毫克，以及18種胺基酸，是不可多得的保健食品。

＊平肝、潤腸的功能：

它所含的揮發油中，有降低膽固醇的物質，有較強的舒張血管和心臟冠狀動脈的能力，又能促進鈉鹽的排泄，從而使血壓下降和預防血栓形成。

＊降血糖功能：

洋蔥中含有與降血糖藥甲磺丁脲相似的有機物，並在人體內能生成具有強力利尿作用的皮苦素。糖尿病患者每餐食洋蔥25～50公克就能達到降低血糖和利尿的理想作用。

＊洋蔥中含有微量元素硒：

硒是一種抗氧化劑，能使人體產生大量谷胱甘肽，谷胱甘肽的生理作用是輸送氧氣供細胞呼吸，人體內硒含量增加，癌症發生率就會大大下降。

＊刺激食欲、幫助消化：

洋蔥中的植物殺菌素具有刺激食欲、幫助消化作用，它經由呼吸道、泌尿道、汗腺排出時，能刺激管道壁分泌，又有祛痰、利尿、發汗、預防感冒及抑菌防腐的作用。

■ 洋蔥的保存

①將網兜或廢舊的尼龍襪洗淨晾乾，把洋蔥裝入其中，用繩紮緊口，吊於陰暗通風處，可防潮、防腐。

②用膠袋包著，吊在通風且陽光不會直射的地方。

③凍了的洋蔥不要凍吃，可將凍洋蔥放入水中浸泡半天，即可恢復原狀。

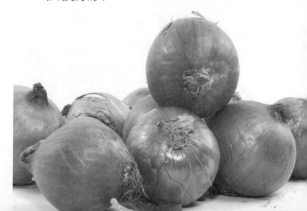

■ 如何選購

①球體完整，莖球頂端沒有凹陷，表皮光滑，沒有裂痕、腐損或機械損傷痕跡。

②表皮顏色較白、個頭大、結構緊密的成熟洋蔥，但沒有發芽、長鬚根。若外皮呈銅黃色，肉為淡黃色，含水分少，則辣味較強。

檸檬

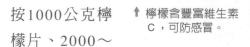

檸檬是芸香科小喬木或枝條開展的灌木，不經修剪的植株可高達3～6公尺。幼葉帶明顯的紅色，以後漸變綠。種子小，卵球形，端尖；偶有無籽的。果肉味極酸。主要的酸叫檸檬酸，占汁液總量的5%以上。

檸檬是世界上最有藥用價值的水果之一，它富含維生素C、檸檬酸、蘋果酸、高量鈉元素和低量鉀元素等，對人體十分有益。

■ 檸檬的作用

＊鮮檸檬直接飲用：

將檸檬鮮果洗淨，橫切成2釐米厚的片狀，去籽後直接放入開水中，加入適量冰糖即可飲用。

＊製作糖漬檸檬：

將檸檬洗淨，切片、去籽後，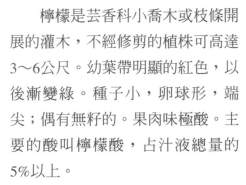按1000公克檸檬片、2000～

↑ 檸檬含豐富維生素C，可防感冒。

3000公克砂糖的比例，採用一層檸檬、一層糖的方法裝入瓷罐或瓶中封嚴，一週後即可飲用（糖尿病患者可採用鹽漬，方法同糖漬，食鹽用量為檸檬量的25~30%）。

＊檸檬用於烹飪：

烹飪有膻腥味的食品，可將檸檬鮮片或檸檬汁在起鍋前放入鍋中，可去腥除膩。

＊檸檬鮮果美容：

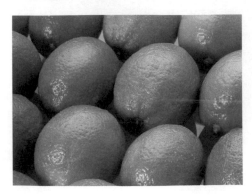

將檸檬洗淨切片後，放入冷開水中3～5分鐘，即可用於敷臉、擦身、洗頭。長期使用，可溶蝕面部、身上的色斑，達到髮如墨瀑、面如美玉、身如凝脂、光彩照人的效果。

＊檸檬除臭保鮮：

將2～3公斤檸檬鮮果置於冰箱或居室內，對清除冰箱或居室中異味可起較好的作用；切片放於泡菜罈中，可以使泡菜清脆爽口。

■ 檸檬的保存

①切開的檸檬一定要用保鮮膜包好，最好能以橡皮筋束住，再置於冰箱冷藏。

②直接將吸管插入檸檬，輕壓檸檬取出需要的檸檬汁，剩下的檸檬冷藏起來，能夠常保新鮮多汁。

■ 如何選購

①果實呈橢圓形、飽滿，表皮光滑鮮綠、有光澤。

②手感堅實但不硬、有量重感，聞起來，香氣濃郁。

鹽

鹽是人們的必需品。不僅是重要的調味品，也是維持人體正常發育不可缺少的物質。它調節人體內水分均衡的分布，維持細胞內外的滲透壓，參與胃酸的形成，促使消化液的分泌，能增進食欲；同時，還保證胃蛋白酶作用所必需的酸鹼度，維持機體內酸鹼度的平衡，和體液的正常循環。

人不吃鹽不行，吃鹽過少，會造成體內的含鈉量過低，發生食欲

→ 鹽是每個人都不可或缺的調味料，但多吃反而會造成人體負擔。

不振、四肢無力、暈眩等現象；嚴重時，還會出現厭食、噁心、嘔吐、心率加速、脈搏細弱、肌肉痙攣、視力模糊、反射減弱等症狀。但是，多吃鹽也對人體有害無益。鹽能使人體「水化」，就是說鹽對水有某種吸附力，人體內鹽分多了，要求水分也相應地增加，從而使過多的水分滯留在體內，因此引

起高血壓等疾病。因此，專家們建議，成年人每天的吃鹽量，最好不要超過12公克。

食用鹽產品應為白色、味鹹、無異味，無明顯的與鹽無關的外來異物。顆粒均勻，乾燥流動性好。

■ 鹽的分類

*海鹽：

以海水為原料，利用陽光曝曬或以火煎煮而成，盛產於臺灣及中國沿海省分。

*湖鹽：

又名池鹽。內陸鹽水湖澤因水分蒸發，含鹽量增加而結晶成鹽。

*岩鹽：

也稱礦鹽或石鹽。因地殼變動，鹽分貯存在地層中，凝結成石狀經過開採取出後，用溶鹵法煎鹽而得。

*井鹽：

又稱泉鹽，鹽質被地層的水流浸潤，溶成鹵水，鑿井汲取，煎製而成。

現代人追求健康生活，不同用途的食用鹽種類增多，例如：低鈉鹽、碘鹽、無碘鹽、水晶鹽、竹炭鹽等；鹽也被廣泛使用在個人保健方面，產品種類眾多，如浴鹽。

■ 鹽的保存

密封保存：碘鹽受熱、光和風等影響，容易氧化分解而使碘失效，應存放在加蓋的有色密封容器內。放於乾燥、陰涼處，避免日光曝曬和空氣吸濕，並盡量避免長期存放。

避免高溫爆炒：碘鹽遇高溫會分解成單質碘而揮發掉，故炒菜時不要用鹽「爆鍋」，等菜八分熟後才放入鹽，可減少碘的損失。

■ 如何選購

①注意觀看外包裝袋上的標籤，應註明產品名稱、成分、重量、製造日期、經銷商的名稱和地址、儲藏方法。

②食用鹽類的產品，應為白色、味鹹、無異味，無明顯的外來異物。顆粒均勻、乾燥、流動性好。

③有甲狀腺機能亢進的疾病患者，不宜食用含碘鹽，要選擇無碘鹽。

小蘇打

小蘇打的化學名稱叫碳酸氫鈉，經常用它當發酵粉做饅頭。食用小蘇打（NaHCO3），爲白色粉末或細微結晶，無臭、味鹹、易溶於水，但比碳酸鈉在水中的溶解度小，微溶於乙醇，水溶液呈微鹼性。受熱易分解。在潮濕空氣中緩慢分解。

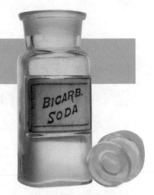

→ 小蘇打除當發酵劑外，日常生活的運用十分廣泛。

■ 小蘇打的功效

①小蘇打放置於空氣中，具有除去臭味、吸收濕氣的功能，最後還可當做清潔劑。

②擦地時，可在清水中加一點小蘇打，去除油膩感；也可以將小蘇打粉撒在地毯上，數小時或過一夜後，再以吸塵器吸乾淨，可去霉味。小蘇打原本是烘焙麵包的發酵劑，可以食用，不必擔心化學物質殘留的問題。

③如遭蜜蜂或蚊蟲叮咬，用小蘇打和醋調成糊狀，抹在傷處，可以止癢。在洗澡水中放一點

小蘇打，可以緩解皮膚過敏。

④雙腳疲勞，在洗腳水裡放2匙小蘇打浸泡一段時間，有助於消除疲勞。

⑤廚房的洗碗槽或冰箱裡有臭味產生，可以放一點小蘇打粉除臭。不過，小蘇打並不適合擦洗流理台，因爲小蘇打的鹼性，可能會與不銹鋼餐（炊）具起化學反應。

■ 小蘇打的禁忌

①含碳酸氫鈉成分的制酸劑，如胃散，常吃可能會造成便秘、腹瀉、低磷血症、鋁蓄積或高磷血症等副作用，不宜常吃。

②含小蘇打成分的藥物，也不宜與維生素B_1合用。因維生素B_1爲顯酸性藥物，二藥合用雖可減輕胃部刺激，但會使維生素B_1遭到破壞。

③不宜與四環黴素合用。因四環黴素能使小蘇打的PH值增高、解離度下降、吸收率減少，降低藥物效果。

④不宜與咖啡因並用。二藥合用可破壞抗酸藥物的作用，使其療效下降。

■ 小蘇打的保存

①將不用的小蘇打裝入塑膠袋中，紮緊袋口密封保存，放置在陰涼的地方，並且避免陽光直射。

②避免受熱並且要防潮，受熱易分解，在潮濕空氣中也會緩慢分解。

■ 如何選購

看顏色：白色粉末或細微結晶，無雜質。

聞味道：沒有任何異味。

橄欖油

橄欖油在地中海沿岸國家有幾千年的歷史，在西方被譽為「液體黃金」、「植物油皇后」、「地中海甘露」，具有極佳的天然保健功效，美容功效和理想的烹調用途。

對西方人而言，橄欖就是生命之樹的最佳代名詞，因為它不僅點燃了地中海文明，也為味覺、健康和青春帶來了幸福的感覺！

橄欖油是由新鮮的油橄欖果實直接冷榨而成，不經加熱和化學處理，保留了天然營養成分。顏色呈黃綠色，氣味清香。由於橄欖油營養成分豐富、醫療保健功能突出而被公認為綠色保健食用油，素有「液體黃金」的美譽。

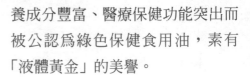

→ 橄欖油具有營養保健功能。

■ 橄欖油的營養保健作用

*改善消化系統功能：

有助於減少胃酸，防止發生胃炎、十二指腸潰瘍等病，提高胃、脾、腸、肝和膽管的功能。刺激膽汁分泌，預防膽結石，減少膽囊炎的發生；早晨空腹服用兩湯匙可以

緩解慢性便秘。

*降低膽固醇，防止心血管疾病的
 發生：

　　對由於膽固醇濃度過高引起的
動脈硬化，以及動脈硬化併發症、
高血壓、心臟病、心力衰竭、腎衰
竭、腦出血等疾病，均有非常明顯
的防治功效。

*防止大腦衰老，預防早發性的老
 年癡呆：

　　有助於增強人體對礦物質，如
磷、鋅、鈣等的吸收，減少類風濕
關節炎的發生。

*其他作用：

　　能夠對一些惡性腫瘤，如前列
腺癌、乳腺癌、腸癌、鱗狀細胞癌
和食道癌產生抑制作用。對於肥胖
者來說，經常食用橄欖油比少吃脂
肪更能控制體重。還能夠保護皮
膚，尤其能防止皮膚損傷和衰老，
使皮膚具有光澤。

■ 橄欖油的保存

①盡量使用玻璃瓶、不銹鋼容器
 密封保存。塑膠容器容易使油
 受到污染；一般的金屬器皿，
 隨著時間的推移，橄欖油會與
金屬發生反應，影響油質。

②在陰涼、乾燥處避光保存。最
 長可以放置2年，要避免強光
 照射，特別是太陽光線直射，
 要避免高溫。通常儲藏在冰箱
 裡的橄欖油會有一些凝結物，
 放置室溫下或者加熱會消失。

③如果想將大容量橄欖油倒到其
 他容器時，盛裝的容器要乾燥
 清潔。如果不想在短期內使用
 完橄欖油，使用後一定要蓋好
 瓶蓋，以免氧化。

■ 如何選購

*學會辨別橄欖油的等級：

　　Extra Virgin：原味橄欖油，大
部分廠商是以「特級橄欖油」的名
稱販賣。以冷壓方式榨取，油質呈
深綠色，適用於涼拌、拌麵、沾麵
包，以及調理沙拉醬。由於葉綠素
在高溫下容易變質，較會造成油煙
及油質變酸，因此不適合使用於高
溫炒炸。

　　Pure：純橄欖油。冷壓方式榨
取後，經過精製，在加入適量原味
橄欖油製成。油質呈金黃色、穩定
性高（發煙點為所有食用油中最

高），比其他食用油更適合高溫烹飪及油炸，也適合口感淡的喜好調製成沙拉醬、烤肉醬、或醃製肉品等用途。

Pomace：橄欖殘渣油、橄欖果核油。根據國際橄欖油協會規定，這個等級的產品，是利用已經壓榨過的橄欖殘渣煉油，加上果核及蔬菜水提煉的殘渣油混合而成，價格低廉，因此並不類屬由果肉製成的橄欖油產品。不過，由於顏色接近純橄欖油，但價位只有橄欖油的一半，常被不肖商人僞裝爲 Extra Virgin販賣。

＊查看酸性值：

一般正規產品都會標註酸性值，最好的橄欖油酸性值不超過1％，可食用的橄欖油酸性值不超過3.3％。

＊看產地：

產地是決定價格的重要因素之一。世界橄欖油主產國集中在地中海沿岸；其中，又以西班牙、義大利、希臘爲世界三大橄欖油生產國和出口國，一般來說，從這3個國家進口的橄欖油品質較好，價格也較高。

＊看色澤：

一般橄欖油的色澤從淡黃到黃綠色不等，越清亮品質越好，越渾濁則越差。

＊聞味道：

有果香味，不同的樹種有不同的果味，品油師甚至能區分32種不同的橄欖果香味，如甘草味、奶油味、水果味、巧克力味等。

內涵豐富的中藥

中國的中藥文化，擁有數千年的悠久歷史，內涵十分豐富。有人說「中藥就是樹皮、草根」雖然沒錯，但卻只說對了一部分。中藥的確離不開樹皮、草根，如苦楝根皮、牡丹皮、茜草根、白茅根等均是中藥，但絕不是所有的樹皮及草根都是中藥。

中藥主要起源於中國，除了植物藥以外，也對自然界的其他物質，有深入且廣泛的研究，使用包括動物藥，如蛇膽、熊膽、五步蛇、鹿茸、鹿角等；介殼類也能入藥，如珍珠、海蛤殼；礦物類如龍骨、磁石等，都是用來治病的中藥。少數中藥材源於外國，如西洋參。

中藥養命、養性，具有調養人體的功效，從而保證機體、各個器官組織的功能正常。

■ 使用方法

中藥能夠有效的治療許多常見的疾病，以及增強體質與免疫力。雖然可以自行使用中藥進行一些小毛病的治療，但最好還是先找中醫師診斷後，再確定治療方法。

中醫師可能會建議患者改變飲食方式，或是提出一些方法幫助患者克服生活中的壓力，並根據病情來開中藥處方。初診的時候，中醫師先會仔細詢問患者的病史，生活方式以及飲食習慣；必要的時候，會對患者進行身體檢查。瞭解情況之後，會根據導致疾病的根本原因來對症下藥。

■ 內服中藥

傳統的中藥服用方法，可以分為煎服、浸服和沖服。根、莖、樹皮、果實或種籽等較硬的藥材，通常要以文火煎煮，才能熬出有療效的成分。花朵或者葉子則用開水浸泡的方式，就可以將有效成分溶解出來。

自行在家煎煮中藥服用也不困難，但是需要注意的是：有些藥草

含有劇毒，服用少量即可致命，如果準備自己採集中藥草，一定要瞭解清楚該中藥草的形態與特性，但最好還是先請教專家，以免發生中毒危險。

　　服用中藥草應該在症狀消失後才停止用藥。如果服藥時間超過兩週，症狀並未緩解，卻反而有惡化現象，或出現其他反應時，即應立刻停止用藥並求醫。

■ 外用中藥草製劑

* 敷藥法：

　　將中藥草敷於患處，可以減輕拉傷、扭傷、頭痛、發炎、發燒等等症狀。方法是將毛巾浸入冷或者熱的藥草茶中，取出毛巾稍微擰乾後，敷於患處。每隔幾分鐘即反覆重做一次。

* 蒸氣吸入法：

　　可以用新鮮或乾燥中藥草煎濃茶，將煎好的中藥草茶倒於陶瓷或者玻璃碗中，患者臉部朝下對著碗口自然呼吸。用一條大毛巾蓋住碗與頭，可以避免蒸汽外溢。

* 泥敷法：

　　將中藥草切碎放入容器中，加水浸過中藥草，然後煮沸成泥狀；將中藥草泥塗抹在兩片紗布間，趁其溫熱時，敷於患處；用膠帶將紗布固定；期間不斷更換變冷的中藥草泥。

* 中藥草浴：

　　挑選適合自己症狀的中藥草，裝於布袋中，再懸掛在熱水龍頭下，然後放熱水，調好水溫後即可進行中藥草浴。也可以將裝了中藥草的布袋放在浴缸內，先放熱水，待一會兒再放冷水。如果只要泡手和腳，可以將煎好的中藥草茶倒入大碗或者臉盆中，浸泡手或者腳，直到水變涼為止。

■ 常用中藥

* 補益類的中藥：

　　例如黃耆、人參、淮山、紅棗、當歸、何首烏、枸杞子等。但是如果平時沒有「虛弱」的感覺，如：頭暈、容易疲倦、腰痠、脈弱等情形，並不適合常吃補藥，以免血壓上升、睡不著、口乾舌燥等出現「補得過頭」的後遺症，反而有害健康。

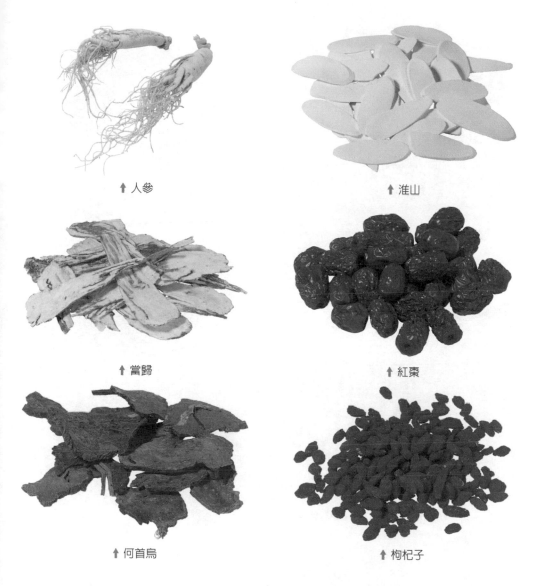

↑ 人參

↑ 淮山

↑ 當歸

↑ 紅棗

↑ 何首烏

↑ 枸杞子

*瀉火類的中藥：

　　常見的有大黃、黃連、黃芩、黃柏、金銀花、板藍根、石膏、蘆薈、蒲公英、竹葉等等，這類中藥一般用在病患有口乾、口破、便秘、失眠、煩躁不安、容易生氣等等有上火的症狀時才合用，如果只有單純嘴巴破、而兼有腹瀉的情形，就不見得適合吃黃連，以免雖然退了火、但是身體卻更虛。

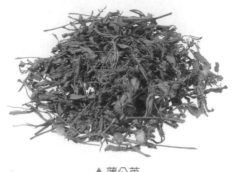

↑蒲公英

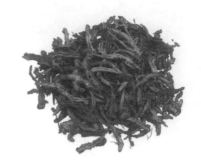

↑黃連

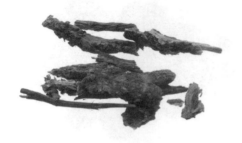

↑黃岑

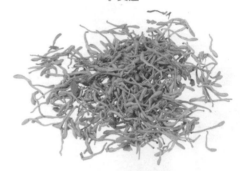

↑金銀花

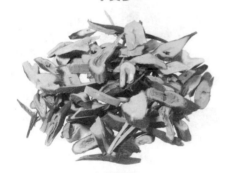

↑板藍根

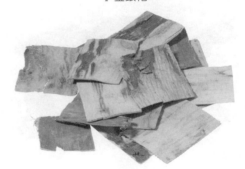

↑黃柏

＊具有發散、理氣作用的中藥：

　　常見的有菊花、薄荷、麻黃、荊芥、陳皮、青皮、砂仁、延胡、香附、沈香等等，天氣熱的時候，若是覺得頭暈暈、身體悶悶的，此時喝菊花茶，立刻覺得神清氣爽，利用的就是菊花內的揮發油，氣味芬芳、促進末梢血液循環、加速散熱，自然就會覺得很舒適。

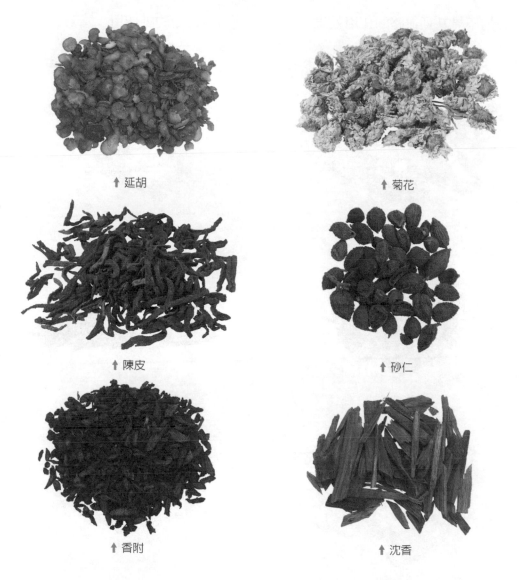

↑ 延胡

↑ 菊花

↑ 陳皮

↑ 砂仁

↑ 香附

↑ 沈香

* 具有「抗凝血作用」的活血化瘀
藥物：

　　常見的有紅花、丹參、乳香、
雞血藤、川芎、牛膝、桃仁、蒲
黃、王不留行等等，這一類的中藥
就是俗稱能「打通血路」的藥物；
使用上，一般是針對有「血瘀」情
形的患者；例如疼痛、中風、心肌
梗塞、手足麻木等等。不過，使用
時必須小心其劑量，劑量過大時，

恐怕不見其通血路的作用效果，反 而會有溶血的副作用。

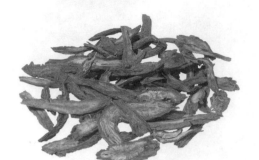

↑ 丹參

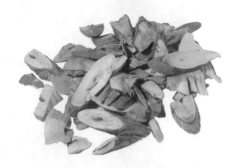

↑ 王不留行

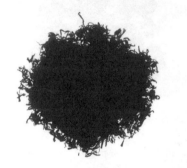

↑ 紅花

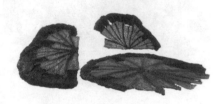

↑ 雞血藤

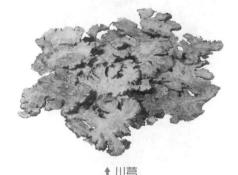

↑ 川芎

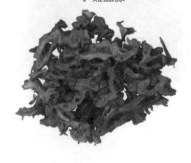

↑ 牛膝

療效與香味兼具的香草

香草原文為「Herb」；又稱「草木」，泛指一切具有醫療、食用價值或富含芳香性（香氣味）的植物，亦或植物某療效部分亦或植物某精華成分。所以，海藻、菇蕈因具醫療，食用性乃屬草本；純自然精油（不同於人工合成的香精）因為萃取自芳香性植物的香氣部分（花、葉、種子等），也算是草本；植物所分泌的樹脂、植物油（葵花籽油、橄欖油等）是收集或萃取自植物某部分，因此也屬草本。運用這些草木來療理體質就稱為「草木醫學」，又稱「香草醫學」。

■ 使用方法

歐美國家常把香草加入料理中，能增添料理香氣，還有實際養生的功效。現在許多人也會利用陽台或廚房的小空間種植些香草，不論新鮮、乾燥，隨時可以泡杯茶或料理食用，或是做些香草保養品、芳香包等等。

香草很安全，若懷疑自己選擇的香草不對，或服用了仔細挑選的香草三個星期後，情況並沒有改善，應該請教專家。

把盛開的花朵摘下，放水中煮沸或者浸泡，然後將花朵取出，在浸泡的水中加上酒精就製成了精油。精油可以改善精神與情緒，如改變消極悲觀的情緒，使心情恢復平靜，而且藥性溫和，完全沒有不良作用。

■ 常用香草作用介紹

* 春黃菊

一年生或多年生草本，有強烈的氣味；葉為1~3回羽狀分裂；有纖柄，多花；有白色或黃色。用於焦慮和因

↑ 黃春菊

焦慮引起的噁心、脹氣、消化不良、腹瀉、睡眠問題、感染及經痛等；對於皮膚搔癢、抗菌止癢、皮膚曬傷修復、皮膚創傷癒合等有良

好的輔助作用。

禁忌：皮膚過敏者忌用。

＊馬鞭草

植物形態　多年生草本，葉對生，卵形至短圓形，長2～8cm，寬1～4cm，兩面有粗毛，邊緣有粗鋸齒或缺刻，莖生葉無柄，多數3深裂，有時羽裂，裂片邊緣有不整齊鋸齒。用於精力過剩。

禁忌：氣血虛、胃氣弱及孕婦慎服。

＊薔薇

又名多花薔薇，屬薔薇科、薔薇屬的落葉或半常綠的匍匐狀灌木，花粉紅色，單瓣，數花或多花簇生為扁平傘房花序。改善驚慌惶恐的情緒。

禁忌：孕婦慎服。

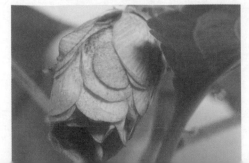
↑ 薔薇

＊矢車菊

別名藍芙蓉、翠蘭，一二年生草本植物，枝細長，多分枝。葉線

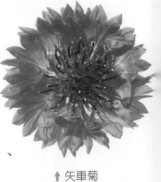
↑ 矢車菊

形，葉有鋸齒或羽狀裂。能養顏美容、放鬆心情、幫助消化、使小便順暢。矢車菊純露是很溫和的天然皮膚清潔劑，花水可用來保養頭髮與滋潤肌膚；可幫助消化，舒緩風濕疼痛。有助治療胃痛、防治胃炎、胃腸不適、支氣管炎。

禁忌：過敏患者慎服。

＊鳳仙花

鳳仙花，又名指甲花、染指甲花、小桃紅等，一年生草本花卉，其花形似蝴蝶，花色有粉紅、大紅、紫、白黃等。有活血通經、祛風止痛、外用解毒等功效。用於閉經、跌打損傷、瘀血腫痛、風濕性關節炎、手癬。

禁忌：孕婦忌服。

↓ 鳳仙花

＊玫瑰

落葉灌木，莖密生銳刺。羽狀複葉，小葉5~9片，橢圓形或橢圓狀倒卵形，上面有皺紋。可燻茶、製酒和配製各種甜食品。玫瑰還可入藥，有行氣、活血、收斂作用，果實中維生素C含量很高，是提取天然維生素C的原料。

禁忌：孕婦忌服。

＊薰衣草

薰衣草又名拉文達，是一種馥鬱的紫藍色的小花，又被稱為「百草之王」。香氣清新優雅，性質溫和，是公認為最具有鎮靜、舒緩、催眠作用的植物。

禁忌：孕婦忌服。

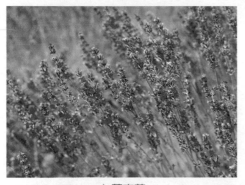

↑ 薰衣草

＊迷迭香

常綠灌木，株直立，葉灰綠、狹細尖狀，葉片發散松樹香味，春夏開淡藍色小花。是一種天然香料植物，生長季節會散發一種清香氣味，有清心提神的功效。

↑ 迷迭香

禁忌：孕婦忌服。

＊菩提

落葉性喬木，高10~20公尺，全株平滑，樹冠巨大。單葉互生，心形或三角狀闊卵形，具葉柄。具有極佳的鎮定效果，可緩解精神緊張、安定情緒、降血脂及具有解熱的功效，如患上傷風感冒，可將菩提加上薄荷一起沖泡飲用，舒緩病情。

禁忌：孕婦應避免使用。

＊鼠尾草

多年生草本，植株呈叢生狀，葉對生長橢圓形，色灰綠，葉表有凹凸狀織紋，香味刺鼻濃郁，夏季開紫色小花，生長強健，耐病蟲害。具有強烈的芳香味，可做調味之用。對驅風、抗痙攣、收斂、殺

菌、擴張末梢血管、抑制發汗、降低血糖、促進膽汁分泌都有作用。

禁忌：因含雌激素，孕婦應避免使用。

洋甘菊

菊科，多年生草本，莖長條柔軟，葉互生羽狀複葉，裂深而端尖。有鎮靜、安眠、發汗、保溫潤膚等功效；泡茶時宜選取中心飽滿、花瓣彎垂成梭型的成熟洋甘菊，風味較佳。

禁忌：孕婦忌服。

薄荷

多年生草本，高10～80cm，全株有香氣，又名人丹草、蕃荷菜。有疏散風熱、清利頭目功效，可治感冒風熱、頭痛、目赤、咽痛、牙痛、皮膚搔癢等。

↑薄荷

禁忌：體虛多汗者，忌使用。

甜菊葉

莖粗約1釐米，分枝性強，老莖半木質化。葉倒卵形或廣披針形。中上部葉緣有粗齒，鮮綠色，表面粗糙。有細短絨毛。熱量低，易溶於水和酒精，也有耐熱性，是糖尿病患者的飲品和瘦身食品常用的甜甘味料。

禁忌：孕婦忌服。

檸檬香茅

多年生草本，全株具有檸檬的香味，葉片簇生，兩面背粗糙，被呈白色，秋冬季開花結果。香味特徵：強勁、微甜、帶檸檬香。可除臭、殺菌、泡茶、料理、緩解牙痛等等。

百里香

別名麝香草，多年生草本，葉為深綠色至深青綠，小而尖，莖分枝茂盛，花呈淡紫色至白色，有濃郁芳香。百里香提煉的精油，具有明顯的消毒和殺菌作用，可治療胸部感染和受涼引起的胃痛和腹瀉，並有抗痙攣、鎮咳、治創傷等功效。

禁忌：勿長期且高濃度使用；敏感皮膚、高血壓、孕婦勿用。

＊香蜂草

別名薄荷香脂、蜂香脂、蜜蜂花；多年草本植物，淺綠色的葉子，有檸檬香味。清爽香甜的口感，適合在感冒時及流汗的夏天飲用，可增進食欲、促進消化，飯前飯後皆宜。

禁忌：懷孕者不可使用。

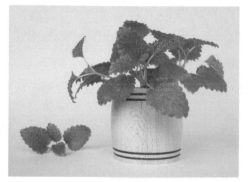
↑ 香蜂草

＊紫蘇

別名赤蘇、紅蘇、黑蘇、紅紫蘇、皺紫蘇等。紫蘇高60～180釐米，有特異芳香。莖四棱形，紫色、綠紫色或綠色，有長柔毛，以莖節部較密。單葉對生；葉片寬卵形或圓卵形，邊緣具粗鋸齒，兩面為紫色。主治感冒發熱、怕冷、無汗、胸悶，咳嗽、解蟹中毒引起的腹痛、腹瀉、嘔吐等症。

禁忌：溫病及氣弱表虛者不可使用。

＊羅勒

羅勒又名蘭香，為唇形科一年生草本或越年生。全株有香甜氣。莖直立，有絨毛，多分枝。葉對生，卵形或卵狀披針形，全緣，葉背有腺點和細毛。全株入藥，治療咳嗽、腎病、腹瀉等。

↑ 羅勒

禁忌：敏感皮膚及懷孕者不可使用。

＊馬郁蘭草

草本植物，莖部堅挺且有茸毛狀，葉子呈寬圓，前端尖狀，花朵長於頂端，紫色，全株具有清香的味道；取其枝葉泡茶，可以緩和焦躁、幫助消化、安神調經、治療感冒及頭痛。

禁忌：懷孕禁用。

*茉莉

常綠灌木，葉能鎮痛，花清涼解表，可治外表發熱、瘡毒等。其根具有生物鹼，可致人昏迷，有麻醉、鎮痛等功效。傳說神醫華佗施行外科手術所用麻沸散中就有茉莉根成分。同時，茉莉是製作香精、香皂和護膚美容用品的高級原料。

禁忌：懷孕禁用。

*天竺葵

別名洋繡球，原產南非，是多年生的草本花卉。葉掌狀有長柄，葉緣多鋸齒，葉面有較深的環狀斑紋。花美麗似繡球，鮮豔奪目。可止痛、抗菌、增強細胞防禦功能、除臭、止血、補身。適用所有皮膚，有深層淨化和收斂效果，平衡皮脂分泌。

禁忌：能調節荷爾蒙，所以懷孕期間以不用爲宜。

*茵陳蒿

屬菊科植物。清熱利濕，主治濕熱黃疸，常配梔子、大黃；另有擴張膽管、排泄膽汁，促進肝細胞再生作用。

禁忌：懷孕期間以不用爲宜。

*奧勒岡

常綠宿根草本，生長茂盛，秋冬葉轉爲暗紅色。具有顯著之鎮靜作用，可殺菌、解毒、促進消化、治療損傷及扭傷；另可用來調味，多半爲乾燥後使用，辛辣風味是其特徵。

↑ 奧勒岡

禁忌：孕婦禁用。

*荷蘭芹

別名香芹，爲傘形花科歐芹屬中一二年生草本植物，其食用部分爲嫩葉和嫩莖。葉之浸出液可護膚；葉、根及種子均利尿助消化，亦可緩解風濕疼痛，有助產後子宮復原；另藥糊可治扭傷及創傷。

禁忌：懷孕婦女禁用。

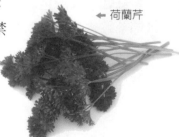

← 荷蘭芹

＊小茴香

多年生草本植物，全株有粉霜，有強烈香氣。有活血，利氣，止痛之效。用於胸脅脘腹疼痛、經閉痛經、產後瘀阻、跌撲腫痛、寒疝腹痛、睪丸偏墜、痛經、少腹冷痛、食少吐瀉等。

禁忌：孕婦禁用。

＊肉桂

肉桂爲樟科植物肉桂的乾燥樹皮，別名牡桂、簡桂、玉桂。桂皮爲珍貴中藥及調味品，有溫腎補陽、散寒止痛的作用。從桂樹桂葉蒸餾得到的桂油，是珍貴香料和多種有機香料的合成原料，具有藥用價值。

禁忌：有出血傾向者及孕婦慎用，不宜與赤石脂同用。

＊月桂葉

月桂葉別名香葉、香桂葉、桂葉、天竺桂等。用於粉刺面皰、疤傷痕、癰瘡和疥瘡等治療。月桂對神經系統有強效的反應並具麻醉作用，能用作鎮痛藥物，治療痙攣和神經炎。其香味會刺激和溫暖人的

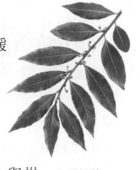

↑ 月桂葉

情緒，有效舒緩精神消沈、憂慮、恐懼和精神病。月桂能刺激頭髮的生長和舒緩頭皮屑，與柑橘、鼠尾草、牛膝草、杜松果等精油能調配出很好的芳香氣味。

禁忌：孕婦禁用。

＊金盞花

爲一年生草本，菊科金盞菊屬植物。植株矮生，花朵密集，花色鮮豔奪目，花期又長，是早春園林和城市中最常見的草本花卉。有疏散風熱、涼血、止痢、平肝潛陽等功效。

禁忌：孕婦禁用。

＊紫羅蘭

又名草桂花，屬十字花科，多年生草本。葉面寬大，長橢圓形或倒披針形，先端圓鈍。對緩解酒醉、傷風感冒及蛀牙引起的口腔異味和眼睛的疲倦有一定功效。

禁忌：懷孕婦女禁用。

妙用無窮的精油

　　植物進行光合作用後，它的細胞會分泌出芬香的分子，這些分子則會聚集成香囊，散布在花瓣、葉子或樹幹上。將香囊提煉萃取後，即成爲我們所稱的「植物精油」。

　　精油可由250種以上不同的分子結合而成。在大自然的安排下，這些分子以完美的比例共同存在著，使得每種植物都有其特殊性，也因此精油對人體的奧妙作用是無比的寬廣。

■ 使用方法

　　純天然的植物精油都有以下主要功能：氣味芬芳，自然的芳香經由嗅覺神經進入腦部後，可刺激大腦前葉分泌出內啡肽及腦啡肽兩種荷爾蒙，使精神呈現最舒適的狀態，這是守護心靈的最佳良方。

　　將不同的精油可互相組合，調配出自己喜歡的香味，不會破壞精油的特質，反而使精油的功能更強大。精油本質可防傳染病、對抗細菌、病毒、黴菌、可防發炎，防痙攣、促進細胞新陳代謝及細胞再生功能。而某些精油能調節內分泌器官，促進荷爾蒙分泌，讓人體的生理及心理活動，獲得良好的發展。

■ 安全注意事項

①純精油非常容易受到溫度、濕度、光線、空氣等因素的影響而變質，因此應該保存在深色、附有兒童安全蓋的玻璃瓶內，並且最好保持在攝氏15～20度常溫環境中。

②調好的複方油使用後，必須以面巾紙將瓶口插乾淨，否則瓶口會出現氧化後的塊狀物質，不僅不容易去除，也會縮短複方油的使用壽命。

③調和的配方油，除應適當儲放外，宜在3個月內用完。

④絕對不可以在沒有用完的複方油中加上新的調油，即使是完全相同的配方都不行。

⑤柑橘屬、玫瑰、茉莉花精油，由於光敏感的性質和特殊脆弱的化學成分，最好儲存在冰箱裡，需要使用前1小時從冰箱裡取出，待回復到攝氏16度時再使用。

⑥將精油置於房間高處，避免孩童取用危險。

⑦勿擅自內服精油，除非有醫生開的處方。

⑧勿擅自購買純精油，除非有完整標準的瓶塞、標籤、說明。

⑨絕不可將未稀釋的精油塗抹於黏膜處，如唇、口腔、直腸門、生殖腔道等。

⑩學會判別精油是否為低級品，如：瓶子呈半透明狀，未完全避光，產品標示不規範，少量精油放於大瓶子中。

⑪若買的精油已打開，最好在保存期限內用完，若放在木盒中未啟封，則可保存3～4年；平時儲放，尤應避開光、熱、潮濕處。

⑫發生精油中毒，如小孩誤食時，應當馬上到醫院掛急診，盡快灌腸，並拿使用過的精油給醫生看，以免延誤治療時間，千萬不要因精油中毒而自行催吐。

⑬謹慎選擇精油供貨來源。擁有良好信譽的供應商會將精油品牌註冊經營，可供參考。

■ 精油按摩注意事項

已受感染的皮膚，如癬、頭皮屑、牛皮癬，以及有發炎、紅腫、瘀傷的皮膚，都不可以進行深度的按摩。

①有骨折或內臟方面的疾病，或有傷口、痠痛、發燒及懷孕期間，都不能按摩腹部。

②有神經系統方面的毛病，如多發性腦脊髓硬化症、帶狀泡疹或有某些影響循環系統的疾病，如嚴重的糖尿病，以及正

↑ 用精油按摩能達到舒緩壓力與放鬆身心的雙重多重效果。

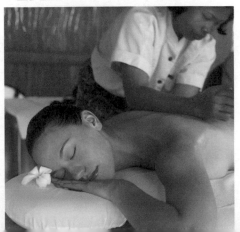

在服食某些藥物，如類固醇或接受某種化學治療的人，避免做精油按摩。

③不要在靜脈曲張或微血管破裂的地方做按摩；而今使皮膚發紅的精油不能用在血管擴張的皮膚上。

④不能在皮膚經過UV曝曬的同一天做精油按摩。

⑤癌症病人在化療期間，有特異氣味的精油可能導致病人嘔吐，使病情加重，也不可用於塗抹。

■ 精油美容注意事項

①眼睛部位千萬不能接觸未稀釋的精油，以免引起青光眼。

②使用時應保持空氣流通。長時間處於薰蒸空間中，易有頭昏沈、嘔吐等症狀。

③酗酒者、酒精中毒者，絕不能口服精油。

④對花粉植物過敏者，須將純精油以基礎油稀釋成1%後擦於耳後，觀察24小時。

⑤哺乳期間決不能口服精油或直接塗抹於胸部。

⑥使用精油沐浴，初期成人建議量2滴，孩童由1滴開始。

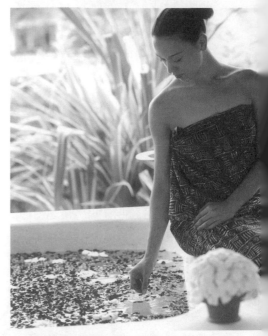

↑ 使用精油一定要注意一些禁忌事項，才能安心地享受精油帶來的好處。

■ 常用精油介紹

＊薰衣草（Lavender）

在芳香精油中用途最廣的精油之一，是一種相當柔和的精油，具有安眠、鎮靜作用與平衡的功效。另對身心鬆弛、失眠、偏頭痛、鼻黏膜炎、皮膚老化以及乾燥皮膚炎、濕疹、消毒驅蟲等也有不錯的效果。

＊迷迭香（Rosemary）

　　具怡人清香，是改善頭痛最佳精油；對瘦身減肥、記憶力減退、感冒咳嗽、糖尿病、風濕、關節炎、咬傷、面皰、扭傷症有療效。

＊玫瑰（Rose）

　　浪漫激情增加愛欲，促進荷爾蒙分泌、強壯腎臟功能，還可治產後憂鬱、經前緊張更年期問題，並增加性欲能力、改善情緒低落。

↑ 玫瑰精油

＊紫丁香（Lilac）

　　舒解疼痛，並可幫助肌膚傷口癒合，改善肌肉鬆弛、血液循環不好的肌膚，營造浪漫氣氛，特別有

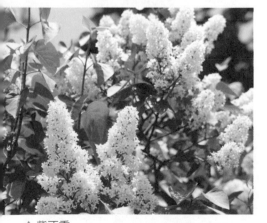

↑ 紫丁香

助益。

＊薄荷（Peppermint）

　　清爽、清香，是舒解感冒頭痛最佳精油，可緩解精神疲倦、記憶力減退、嘔心、暈車暈船、宿醉曬傷、神經病、脹氣鼻塞、休克昏倒等症狀。

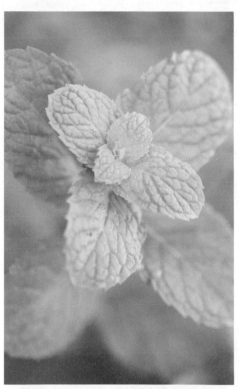

↑ 薄荷

＊風信子（Hyacinth）

　　營造浪漫氣氛，促進情欲，消除異味抑制細菌生長；並可紓解壓

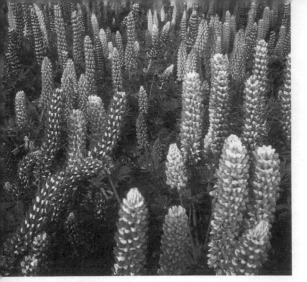
↑ 風信子

力、消除沮喪、振奮精神、增加免疫系統功能。

* 尤加利（Eucalyptus）

可抗冷、肌肉痠痛、風濕疼痛、偏頭痛、支氣管炎、鼻竇炎、發高燒、潰瘍、抑制食欲（減肥），並有放鬆安眠等作用。

* 百里香（Thyme）

可安眠及加強肺部功能，治急促呼吸風濕痛及各種疼痛、紅腫、激發細胞再生、改善喉嚨痛等，並有興奮作用。

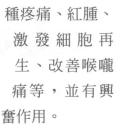
↑ 百里香

* 天竺葵（Geranium）

對於靜脈曲張具特別效果。對於創傷止血促進癒合、扁桃腺炎、抗咳、肌肉痙攣、平衡皮膚酸鹼質、刺激毛髮生長、夜間放鬆、心情清新舒暢等都有不錯的療效。

* 佛手柑（Bergamot）

極具提神、振奮作用，使頭腦清晰；可消除體臭及消毒殺菌；止咳化痰，對於支氣管炎、喉嚨痛有緩和改善的作用，並可增強記憶力，解除消化系統的問題。

* 洋甘菊（Chamomile）

有清熱解毒效果，一般可應用於感冒、喉嚨痛、眼目昏花、頭痛、暈眩；有降血壓作用，驅風健

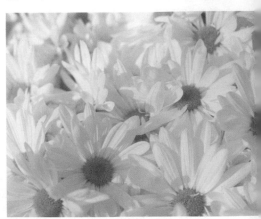
↑ 洋柑橘

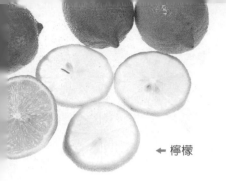

← 檸檬

胃、抗炎的功效。對於消炎、傷口癒合、緩解關節炎疼痛、失眠很有幫助。

＊檸檬（Lemon）

疲憊時轉換心情，提神醒腦，使頭腦清晰；殺菌、消炎止痛；改善斑疹、潔淨肌膚、治燙傷割傷、降血壓、驅除蚊蟲、幫助戒菸等。

＊葡萄柚（Grapefruit）

含豐富維生素C，視為美容聖品，有利尿、減肥的功效。改善青春痘、痤瘡，使肌膚光滑細緻；解酒、消除酒後頭痛、緩和鼻塞、促進食欲；有全面性的提神效果。

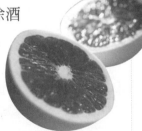

↑ 葡萄柚精油

＊百合（Lily Of Valley）

活化細胞功能、改善月經不

順、孕婦的晨吐等症狀；幫助排毒及子宮保養，消除妊娠紋。

＊薔薇（Vitorianposy）

促進荷爾蒙分泌、強壯腎臟功能、產後憂鬱、經前緊張更年期問題、增加性欲能力、改善性冷感與情緒低落。

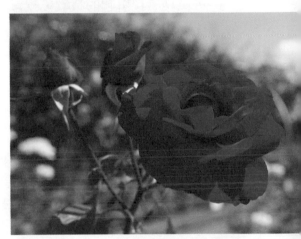

↑ 薔薇

＊向日葵（Sunflower）

防止皮膚乾燥，美容保養價值高；解除沮喪及神經緊張，並可增加頭髮活力及彈性；具有潤滑作用，預防頭皮癢。

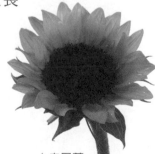

↑ 向日葵

＊茶樹（Tea Tree）

　　強烈消炎及殺菌特性，對肌膚保養、香港腳富貴手、肌肉紅腫、燙傷、凍傷、螫傷而有不錯的效果；另對口角炎、減輕鼻塞、支氣管炎也有緩解的功效。

＊松樹（Pine）

　　可減緩感冒引起的咳嗽，改善喉嚨痛；搭配「尤加利」可擴張支

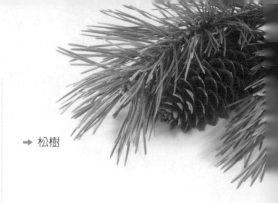

➡ 松樹

氣管及去痰；預防支氣管炎性氣喘、加速汗腺分泌、促進代謝。此外對肌肉痠痛及痛風或風濕性關節炎有舒緩止痛的作用。

不可或缺的營養素

營養素（nutrient）是指食物中可給人體提供能量、機體構成成分和組織修復，以及生理調節功能的化學成分。凡是能維持人體健康與提供生長、發育和勞動所需要的各種物質均稱為營養素。人體所必需的營養素有維生素、無機鹽（礦物質）、蛋白質、脂肪、糖、水和纖維素等。

■ 維生素（vitamin）

維生素又名維他命，是維持人體生命活動必需的一種有機物質，也是保持人體健康的重要活性物質。維生素在體內的含量很少，但在人體生長、代謝、發育過程中卻發揮著重要的作用。

維生素與碳水化合物、脂肪和蛋白質等不同，在天然食物中僅占極少比例，但又為人體所必需。維生素大多不能在體內合成，必須從食物中攝取。

食物中維生素的含量較少，人體的需要量也不多，卻是絕不可少的物質。膳食中如缺乏維生素，就會引起人體的代謝機能紊亂，以致發生維生素缺乏症。如缺乏維生素A會出現夜盲症、乾眼病和皮膚乾燥；缺乏維生素D可患佝僂病；缺乏維生素B_1會有腳氣病；缺乏維生素B_2會患唇炎、口角炎、舌炎和陰囊炎；缺乏B_3會罹患癩皮病；缺乏維生素B_{12}會患惡性貧血；缺乏維生素C會患壞血病等。

＊維生素的分類

分類	名稱	發現及別稱	來源
脂溶性	視黃醇類（維生素A）	由Elmer McCollum和M. Davis在1912年到1914年之間發現。並不是單一的化合物，而是一系列視黃醇的衍生物（視黃醇亦被譯作維生素A、松香），別稱抗乾眼病維生素。	魚肝油、綠色蔬菜

分類	名稱	發現及別稱	來源
水溶性	硫胺素 （維生素B₁）	由Casimir Funk在1912年發現（一說1911年）在生物體內通常以硫胺焦磷酸鹽（TTP）的形式存在。	酵母、穀物、肝臟、大豆、肉類
水溶性	核黃素 （維生素B₂）	由D.T.Smith和E.G.Hendrick在1926年發現。也被稱為維生素G。	酵母、肝臟、蔬菜、蛋類
水溶性	菸鹼酸 （維生素B₃）	由Conrad Elvehjem在1937年發現。也被稱為維生素PP、尼古丁酸。	酵母、穀物、肝臟、米糠
水溶性	泛酸 （維生素B₅）	由Roger Williams在1933年發現。亦稱遍多酸。	酵母、穀物、肝臟、蔬菜
水溶性	吡哆醇類 （維生素B₅）	由Paul Gyorgy在1934年發現。包括吡哆醇、吡哆醛及吡哆胺。	酵母、穀物、肝臟、蛋類、乳製品
水溶性	生物素 （維生素B₇）	也被稱為維生素H或輔酶R。	酵母、肝臟、穀物

			蔬菜葉、肝臟
水溶性	葉酸 （維生素B9）	也被稱為蝶醯谷胺酸、蝶酸單麩胺酸、維生素M或葉精。	
水溶性	鈷胺素 （維生素 B12）	由Karl Folkers和Alexander Todd在1948年發現。也被稱為氰鈷胺或輔酶B12。	肝臟、魚肉、肉類、蛋類
水溶性	膽素	由Maurice Gobley在1850年發現。維生素B群之一。	肝臟、蛋黃、乳製品、大豆
水溶性	肌醇	環己六醇、維生素Bt。	心臟、肉類
水溶性	抗壞血酸 （維生素C）	由詹姆斯・林德在1747年發現。	新鮮蔬菜、水果
脂溶性	鈣化醇 （維生素D）	由Edward Mellanby在1922年發現。亦稱為骨化醇、抗佝僂病維生素，主要有維生素D2（麥角鈣化醇）和維生素D3（膽鈣化醇）。這是唯一一種人體可以少量合成的維生素。	魚肝油、蛋黃、乳製品、酵母
脂溶性	生育酚 （維生素E）	由Herbert Evans 及Katherine Bishop在1922年發現。主要有 α、β、γ、δ 四種。	雞蛋、肝臟、魚類、植物油

| 脂溶性 | 萘醌類（維生素K） | 由Henrik Dam在1929年發現。是一系列萘醌的衍生物的統稱，有來自植物的維生素K_1、來自動物的維生素K_2及人工合成的維生素K_3和維生素K_4。又稱凝血維生素。 | 菠菜、苜蓿、白菜、肝臟 | |

＊維生素的特點

①外源性：人體自身不可合成（維生素D人體可以少量合成，但是由於較重要，仍被作為必需維生素），需要通過食物補充。

②微量性：人體所需量很少，但是可以發揮巨大作用；

③調節性：維生素必需能夠調節人體新陳代謝或能量轉變；

④特異性：缺乏某種維生素後，人將呈現特有的病態。

■ 礦物質

礦物質（又稱無機鹽，英文mineral）是人體內無機物的總稱。是地殼中自然存在的化合物或天然元素。礦物質和維生素一樣，是人體必須的元素，礦物質是無法自身產生、合成的，每天礦物質的攝取量也是固定的，但隨年齡、性別、身體狀況、環境、工作狀況等因素有所不同。人體內約有50多種礦物質，雖然它們在人體內僅占人體體重的4％，但卻是生物體的必需組成部分。根據它們在體內含量的多少，大致可分為常量元素和微量元素兩大類。

人體必須的礦物質有鈣、磷、鉀、鈉、氯等需要量較多的巨集量元素，以及硒、碘、鉻、鐵、鋅、銅、錳、鈷、鉬等需要量少的微量元素。但無論哪種元素，和人體所需蛋白質相比，都是非常少量的。

人體內礦物質不足可能出現許多症狀，如：缺乏鈣、鎂、磷、錳、銅，可能引起骨骼或牙齒不堅固。缺乏鎂，可能引起肌肉疼痛。缺乏鐵，可能引起貧血。缺乏鐵、鈉、碘、磷可能會引起疲勞等。

＊礦物質的作用：

礦物質和酶結合，幫助代謝。酶是新陳代謝過程中不可缺少的蛋

白質，而使酶活化的是礦物質。如果礦物質不足，酶就無法正常工作，代謝活動就隨之停止。礦物質如果攝取過多，容易引起過剩症及中毒。所以一定要注意礦物質的適量攝取。

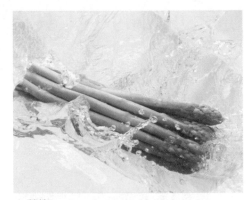

↑蘆筍

＊人體內必需的微量礦物質：

①硒：近年科學研究發現硒也是一種必需礦物質。它與維生素A、C和E均有密切關係，也是良好的抗氧化物。硒的缺乏顯示與腫瘤和心臟疾病有不可分割的聯繫。富含硒的食物包括：全麥類、魚類、牛肝、乳製品、胡桃、巴西乾果和生長在富硒土壤中的蔬菜。

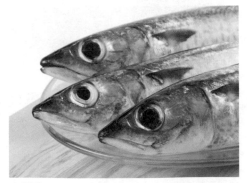

↑鮮魚

②鉻：一種人體必需的微量元素，可監控血糖的變化，因此在一些慢性退化性疾病的過程中可以觀察到鉻的缺乏。飲食中可補充鉻元素的包括：麥芽、啤酒酵母、小牛肝、大米、堅果、麥麩、全麥粒、雞肉、肉類、蛋黃、蘋果、蘑菇、蘆筍和乳酪。

③碘：碘是形成甲狀腺激素的必需物質，甲狀腺激素又扮演著調控新陳代謝的重要角色。主要的碘缺乏疾病為甲狀腺腫大（俗稱大脖子病）。蔬菜中碘的含量隨生長的土壤中碘的含量而不同。富含碘的食物包括：乳製品、魚類、肉類、家禽、全麥類、捲心菜、海藻和加碘的鹽。

隨手可得的小工具

進行自然療法所使用的道具，其實都不必花錢去買，在家裡就可以找到一些適合的小工具。

■ 急救箱

＊酒精棉：急救前，用來消毒雙手或鉗子等工具。

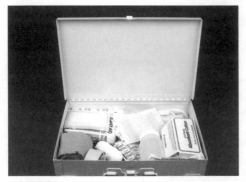

↑ 急救箱

＊手套、口罩：可以防止施救者被感染。

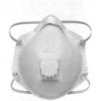

↑ 口罩

＊袋裝面罩或人工呼吸面膜：施以人工呼吸時，防止感染。

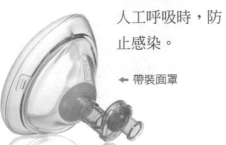

← 帶裝面罩

• 0.9%的生理鹽水：用來清洗傷口。不過，基於衛生要求，最好選擇獨立的小包裝或中型瓶裝的。需要注意的是，開封後，用剩的應該扔掉，不要再放進急救箱。如果一時找不到生理食鹽水，可用未開封的蒸餾水或礦泉水代替。

＊保鮮膜：利用它不會緊貼傷口的特性，在送醫院前包裹燒傷、燙傷部位。

＊OK繃：覆蓋小傷口時用。

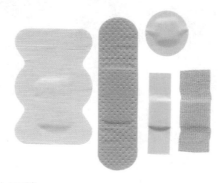

↑ OK繃

* 消毒紗布：用
  來覆蓋傷口。它
  既 沒 有 棉 花
  殘 留 棉 絲 在
  傷口上的問題，揭開時，也不會
  牽動傷口。

↑ 消毒紗布

* 繃帶：繃帶具有彈性，用來包紮
  傷口，不妨礙血液循環。2寸的
  適合手部，3寸的適合腳部。

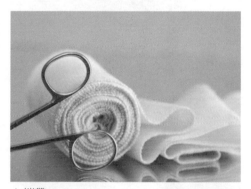

↑ 繃帶

* 三角巾：又叫三角繃帶，可承托
  受傷的上肢、固定敷料或骨折處
  等。

* 安全扣針：固定三
  角巾或繃帶。

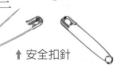

↑ 安全扣針

* 膠布：紙製的透氣膠布，可以固
  定紗布，由於不刺激皮膚，適合

一般人使用；膠布則可
以固定繃帶。

↑ 繃帶

* 圓頭剪刀、鉗子：圓頭剪刀比較
  安全，可用來剪開膠布或繃帶。
  必要時，也可用來剪開衣物。鉗
  子可代替雙手拿取敷料，
  或夾去傷口上的
  污物等。

↑ 圓頭剪刀

* 手電筒：在漆黑環境下施救時，
  可用來照明；也可為暈倒的人
  做瞳孔反應。

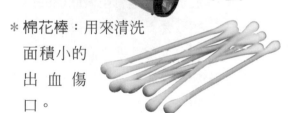

← 手電筒

* 棉花棒：用來清洗
  面積小的
  出 血 傷
  口。

↑ 棉花棒

* 冰袋：置於瘀傷、肌肉拉傷或關
  節扭傷的部位，讓微血管
  收縮，可幫助減少
  腫 脹 。 流 鼻 血
  時，置於傷者額
  頭，能止血。

↑ 冰袋

■ 刮痧用具

①只要是邊緣比較圓滑的東西，如梳子、搪瓷杯的杯蓋等，都可以用來刮痧。

②如果長期使用或作為治療，最好準備正規的刮痧板。宜選用天然水牛角材料製成的刮痧板，對人體沒毒性刺激和化學不良反應。水牛角本身即是中藥材，具有發散行氣、活血和潤養作用。刮痧板包括厚面、薄面和稜角。刮痧時，大多使用厚面刮拭，不過，關節附近的穴位和需要用點按穴位的時候，多用稜角刮拭。此外，刮痧板一側還有兩個曲線凹口，主要是針對手指、腳趾、脊柱等凸面部位進行刮拭。

③家中若沒有刮痧板，可以用木梳背、小銅勺柄、鈕扣、玉鐲等代替。

■ 其他小工具

＊ 體溫計：

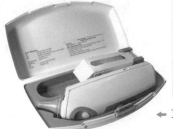

← 耳溫槍

← 熱水袋

用來測量體溫，不同形式者均可以。

＊ 熱水袋：緩解經痛、胃痙攣或者肌肉疼痛。

＊ 皮膚刷：改善血液循環不良或者靜脈曲張等引起的手足發冷等症狀。

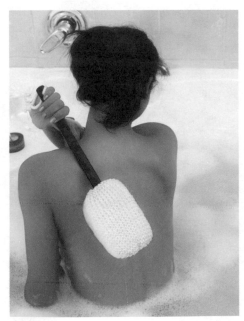

↑ 皮膚刷

＊ 滴管：可以用來測量精油等液體用品。

＊ 洗眼器：清洗受異物刺激的眼睛。

Chapter III

自然保健法

- ★ 腳底反射療法

- ★ 按摩療法

- ★ 刮痧療法

- ★ 瑜伽療法

腳底反射療法

反射療法（Reflexotherapy）是反射學在醫療保健領域的實際應用。反射，是指在中樞神經系統參與下的人體，對內外環境刺激的規律性應答機械性的天生反應。

反射療法是建立在全息生物學（ECIWO biology）及神經反射理論基礎上，採用手法或其他方法，對人體體表各全息元（指人體某些功能、結構獨立的部位或組織，能夠完整反映出「全」身健康的訊「息」，這個部分或組織，就叫全息元）的反射區（點）施加刺激引起人體內部的生理調整的一種自然療法或自然保健法。

反射療法是一個廣泛的概念，但其最主要的分支，是「腳底按摩法」，亦即以雙腳為施行按摩術部位的反射法。由於雙腳在人體所處的特殊地位，使腳底按摩法成為整個反射學的重要組成部分，也是反射療法專業的入門課和反射療法師的基本功。要學習和掌握反射療法專業的理論和技能，必須從腳底按摩法開始。

■ 腳底按摩法的功效
①促進血液循環。
②調節各臟腑器官的功能。
③增強內分泌系統。
④提高自我防禦能力。
⑤消除緊張、疲勞狀態，並使身心得到放鬆。

■ 按摩的工具
做腳底按摩的使用工具除了雙手外，也可買市售的腳底專用按摩棒或按摩器，更可就地取材，如家中的桌角、椅子等突出的部分，或是腳踩高爾夫球，甚至赤腳子走在戶外的健康步道上，都是可運用的工具與環境。

■ 腳底反射區
腳底反射區的分布反映了身體的結構，右足代表身體右半邊，左足代表身體左半邊。

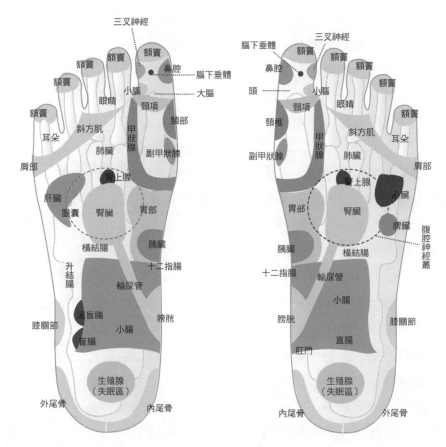

↑ 腳底反射區分布圖。

■ 基本技巧

　腳底按摩是利用手指來按摩腳底的反射區，按摩方式以大拇指指頭頂端的指腹來按壓反射區，其他如食指、中指關節則適用在有些較堅硬、長繭的地方，或是腳跟及腳背等反射區。

　一般做腳底按摩是雙手併用，操作的技巧是一隻手爲按摩手，另一隻用來固定與調整被按摩的腳，藉此讓按摩手能正確地按壓到反射區的結晶痛點。

　固定的手法是以該手的大拇指輕壓在按摩腳的腳趾基部，其他四隻手則壓在腳背上約前1/3處，如此便可有效控制這雙腳。

當用大拇指按摩時，大拇指的第一個關節應彎曲成45度角，這個角度的按摩力道與接觸面最大且適中；大拇指以持續、均衡的力量，順時針按摩在結晶點上，壓放一次約2～3秒。

食指跟中指的按摩技巧跟大拇指雷同，像腳背、腳踝附近，就適合用食指跟中指來按摩。而腳底皮膚較厚、較深的地方，可以用食指的第二關節來進行按摩。

還有一種倒鉤按摩的技巧；有些反射區非常小，如位在腳大拇指腹中央深處的腦下垂體反射區。若用一般按摩法很難按到該處，這時就可以運用倒鉤按摩法。其技巧與大拇指技巧一樣，只是當壓到為小的反射區的結晶時，大拇指要向手掌方向鉤進來，同時手指不可滑離反射區。

另外，對於子宮、卵巢、睪丸、太陽神經叢及腎臟等特別敏感的反射區，可以利用腳朝按摩手指的方向彎曲、伸張、繞轉等方式，增加大拇指按壓的力量，並可轉移病人對痛點的注意力。

■ 注意事項

①不論採哪種按摩方法，切勿讓人感到疼痛難忍，按摩時間以15～30分鐘為限。

②按摩反射區可從神經系統及內分泌系統開始，再來按摩異常部位的反射區，最後按壓泌尿系統。

③按摩完最好喝一杯溫開水。

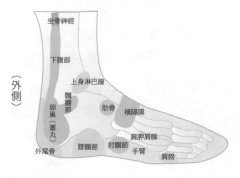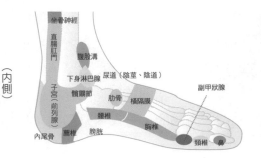

↑腳內外側反射區分布圖。

按摩療法

按摩療法是運用各種手法或動作於人體體表，將作用力傳導於皮膚、肌肉、經穴，達到疏經活絡、調整氣血、增強抗病能力，以防治疾病的中醫外治法。

中醫推拿按摩歷史悠久，在長期的發展史中，已形成了一個系統的有獨特治療規律的學科。其治病原理是由於運用手法在經絡穴位上，通過經絡內聯外絡，氣血循行流注而產生局部及全身作用。治療範圍包括傷、內、外、婦、兒、五官等各科疾患。

如果經常因為腿部抽筋或者腿部不適難以入睡，可以在睡覺前按摩腿部。按摩腰背部能減輕勞累引起的疼痛，按摩可以舒緩偏頭痛和劇烈頭痛，對肌肉痙攣造成的腰部疼痛也有效。輕柔的按摩對於嬰兒同樣適用。

■ 專家的做法

如果找專業按摩師治療，他可能會要求患者在按摩當天不要喝酒，按摩前兩小時不要進食。症狀不同，按摩的部位和方法也有所不同，有些症狀需要按摩全身，而有的症狀只需要按摩身體的某一個部位。按摩的時候，除了繃緊的肌肉可能會感到輕微的不適之外，並不會使人感到疼痛。按摩結束前，按摩師可能會緊握患者的腳約20秒，然後讓患者靜躺休息。

大多數人在按摩結束後都會感到筋骨舒暢、精力充沛。如果在剛結束的時候可能會覺得原先疼痛的肌肉有些僵硬，按摩師傅可能會建議患者回家後泡半個小時的溫水澡，然後用毛巾將身體迅速擦乾，以消除不適的感覺。

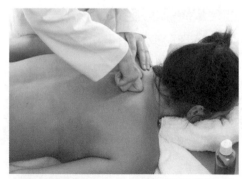

↑ 請專業按摩師按摩，可讓緊繃的肌肉得到充分的放鬆作用。

■ 家庭按摩

在家庭中為自己按摩並不難，手掌、手臂、肩膀或者腿部，都是比較容易自行按摩的部位。只要掌握方法，請家人為自己按摩或者幫助家人按摩，效果都會很好。

家庭按摩並不需要太多的工具，專業按摩師所用的按摩機並不是必需的。接受按摩者可以躺在墊子上或者鋪了毛毯、厚毛巾的地板上。如果要按摩背部的時候，可以坐在椅子或者是矮凳子上。

■ 按摩油的選擇

市面上有很多種類的按摩油可以供選擇。其實，只要香氣不太濃郁，又不會太快被肌膚吸收的乳液都可以作為按摩油。家庭可以選擇甜杏仁油或者橄欖油。一般來說，油性皮膚不太適合使用按摩油，可以用爽身粉或者玉米粉代替。

在皮膚上塗上潤滑油或者乳液，能減少按摩的時候雙手的摩擦力。熟悉芳香療法的人可以根據情況，選擇合適的精油作為按摩油，滴在手掌上，搓熱以後，再進行按摩，能增強效果。

■ 輔助支撐

按摩某些部位的時候，可能會用到輔助的支撐。

①按摩背部的時候，接受按摩者若需要臉部朝下俯臥，應該在頭下墊一個枕頭，在膝下墊塊卷好的毛巾。

②按摩肩部的時候，俯臥者的胸前可以墊個枕頭。

③按摩雙腿前部的時候，可以在膝關節的下面墊個小枕頭或者毛巾。

④按摩腿肚部位的時候，可以在腳踝骨下面墊小枕頭或毛巾。

■ 按摩手法

按摩的基本要求是持久、有力、均勻柔和，並要先輕後重，由慢而快，由淺入深及實證手法重，虛症手法輕等。按摩有三種最常用的手法：搓擦法、揉捏法及按點法。具體操作如下：

＊搓擦法：

這種手法比較柔和，適合於按摩剛開始的時候。可以將乳液均勻的塗抹在接受按摩者的皮膚上，這

樣可以使得肌肉放鬆，舒張肌肉纖維，對於按摩身體疼痛的部位特別的適用。

①這種手法比較柔和，適合於按摩剛開始的時候。可以將乳液均勻的塗抹在接受按摩者的皮膚上，這樣可以使得肌肉放鬆，舒張肌肉纖維，對於按摩身體疼痛的部位特別的適用。

②雙手手掌與手指都要緊貼肌膚，從腰部開始，沿著整條肌肉向頭部推。雙手要能感覺到患者身體輪廓的起伏。

③搓擦到頭部後，僅用指尖輕輕搓擦皮膚，回到原位。

＊揉捏法：

這種手法可以分開繃緊的肌肉纖維，幫助肌肉排出廢物。最適宜揉捏的部位是背部、上胸、大腿及臀部。

①按摩者手指張開，掌跟置於需要按摩部位的中間。

②雙手手指輪流用力揉捏，但是一定要注意不要弄痛患者。

③同一部位不可以揉捏太久。

＊按點法：

主要以向下或著畫圓圈的動作按點，不可以直接按壓脊柱。按點部位不要塗抹太多的油，以免太滑。這種方法主要用於背部僵硬的肌肉。

①慢慢用拇指或食指的指端向一點施壓，逐漸增加力度。

②慢慢旋轉指端，大約按壓10～15秒。

③逐漸放鬆指端壓力。

④重覆上述動作一到二次。

⑤最後以搓擦法使肌肉放鬆。

■ 按摩力道

無論採用哪一種按摩手法，都要遵循一個原則，即按摩時間越久的手法，施壓的力量應該越輕，而按摩時間短的手法，施壓的力量則較大。較快的手法可以使肌肉活躍起來，緩慢的手法可以使肌肉放鬆下來。

由於每個人對於壓力的反應不同，應該詢問被按摩者的意見而調整施力輕重。同時，按摩者也要令自己覺得舒適。因為按摩者長時間前傾，背部肌肉很吃力，所以應該

盡量讓自己放鬆，找出最舒適的姿勢進行按摩。

■ 按摩的注意事項

　　因爲按摩技法會對身體筋骨產生影響，不是任意可爲，有些準則仍須遵行。

　　①應該在舒適的氣氛下進行按摩，保持周圍環境安靜。

　　②按摩的時候要注意保持溫暖，可以在不需要按摩的部位蓋上毛巾，可以在保暖的同時使得被按摩者感到舒服。

　　③剛吃過飯或者喝酒後不可以接受按摩。

　　④發燒的時候不可以接受按摩。

　　⑤不要按摩於受傷或發炎部位。

　　⑥若有不明原因紅腫、疼痛或病症，按摩前需諮詢醫生意見。

　　⑦正在服用藥品的人接受按摩前也應該先諮詢醫生的意見。

　　⑧若新近接受過手術，按摩的時候應該避開刀口位置。

　　⑨懷孕的婦女只能接受輕柔的按摩，而且不可以按摩下背部和下腹部，最好先諮詢接受過妊娠按摩訓練的按摩師。

刮痧療法

刮痧，是利用刮痧板蘸刮痧油反覆刮動、摩擦患者某處皮膚，以治療疾病的一種方法，也是傳統的自然療法之一，是以中醫皮部理論為基礎，用器具（牛角、玉石、火罐）等在皮膚相關部位刮拭，以達到疏通經絡、活血化瘀的目的。

清代郭志邃著有《痧脹玉衡》一書，完整地記錄了各類痧症百餘種。近代著名中醫外治家吳尚先所著的《理瀹駢文》，對刮痧給予了充分肯定，他表示：「陽痧腹痛，莫妙以瓷調羹蘸香油刮背，蓋五臟之繫，咸在於背，刮之則邪氣隨降，病自鬆解」。

↑ 刮痧板

現代科學證明，刮痧可以擴張毛細血管，增加汗腺分泌，促進血液循環，對於高血壓、中暑、肌肉痠疼等所致的風寒痹症都有立竿見影之效。經常刮痧，可起到調整經氣、解除疲勞、增加免疫力的作用。

刮痧，就是利用刮痧器具，刮拭經絡穴位，通過良性刺激，充分發揮營衛之氣的作用，使經絡穴位處充血，改善局部微循環，起到祛除邪氣、疏通經絡、舒筋理氣、驅風散寒、清熱除濕、活血化瘀、消腫止痛，以增強機體自身潛在的抗病能力和免疫機能，從而達到扶正祛邪，防病治病的作用。

■ 刮痧原理

「刮痧」的「痧」字也就是「痧症」。這種療法起源於舊石器時代，人們患病時，出於本能地用手或石片撫摩、捶擊身體表面的某一部位，有時竟然使疾病得到緩解。通過長期的實踐與積累，逐步形成了「砭石治病（將石頭磨成尖錐形，用於扎刺身上適當的經穴的方法）」，這也是「刮痧」療法的雛形。

＊理論基礎：

根據中醫十二經脈及奇經八脈、遵循「急則治其標」的原則，

運用手法強刺激經絡，使局部皮膚發紅充血，從而起到醒神救厥、解毒祛邪、清熱解表、行氣止痛、健脾和胃的效用。

＊工具、體位：

　　刮痧板由水牛角製成，形狀為長方形，邊緣鈍圓。背部刮痧取俯臥位，肩部取正坐位。刮拭後會出現青紫色出血點。

＊適應症：

　　感冒、發燒、中暑、頭痛、腸胃病、落枕、肩周炎、腰肌勞損、肌肉痙攣、風濕性關節炎等病症。

■ 刮痧準備事項

　　刮痧是非常容易的事，不過，在動手之前，還是得把一些基本規則銘記在心：

＊刮痧用具：

①刮痧的用具十分簡單，方便，只要是邊緣比較圓滑的東西，如梳子、搪瓷杯蓋子等，都可以用來刮痧。

②如果長期使用或作為治療，用正規一些的刮痧板比較好。

③刮痧板選用天然水牛角為材料，對人體肌表無毒性刺激和化學不良反應。水牛角本身一種中藥，具有發散行氣，活血和潤養作用。

＊潤滑劑的使用：

①刮痧之前，為了防止劃破皮膚，還要皮膚表面塗一層潤滑劑，香油、沙拉油都可以用。

②經濟許可的話，最好採用專門的「刮痧活血劑」這是一種天然植物油加十餘種天然中藥，經過傳統與現代高科技結合的方法、提煉加工而成的刮痧油，具有輕熱解毒、活血化瘀、開泄毛孔、疏通經絡、排毒驅邪、消炎止痛等作用。

＊刮痧基本方法

　　看似容易的刮痧，其實內涵極深，尤其是用於中醫治療時，用錯手法、拿錯刮痧板，可能會累得滿頭汗，卻事倍功半。

①拿刮板法：用手掌握著刮板，治療時，刮板厚的一面對手掌；保健時，刮板薄的一面對

手掌。

②刮拭方向：從頸到背、腹、上肢再到下肢，從上向下刮拭，胸部從內向外刮拭。刮板與刮拭方向一般保持在45度90度進行刮痧。

③補刮瀉刮：一般來講，順著經絡的行走進行刮，及為補刮；逆著經絡的走行進行刮是即為瀉刮。

④刮痧時間：用瀉刮或平補平瀉手法進行刮痧，每個部位一般要刮3～5分鐘；用補刮手法每個部位刮拭時間為5～10分鐘。對於保健刮痧並無嚴格的時間限制，以自我感覺滿意、舒服為原則。。

⑤刮痧時間：一般是第一次刮完等3～5天、痧退之後，再進行第二次刮治。出痧後1～2天，皮膚可能輕度疼痛、發癢，這些反應屬正常現象。

■ 刮痧注意事項

正式要刮痧時，仍有一些該小心的地方，特別需要注意，免得效果不彰，反而造成更嚴重的問題。

①刮痧治療實應注意室內保暖，尤其是在冬季應避寒冷與風口。夏季刮痧時，應迴避風扇直接吹刮痧部位。

②出痧後30分鐘內忌洗冷水澡。

③前一次刮痧部位的痧斑位退之前，不宜在原處進行刮痧拭出痧。再次刮痧時間需間隔3～6天，以皮膚上痧退為標準。

④出痧最好飲一杯溫開水，並休息15～20分鐘。

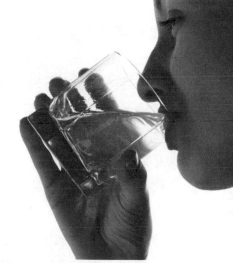

↑ 在刮痧出痧後，飲用一杯溫開水，能幫助新陳代謝。

⑤孕婦的腹部、腰骶部及婦女的乳頭禁刮。

⑥心臟病出現心力衰竭者、腎功能衰竭者、肝硬化腹水、全身重度

浮腫者禁刮。

⑦皮膚高度過敏，或患有皮膚病的
　人，禁刮。

⑧酒醉、空腹、吃得太飽、口渴、
　過度疲勞者，禁刮。

⑨久病年老、極度虛弱、消瘦者需
　慎刮。

⑩有出血傾向的疾病、如白血病、
　血小板減少等患者，需慎刮。

⑪下肢靜脈曲張，刮拭方向應從下
　向上刮，用輕手法。

■ 刮痧過程中可能出現的意外及
　處理

　　有時候，刮痧不慎，或不明瞭
被刮痧者的真正身體狀況，會出現
一些意外狀況，雖然不嚴重，但也
要小心處理。

＊暈刮：

　　刮痧療法是對人體的穴位進行
刺激，刮痧時可能出現暈刮。

　①暈刮出現的症狀：頭暈，面色
　　蒼白、心慌、出冷汗、四肢發
　　冷，噁心欲吐或暈倒等現象。

　②暈刮預防措施：空腹、過度疲
　　勞患者忌刮；低血壓、低血
　　糖、過度虛弱和神經緊張特別

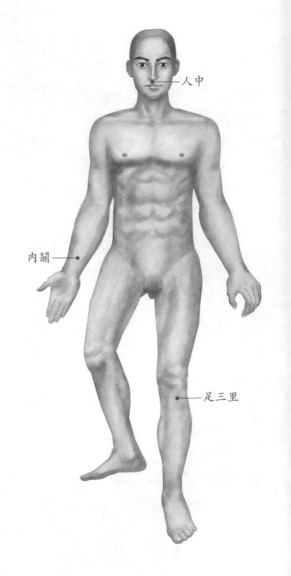

人中

內關

足三里

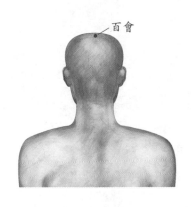

百會

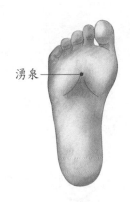

湧泉

怕痛的患者輕刮。

③暈刮急救措施：迅速讓患者平臥；讓患者飲用1杯溫開水；迅速用刮板刮拭患者百會穴（重刮）、人中穴（稜角輕刮）、內關穴（重刮）、足三里穴（重刮）、湧泉穴（重刮）。

＊出痧：

紅紅的皮膚何時能恢復正常？「出痧」的皮膚紅紅的，看上去有點兒可怕。其實，不管怎麼紅，都不必擔心，因為這對皮膚是沒有損害的。紅斑顏色的深淺通常是病症輕重的反映。較重的病，「痧」就出得多，顏色也深，如果病情較輕，「痧」出得少些，顏色也較淺。一般情況下，皮膚上的「瘀血」

會在3～5天內逐漸消退，遲一些也不會超過一週，就會恢復正常，不僅不會損害皮膚，而且由於這種方法活血化瘀，加強了局部的血液循環，會使皮膚變得比原來還要健康、美麗。

瑜伽療法

瑜伽，又作瑜珈，原為梵文「yoga」之中文音譯，本意是「合一」、「連接」、「結合」，亦即中國人所說的「天人合一」。在古代，不論東、西方文化都有大我（天、宇宙萬物之母）與小我（人、真我、小宇宙）要「合一」的概念，這是通過修行而達至的「境界」。故瑜伽是身、心、靈三者的昇華。

■ 瑜伽來源

五千年前，在古老的印度，高僧們為求進入心神合一的最高境界，經常僻居原始森林，靜坐、冥想。在長時間單純生活之後，高僧們從觀察生物中體悟了不少大自然法則，再從生物的生存法則，驗證到人的身上，逐步地去感應身體內部的微妙變化，於是人類懂得了和自己的身體對話，從而知道探索自己的身體，開始進行健康的維護和調理，以及對疾病、創痛的醫治本能。幾千年的鑽研歸納下來，逐步衍化出一套理論完整、確切實用的養生健身體系，這就是瑜伽。

瑜伽的涵義為「合一」、「連接」、「結合」，不僅是知性的、感性的，而且要理性的去實踐「它」，是讓我們身體力行的運動。

■ 瑜伽的準備事項

瑜伽不只是一種肢體運動，所以進入瑜伽的世界前，必須從心靈淨化做起，當身心準備好了，才能真正進入瑜伽的世界。

＊道德規範：

道德是首要的，沒有道德，任何功法都練不好。必須以德為指導，德為成功之母，德為功之源。瑜伽道德基本內容：非暴力、真實、不偷盜、節欲、無欲。

＊自身的內外淨化：

「外淨化」為端正行為習慣，努力美化周圍環境；「內淨化」為

根絕六種惡習：欲望、憤怒、貪欲、狂亂、迷戀、惡意、嫉妒。

＊體位法：

是姿勢鍛鍊，能淨化身心，保護身心，治療身心。體位法種類不可勝數，分別對肌肉、消化器官、腺體、神經系統肉體的其他組織起良好作用。不僅提高身體素質，還可以提高精神素質，使肉體、精神平衡。

＊呼吸法：

是指有意識的延長吸氣、屏氣、呼氣的時間。吸氣，是接受宇宙能量的動作；屏氣，是使宇宙能量活化；呼氣，是去除一切思考和情感，同時排除體內廢氣、濁氣，使身心得到安定。

＊控制精神感覺：

精神在任何時候都處於兩個相反的矛盾活動中，欲望和感情相糾纏，其次是與自我相聯繫的活動。控制精神感覺，就是抑制欲望，使感情平和下來。 集中意識於一點或一件事，從而使精神安定平靜。

＊冥想、靜定狀態：

修持者進入「忘我」狀態，也就是意識不到自己的肉體在呼吸，自我精神和智性的存在，已進入了無限廣闊的寧靜世界。

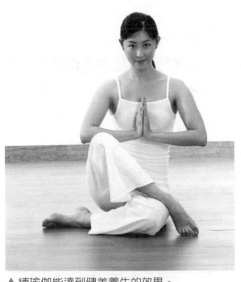

↑ 練瑜伽能達到健美養生的效果。

■ 瑜伽與一般運動的不同

「瑜伽」雖然被視為女性的運動，但也有越來越多的男性捨棄健身中心一成不變的器械運動，進入瑜伽的天地，因為瑜伽是一個以調整自己為基本的好運動，而非單純的體力勞動或培養肌肉。

＊瑜伽：

　　必須集中意識，使身體在某姿勢下靜止維持一段時間，而達到身心的統一。使內分泌平衡，身體四肢均衡發展。全身舒暢，心靈平靜，內在充滿能量；睡眠時間不需要太長。

＊一般運動：

　　使身體機械式的不停地動，無需用意識。使肌肉發達，但不均衡。體力易消耗，肌肉易疲勞，需要長時間睡眠以恢復體力。

■ 瑜伽的好處

　　因為瑜伽的特質，是在肢體移動中，尋求身心靈合一，比起其它單純的運動來說，功效極廣，常見的功能，是可達成美容塑身：練出線條優美的肌肉、按摩臟器、安定心神的三種功效。

　①規律的瑜伽練習有助消除心理緊張、消除煩惱、平靜心境。
　②能維持姿勢平穩。
　③能夠淨化血液、淨化肉體、調節人的體重，有效的消除脂肪，而對過瘦的人又能增加體重，能維持飲食平衡。
　④能刺激內分泌系統，維持內分泌平衡，對內分泌的一些疾病如糖尿病、甲狀腺亢奮等也有較好的療效。
　⑤瑜伽是一種非常古老的能量知識修煉方法，集哲學、科學和藝術於一身。通過運動身體和調控呼吸，可以完全控制心智和情感，以及保持永遠健康的身體。
　⑥瑜伽可以通過提升意識，幫助人類充分發揮潛能。
　⑦瑜伽姿勢運用古老而易於掌握的技巧，改善人們生理、心理、情感和精神方面的能力，達到身體、心靈與精神的和諧統一。
　⑧不但對肌肉和骨骼的鍛鍊有益，也能強化神經系統、內分泌腺體和主要器官的功能，通過激發人體潛在能量來促進身體健康。
　⑨瑜伽包含伸展、力量、耐力和強化心肺功能的練習，促進身體健康，有協調整個機體的功能，使身體健康運作的同時也

增加了身體的活力。

⑩可以培養心靈和諧與情感穩定，也引導與改善自身的生理、感情、心理和精神狀態，使身體協調平衡，保持健康。

■ 瑜伽注意事項

①瑜伽是一種養生的運動，除了追求心靈平和、肢體運動外，內在的生活、飲食習慣也要配合瑜伽的根本精神慢慢改變。

②瑜伽營養的主要原則是分量少，吃高品質的食物。多吃水果、蔬菜、完整的穀類及生食堅果；肉類必須少吃或完全不吃，也要盡可能吃新鮮的生食，不吃太燙或太冷的東西，避免或減少酒精攝取。

③在訓練時，全程都用鼻子呼吸。鼻毛可過濾髒空氣和有害細菌，也可安定神經，讓身體更健康。

④練瑜伽前後一小時不要進食，保持空腹態。

⑤體會體位法的過程和全身移動的感覺，比完成姿態更重要。

⑥保持完成姿勢時的呼吸數，以自己的體能為限。初學者保持3～5次的呼吸數即可，往後再慢慢增加次數。

⑦練瑜伽只要持之以恆，盡自己最大的能力發揮，便能達到效果。同時，要提醒心臟病人注意，高溫可能會帶來不適。

Chapter IV

疾病自癒療法

★ 神經系統

★ 眼睛、口與耳

★ 皮膚與頭髮

★ 呼吸系統

★ 心血管與內分泌

★ 消化系統

★ 婦科與泌尿系統

★ 骨骼與肌肉

★ 其他疾病

失眠

■ 何時該去求醫？

★明顯的失眠症狀持續一個月以上
　而沒有明顯病因。

★服用安眠藥之後仍無效，或連續
　服藥無效，可能出現藥物依賴。

★似乎永遠也睡不夠，或是在任何
　情況下均能入睡，有可能患有嗜
　眠症。

■ 症狀

★持續的入睡困難。

★睡眠常常中斷。

★早晨醒的特別早。

■ 什麼原因造成的？

★失眠是由於身體疾病、過度緊張
　的生活方式、過多的咖啡因攝
　入、慢性疼痛，或是不良的睡眠
　習慣，例如白天睡得過多或入睡
　的時間不固定所引起。

★失眠可能與酒精或麻醉品濫用，
　及某些藥物使用不當有關。

★精神因素引起的失眠，占病例個
　案一半以上的比例。

★某些身體疾病也會影響睡眠，特
　別是心臟、肺、腎、肝、胰以及
　消化系統的病變。

★還有由於生理節奏打亂所引起的
　失眠，包括坐飛機引起的時差問
　題及常值夜班所引起的失眠。

● 自然療法 ●

芳香療法

　　洋甘菊、薰衣草、橙花、及玫
瑰香氛，都有使人放鬆的作用。泡
澡時，將精油滴在浴缸內，或滴在
手帕上吸入，都有助於改善症狀。

飲食療法

1. 為了激勵大腦能正常分泌鎮靜性
　的神經物質，在上床前半小時可
　以吃一些澱粉類的食物，如馬鈴
　薯餅、一片麵包、或一個蘋果。

2. 溫牛奶，一種傳統認為可有助於

睡眠的飲食，實際其心理作用要大於生理作用。不過牛奶含有色胺酸，是一種有助於睡眠的胺基酸，也含有許多進入大腦的胺基酸，仍對入睡有所幫助。

刮痧療法

1 採用坐姿，以百會穴為中心，刮向前、後、左、右四個方向。

2 刮風府、啞門縱向穴區及與其平行的左右兩側縱向帶。

3 刮大椎、筋縮穴位縱向帶，與其平行的兩側縱向帶，如心俞、魄戶區。

4 腸胃不好者，可以加刮中脘穴位及陰陵泉、豐隆穴區。

5 陰虛火旺者，可以加刮申脈穴區，可以在足三里、三陰交、神門、內關穴區，也可以在神門穴放痧。

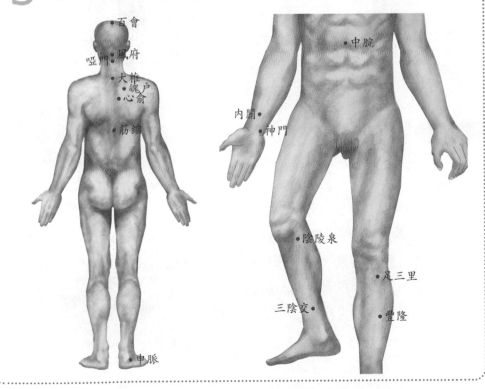

1 直立，雙臂向前平伸，手掌相貼，手指向前。

2 吸氣時，雙臂向兩側展開，然後呼氣，同時雙臂回到原處。呼吸必須與動作協調進行。重複10次。

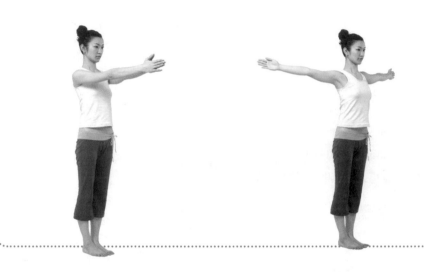

運動療法

適當的運動，每次20～30分鐘，每週3～4次，有助於睡眠，並令人精力充沛。根據身體狀況制定運動計畫，在清晨或下午進行運動，而不要在睡前運動。呼吸運動也有助於放鬆。以下的運動可以在任何時候，任何地點進行：

1. 完全用口深呼吸或透過鼻子深吸氣同時數到4。

2. 屏氣的同時，從1數到7。

3. 用嘴呼氣，同時從1數到8，然後重複以上過程3次。

3 雙手手指交叉抱於胸口，吸氣時，掌心朝外、雙臂平伸於胸前，手指仍然緊扣著；呼氣時，兩手退回原處。如此做3次，然後重複上述動作，但手臂比上次高些，呈45度向上，隨後再縮回來。最後重複上述動作，但手臂高舉於頭頂；整個練習連續做6遍。

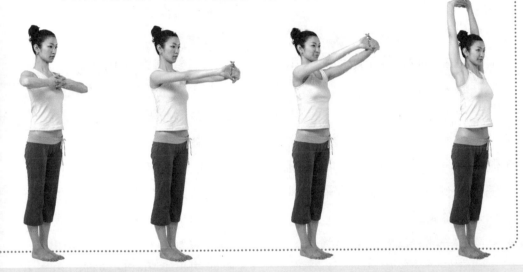

● 如何預防

★ 如果臥室過於吵鬧或明亮，盡其所能創造一個安靜、黑暗的環境，並且有合適的通風和濕度；過於乾燥的空氣，會使鼻道收縮從而導致不舒服；戴眼罩、塞耳塞能減少外界的干擾。

★ 如果在夜間上班，白天又不能入睡，就要盡力調換上班時間。如果必須晚上上班，可以在上班時，將燈光開大，白天回家睡覺時則戴上眼罩，就可以調節生理時鐘，使白天睡得更好，而夜晚更清醒。

★ 入睡前幾小時不要飲酒或者咖啡；咖啡因不僅存在於咖啡中，巧克力、茶及許多軟性飲料中都含有咖啡因。

★ 睡前進食一片烤麵包或一顆蘋果，或在關燈前閱讀10分鐘。

★ 在入睡前盡量放鬆，洗一個放有硫酸鎂鹽的熱水澡，可以使肌肉放鬆，幫助好眠。

抽搐或痙攣

■ 何時該去求醫？

★ 休息時，突然發生無法預測的震顫。

★ 痙攣或抽搐持續時間長或經常復發，可能患有神經系統疾病或其他疾病。

■ 症狀

★ 侷限於身體某一小部位、沒有損傷但卻有不自主的肌肉收縮，例如眼瞼抽動。

★ 身體的一部分或整個身體強烈、長時間持續抽搐或抖動。

★ 身體僵直。

★ 流口水。

★ 大、小便失禁。

★ 暫時性呼吸停止。

★ 意識喪失。

■ 什麼原因造成的？

★ 抽搐發生的病因很多，可能是神經系統的局部表現，或全身性疾病的神經系統表現，常見的病因可分為：

1. 中樞神經系統感染性疾病造成，例如：病毒性腦炎、細菌性腦膜炎、腦膿腫及腦寄生蟲病等。

2. 腦血管意外受傷，如：腦溢血、腦血栓、腦栓塞及蛛網膜下腔出血等。

3. 顱腦外傷、顱內腫瘤。

★ 由於血中含鈣濃度過低，神經、肌肉興奮性亢進，尤其是手足屈肌群興奮亢進，可能引起痙攣抽搐，嚴重時，會有急性喉痙攣。

★ 咖啡因中毒和酒精戒斷引起的不自主運動，包括震顫和抽動。

★ 神經疾病或運動障礙，也會引起痙攣和抽搐。

★ 高熱、癲癇、破傷風、狂犬病、缺鈣等，都會引起抽搐。

★ 局部性的如腓腸肌（俗稱小腿肚子）痙攣，常由於急劇運動、工作疲勞、脛部劇烈扭撐引起，往往在躺下或睡覺時出現。

● 自然療法 ●

按摩療法

1 焦慮引發的睡眠問題可以壓心經神門穴,以大拇指和食指之間用力擠壓1分鐘,然後在另一側重複擠壓。

2 壓心包經間使穴,可幫助鎮靜:用力按壓1分鐘,然後放鬆;重複3～5次後,再按壓另隻一手臂

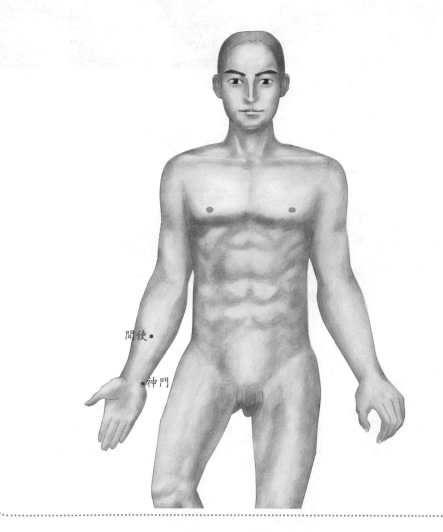

間使●

●神門

1. 病情嚴重者，建議每天攝取適量的鎂，含鎂的食物有：種子、堅果、小麥胚、豆類、蜂蜜、綠葉蔬菜、可可粉和巧克力等。鎂補充劑可能對胎兒有害，因此不適合孕婦服用。

2. 多吸收鈣質，尤其是孕婦和年輕人。人類每天需要的鈣質，全部從食物中攝取，例如，含鈣質比較多的乳類，每天喝幾杯牛奶，是最自然的鈣質吸收方法。

3. 豇豆200公克，洗淨、切段，用開水燙熟，立刻放入冰水中浸泡；撈起、瀝乾水後，切成段裝在盤中，放上50公克切絲的胡蘿蔔，以及用5公克芝麻醬、15毫公克醬油、15公克鹽及5毫公克香油拌好的醬汁，美味可口，又能補充身體所需的維生素、微量元素。

4. 準備50公克去皮核桃、200公克糯米及適量紅棗。紅棗用水泡好，剝去外皮及內核，與核桃仁一起搗碎，加750公克的水及250公克牛奶一起煮粥；

七分熟時，放入適量白糖，略煮沸即可起鍋，可補充蛋白質、鈣等營養素。

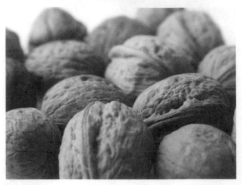

↑核桃。

中藥草療法

1. 將龍膽草以熱水泡成茶，或加水熬煮成茶，作為平日飲料，可解熱、清火、解毒、清濕熱，對手足抽搐痙攣有顯著的改善。

2. 豬脊骨300公克剁成塊，放入滾水中煮3分鐘，去血水後撈起洗淨。黃豆50公克、陳皮1/4兩、蜜棗3個、薑2片，一起放入砂鍋內，加1000公克清水燉湯；先以大火煲滾後，改用小火慢熬3小時即可上桌；食用時，只喝湯不必啃骨。

抽搐和痙攣患者的護理

★ 抽搐和痙攣發作時應有專人守護；將患者的衣扣打開，用布包好壓舌板或類似物品，放入患者口中，避免患者咬傷舌頭。

★ 保持呼吸道通暢，將患者頭偏向一側，如有嘔吐物及時清理，抽搐和痙攣時禁止進食。

★ 抽搐和痙攣發生時，要減少對患者的任何刺激，一切動作要輕，保持安靜，避免強光刺激。

★ 觀察抽搐和痙攣發作的持續時間、間隔時間、注意患者的神志及瞳孔變化，並及時與醫師聯繫。

★ 抽搐和痙攣發作結束後，應讓患者安靜休息，高暗室內光線、保持安靜；若抽搐伴隨有高熱、昏迷的現象時，最好送醫治療。

● 如何預防

★ 日常生活中注意身體各部分肌肉的休息，不要長期處於緊張或保持一個狀態。

★ 平時多吃富含維生素B_6的食物，並攝食豐富的營養，平衡膳食。

★ 飲食中可以多喝大骨湯、牛奶，並多吃海魚、蝦及豆腐等富含鈣質的食物。

★ 在劇烈運動前或游泳前，先做暖身運動，不可以貿然投入。

★ 為防夜間睡覺時腿部抽搐和痙攣，白天不可過度疲勞，晚上也要做好腿部保暖工作。

★ 小孩要攝取充足的鈣（多吃含鈣食物，必要時，吃葡萄糖酸鈣、鈣片等補充品），同時要多曬太陽，吃魚肝油等。

神經痛

■ 何時該去求醫？
★ 懷疑疼痛是因為脊椎疾病、椎間盤突出或神經受壓迫。
★ 大小便失禁或不能控制抬腳，顯示有神經損傷，立即就醫。
★ 疼痛劇烈難忍，這可能因為神經損傷。
★ 疼痛區紅腫，有皮膚損傷。

■ 症狀
★ 疼痛突然發作，呈放射性、尖銳的、燒灼感、針刺般疼痛或感覺過敏，常發生於身體某一部分；典型的反應，是發生在身體一側的疼痛，陣發性或持續性疼痛，持續幾秒或幾分鐘，可能在幾天或幾週內反覆發生。
★ 三叉神經痛，以第2支（上頜支）疼痛較多見，年齡以40～50歲為多。病人出現一側顏面部驟然發作性閃痛，為時數秒到十幾秒。自述似燒灼般疼痛，難以忍受。
★ 坐骨神經痛，疼痛發作時，沿臀部、股骨後側、小腿外側、足背等呈放射性疼痛，且伴隨不同程度的感覺障礙、下肢肌力減退、腳跟肌腱反射減低或消失。
★ 肋間神經痛，大多因為肋骨骨折、胸椎轉移性癌、帶狀帶狀疱疹等引起。因帶狀疱疹引起的，在疼痛區域內可以看到皮膚損害，有成堆的簇狀疹，皮疹間皮膚正常，但嚴重時有體液滲出或紅腫。

■ 什麼原因造成的？
★ 因神經病變引起，疼痛放射至該神經所支配的範圍；病變部位可能在神經根、神經叢或神經幹。有的神經痛會因為咳嗽、打噴嚏和用力時突然激發，或加重疼痛，甚至會因為持續某一姿勢或體位而加重疼痛。有時由於脊柱結構病變（如椎間盤突出）引起根性神經痛，使脊柱活動受限或活動時疼痛加劇。
★ 神經受刺激或發炎，或骨頭組織、結締組織壓迫神經引起。

● 自然療法 ●

飲食療法

1. 疼痛發作時，持續一週。每天3次服用維生素B_6，但劑量不能超過50毫克，每天1次服用複合維生素B_1，可能有療效。對於麻疹發生後的神經痛，每天可增加服用2次400單位維生素E。

2. 燕麥可改善神經狀況。切碎片的燕麥草，在溫水中泡2分鐘，過濾、取汁，就是一種補品，每天喝14公克。

3. 栗子15顆、豬腰1對（切薄片）、30公克白米，加水適量，煮成粥品。或將栗子30克風乾、磨粉，加入白米20公克、豬腎1對，煮成粥。每天吃1小碗栗子粥，可改善坐骨神經痛、脾腎虧虛證。

↑ 栗子。

中藥草療法

1. 先將川芎39公克、白芷69公克分別洗淨，用紗布包好，與適量生薑片、約250公克的草魚頭一起放入砂鍋內，加適量水燉湯。每天1次，喝魚湯吃魚肉，連吃3～5天。

2. 鮮荷葉、鮮銀花、鮮竹葉心、西瓜翠衣、絲瓜皮各6公克；鮮扁豆花1支；加水2杯，熬煮成一杯時起鍋，可以常喝。

3. 1杯熱水沖泡2茶匙貫葉連翹，並浸泡10分鐘，每天喝3次，可以治痛。

4. 白菊花10、薄荷10、甘草各10公克，分數次泡茶即可。

5. 生白芍及炙甘草50公克；元胡15及罌粟殼15公克；用水煎服，每天1劑分2次喝。

6. 先將10公克炮製後的川烏，與蜂蜜30公克放入陶鍋中，加冷水（第一次加多一點水，等水熬乾後，再加熱水熬煮）用大火煮沸後，改小火煎煮2小時以上；起鍋後，濾渣取藥汁約200毫升，備用。50公克白米煮粥，待粥將熟時，加入藥汁、15滴薑汁，再煮滾1～2即

可。1～2天服1劑,分成小碗、多次吃完。可改善風寒濕邪、以寒偏盛的坐骨神經痛,止痛效果很好。

按摩療法

1 治療坐骨神經痛的穴道,位於兩腿後側正中線上。但所謂正中線並非指整條線,要在按壓會有疼痛感之處才有效。疼痛處由上向下,一面緩緩吐氣一面強壓6秒鐘,如此重複15次。一條腿壓完後,換另一條腿。

2 按壓下關穴、頰車穴、合谷穴,對三叉神經痛有效。指壓時,用食指或大拇指指腹按住穴位,稍稍用力慢壓,或用綁好的5、6支牙籤來刺激穴道也很有效果。

3 肋間神經痛,可以按壓外關穴及臨泣穴;指壓時只要在這兩處穴位上,一面緩緩吐氣一面輕壓6秒鐘,左右各按10次就能去除疼痛。

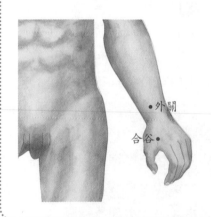

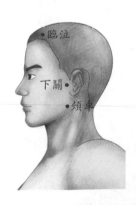

● 如何預防

★ 學會正確的坐姿、站姿和正確背東西的方法,是預防各種神經痛的最好方法。

★ 避免過勞和情緒憂鬱。

★ 避免猛烈咀嚼和大聲說話,可以預防三叉神經痛。

頭暈

■ 何時該去求醫？

★ 經常頭暈。

★ 頸部疼痛、僵硬，或發燒、耳痛、頭痛。

★ 服用處方藥物之後頭暈。

★ 視覺變化、臉部或四肢麻木、心悸、胸部疼痛、呼吸困難、神志不清。

★ 自行調理無效，頭暈依舊。

■ 症狀

★ 經常頭暈，並伴有視覺變化、臉部或四肢麻木、心悸、胸部疼痛、呼吸困難、神志不清等等症狀。

★ 時常感到頭以及周圍的東西在旋轉。

★ 頭暈伴隨上肢或下肢無力。

★ 躺著或者坐著的人突然起立，很多的時候會感覺頭暈；通常只持續幾秒。

★ 轉頭時出現頭暈，伴隨關節疼痛，少數人有噁心、嘔吐、痙攣、人格改變、視力喪失、語言障礙、疲乏或癱瘓、記憶力減退、協調或平衡障礙等。

★ 持續性劇烈頭暈且活動時加重，聽力喪失、耳鳴。

■ 什麼原因造成的？

★ 頭暈大多是向腦部供血的動脈血壓暫時降低，使腦部供血不足而缺氧所致。

★ 未吃東西，或糖尿病控制不當而使血糖降得太低，也會令人感到頭暈。

★ 喝水太少或大量流失體液後造成脫水，如腹瀉，也會發生頭暈。

★ 酒精中毒，或是濫服其他成癮藥物。

★ 腹瀉，也可能引起頭暈。

★ 暈眩可能是因內耳感染所引起。

★ 強烈的情緒反應，如生氣或受刺激，都會使器官的激素分泌紊亂，導致頭暈或者其他症狀。

★ 激素分泌改變、腦部感染、癲癇、情緒緊張、頸椎骨關節炎、中風、心律不整、動脈疾病、眼

睛疲勞也有可能引起頭暈。

● 自然療法 ●

飲食療法

1. 松子仁500公克搗碎、枸杞子500公克沖洗乾淨、菊花50公克。先以適量水煮枸杞子、菊花，20分鐘後過濾取汁，加入松子仁，大火煮沸，再改用小火煮沸，最後加入適量的蜂蜜即成。每天服用2次，每次取10公克以開水稀釋服用。凡內有濕痰及水便患者不宜食用。

2. 芝麻50公克清洗乾淨、炒香；柿餅500公克去蒂、兩面撒五香粉，放入

↑ 芝麻。

油鍋中炸至變色，趁熱與200公克蜂蜜、炒過的芝麻拌勻，待涼後就可以食用了。一般可以隨意食用，但是脾胃虛寒者不宜。

3. 將番茄在底部表皮畫十字，放入90℃熱水中燙一下即撈起，將皮剝掉，用刀切成碎塊，再放入鍋內用大火煮沸；花粉50公克、蜂蜜50公克、白糖50公克放入鍋內攪拌，並繼續加熱1分鐘，然後裝入已滅菌消毒過的容器中即成。每天2次，每次吃20公克，可直接食用，也可放在麵包等點心上食用。

4. 芝麻、米醋、蜂蜜各30公克，雞蛋清1個混合調勻，分成6份。每次服用1份，開水沖服，每日服用3次，直到痊癒。

5. 將食醋約10公克倒入茶杯中，加入等量的溫開水。可以當茶一般飲用。

生活療法

1. 若覺得頭暈，可做幾次深呼吸，坐下、將雙腳抬起、放鬆。這樣可以讓血液循環恢復正常，流到腦部。

2. 睡前用半臉盆熱水，加1～2茶匙醋，浸泡雙腳20分鐘，並生吃蔥白1～2根。

3. 急性頭暈發作時，病人需臥床休

按摩療法

1 在肚臍下方兩指寬的氣海穴，以拇指做圈狀按壓，可以促進血液循環。

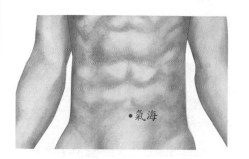

•氣海

2 在耳垂後面凹進去的翳風穴，用拇指做按壓、放鬆的動作，可以減輕暈眩。

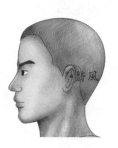

翳風

息或發作時就地坐下或平躺。飲食方面，伴有明顯噁心、嘔吐、大量出汗的病人，使患者側臥位或平臥、頭偏一側，暫時禁食，適當補充水分，並注意體內電解質的平衡情況。

4. 患者洗澡水溫不能過熱或過涼；老年患者防跌傷、燙傷等意外。

● 如何預防

★ 避免發生姿勢性低血，躺著或坐著的人在起立前，應深呼吸幾下，然後慢慢站起來，不要一下子站來。

★ 飲食要定時，多吃含有高纖維的食物，以維持穩定的血糖濃度。少吃白麵粉類和加糖的食物。

★ 每天至少做半小時有氧運動，以改善心肺功能，保持腦部供養充足。步行和游泳都是合適的運動。

★ 進行冷熱水交替的淋浴和坐浴，重複幾次，以增進血液循環，預防頭暈。注意熱水的溫度不要太高，否則會使腿部血管過分擴張，降低血壓，令人在浴後感到頭暈。

記憶力減退

★記憶力嚴重或迅速衰退。

★伴有憂鬱傾向。

★記憶力減退需要服用一種新藥，
　或剛增加處方藥物的劑量。

★頭部受傷或昏迷後突然失憶。

■ 症狀

★常常忘記計畫要做的事情。

★經常忘記別人的名字、電話號碼
　或重要的約會。

★在停車場常找不到車子、或剛放
　下的物品，轉眼就找不到。

★健忘並有稍微的抑鬱。

■ 什麼原因造成的？

★老年人記憶力減退可能是由於腦
　部供血不足、罹患老年性癡呆，
　又缺乏智力活動的緣故。

★貧血、憂鬱及慢性疲勞癥候群等
　疾病，會引起記憶減退。

★飲食營養不均衡或飲酒過量。

★過度攝取加工食品、垃圾食品及
　油炸食物，可能是導致記憶力減
　退與注意力不集中的部分原因。

★荷爾蒙分泌失調，例如停經後及
　某些內分泌腺體疾病，也會造成
　記憶力喪失。

★對某些食物過敏影響大腦功能。

● 自然療法 ●

芳香療法

　　將佛手柑和薄荷精油，適量滴入浴池水中沐浴，清爽、清香的味道，可使頭腦清晰，增強記憶力，或滴在手帕上吸入鼻孔。

飲食療法

　　1. 多吃全穀類食物、堅果、種籽、水果、蔬菜和豆類。這些食物含有大量的的 β-胡蘿蔔素、葉酸、鈣、銅、鐵、碘、鎂、錳、硒、鋅等微量元素，以及必需脂肪酸和維生素B、C、E。

　　3. 每星期吃3次油魚。油魚含補

腦的ω-3必需脂肪酸,其中含有ＤＨＡ和磷脂(細胞膜的重要成分)。避免飲酒。

4. 核桃肉5個、白糖50公克、黃酒50毫升;將核桃肉、白糖放在瓷碗中,研成細末、再放入鍋中,加黃酒以小火熬煮10分鐘,每天分2次食用。

中藥草療法

1. 何首烏200公克、桑葉30公克、黑芝麻250公克、胡桃仁250公克;何首烏、桑葉研磨成細粉,加入黑芝麻跟胡桃仁搗成泥狀,捏製成枸杞大小的丸子儲存,每天早晚各吃1次,每次吃10公克。

2. 龍眼100公克、百合250公克、白糖適量。將龍眼去殼、去核、取肉;百合剝去老皮,掰下鱗片瓣、撕掉筋皮,泡在涼水中20分鐘;煮一鍋水,等水滾,把百合撈進開水鍋內稍燙一會,立刻撈出、泡在冷水中降溫備用;取大碗,放入百合及龍眼肉,加白糖、適量清水拌勻,再上籠蒸20分鐘可食。每天1劑,分2次服。

3. 銀杏能改善大腦功能,預防早發性癡呆和其他類似疾病損害短期記憶。喝銀杏茶或服用其補充劑。

4. 蓮子30公克、炒酸棗仁15公克、紅棗5個、白米100公克,一起入鍋煮成粥,常吃有益。

● 如何預防

★ 每天做半小時運動、不吸菸,可以降低記憶力衰退的危險。

★ 咀嚼能提高記憶力。

★ 多與人互動,言語是不可或缺的情緒宣洩方式,可防止記憶力衰退。

★ 適當的休閒活動,如:跳舞、演奏樂器、讀書、玩牌、學外語等,都能增加神經突觸的數目,增強神經細胞間的信號傳導,鞏固記憶。

★ 用心去愛也會增強記憶力。科學家認為老年人不應跟愛情絕緣;兩情相悅的幸福感受,會使夫妻雙方在體內分泌一些荷爾蒙與乙醯膽鹼等物質,延緩大腦衰老,並使老年人的思維處於活躍狀態。

偏頭痛

■ 何時該去求醫？

★偏頭疼的模式與以前相比不同。

★第一次經歷讓全身虛弱的頭痛。

★偏頭疼已經不是偶爾發生的問題，開始嚴重影響到日常生活。

■ 症狀

★持續性疼痛，發生在頭的一側，會引起噁心。

★持續的頭痛，放射到整個頭部，就像一根帶子緊緊的箍在頭上。

★視覺異常，例如看到光點閃爍、盲點或鋸齒型腺狀體，可能出現在頭疼之前。

★混沌、持續、非搏動性頭痛。

★逐漸加重的跳動性頭痛。

★肌肉收縮或者緊張的時候，頭部劇烈疼痛。

★偏頭痛持續幾小時到幾天，並對光、氣味和聲音刺激異常敏感。

■ 什麼原因造成的？

偏頭痛的成因，是某些觸媒讓腦中的動脈先收縮，然後膨脹所引起。這些觸媒包括：

★天氣和氣候變化。

★睡眠不足。

★乾燥的空氣或乾燥溫暖的風。

★長期處於噪音環境中。

★光線太亮或某些有顏色的光。

★脫水狀態。

★某些食物，如餅乾、巧克力、紅酒、油炸食品和柑橘類水果。

★由於飢餓或者攝取了太多的精緻碳水化合物，導致血糖太低。

★海拔高度和季節變化。

★女性荷爾蒙分泌量的變化。

★強烈的情緒變化，例如生氣激動或憤怒。

★運動、性生活或非常冷的食物。

● 自然療法 ●

芳香療法

1. 在偏頭疼剛發生的時候，把薄荷

和薰衣草精油各1滴，加到2茶匙的甜杏仁油中，在後頸背和太陽穴處各擦一些。

2. 在水中加入幾滴薰衣草和馬鬱蘭精油，把毛巾浸在水中，然後擰乾、熱敷在頭上。

3. 用指尖沾1～2滴與基礎油，如葵花油混合的薰衣草精油，在顳部進行環形按摩，然後針對眼睛旁邊的凹陷處、耳後，以及頸部進行重複按摩。

4. 將薰衣草、迷迭香和薄荷製成混合液，然後輕輕吸入，或由蒸發器吸入。

飲食療法

1. 少吃鹽，攝取過多的鹽可能會引發偏頭痛。

2. 盡量吃不會引起頭痛的食物，例如糙米、煮過的蔬菜類，如花椰菜、波菜和甜菜；也可以吃非柑橘類的水果乾。

3. 取大約1/4茶匙的新鮮薑粉，加1杯水和勻喝下，對於減輕頭痛很有幫助。可以每隔幾小時喝1杯，大約1天喝到2公克左右。

中藥草療法

1. 每天喝250毫克菊花泡的茶，或2～3片新鮮菊花葉子泡的茶。

2. 服用小白菊、銀杏（白果）萃取素。小白菊能紓解疼痛，銀杏促進腦部血液循環。一項針對小白菊藥性的實驗顯示，24％的使用者，可減輕偏頭痛及嘔吐的症狀，而且沒有副作用。

3. 取綠茶1公克、穀精草10公克、蜂蜜25公克。將綠茶和穀精草放入鍋內，加水煮沸5分鐘，去渣取汁，加蜂蜜溫飲。具有祛風止痛的功效，適用於各種偏頭痛。

4. 取菊花、白芷各9公克，研成細末，以熱水沖泡，代茶飲。具有祛風平肝、解痙止痛之功，適用於偏頭痛。

生活療法

1. 在偏頭疼開始發作時，立即將冰塊或一袋冰凍蔬菜放在前額上，同時將腳浸泡在熱水中。

2. 在剛出現頭疼的跡象時，喝1杯冷開水，在黑暗安靜的屋子內冷敷頭部，然後靜靜的睡覺。

瑜伽療法

★五分鐘放鬆法

1 仰臥在地上（若要舒服一些，在頭下墊一個軟墊），把膝蓋曲舉起來，盡量減少脊椎下方與地面的空隙，然後慢慢放下雙腿，讓腳掌觸貼著地面、伸直。接著，雙腳分開20～30公分，手掌朝上，閉上眼睛冥思。

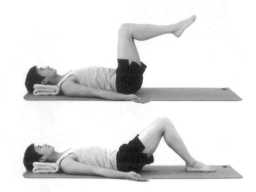

2 把注意力集中在身體和呼吸上。使用腹式呼吸，注意腹部上升和下降的動作；繼續慢慢呼氣和吸氣，集中注意力，感覺空氣如何吸進肺內，吸氣時腹部如何擴張。

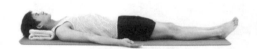

★頭部活動法（有頭部疼痛與痠痛的患者，不宜做這個動作）

1 用雙手與膝蓋支撐身體，手掌平貼地板上，置於肩膀正下方兩側。

2 彎曲手臂，將頭頂觸地板，吐氣時，把頭部緩緩往內縮，感覺頸背有拉緊時放下來，維持這個姿勢數秒。

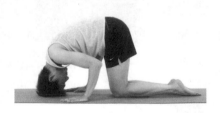

3 接著吐氣時，慢慢將頭部向外伸展，直到前額接觸地板為止。如此重複做20次。

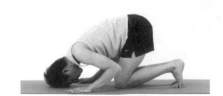

按摩療法

　　進行10分鐘頭皮自我按摩：

1. 將雙手中指放在前額髮際輕壓，並逐漸向上移動至頭頂部，再沿著髮際重複這一動作，每次兩側移動一釐米直到耳部。
2. 接著在頭部兩側進行幾分鐘的環形按摩。
3. 最後將兩個拇指置於顱底部髮際邊緣，按摩顱底兩側，直到感到頭部完全放鬆。

想像療法

1. 深呼吸，想像平靜事物；坐穩、吸氣、將頭部輕輕的向後仰，直到能看見天花板（動作不要太快，以免壓迫頸椎）；呼氣並向前低頭，直到下頜抵到胸部。重複2遍。
2. 閉眼，想像頭痛是充滿在一定體積容器中的水，疼痛的程度越重，容器的體積越大。然後想像將頭痛注入到一個體積略小一點的容器中，但不能讓液體溢出；將液體注入越來越小的容器中。漸漸就會感到頭痛已經消失了。

● 如何預防

★ 最簡單的預防方法，是透過經驗判斷和日記的幫忙，辨別出發病原因，就可採取步驟避免或減輕影響。

★ 保持健康的飲食習慣，吃營養均衡的食物。

★ 少量多餐，選擇慢慢消化的複合碳水化合物。

★ 對光線敏感者，外出時可以戴上鏡片品質良好的偏光太陽眼鏡。

★ 盡量提高家中負離子的濃度，打開門窗，栽種室內植物，使用空氣加濕器或者負離子產生器。

★ 調整生活方式，有效的緩解壓力。

★ 經常運動，可以促進身體天然止痛劑——內啡肽的釋放。

★ 保持充足的休息和良好的睡眠質量。

頭痛

■ 何時該去求醫？
★反覆出現原因不明的頭痛。
★突然發生從未有過的劇烈頭痛。
★嚴重頭痛，伴有嘔吐、頸部僵
　硬、發燒、皮疹、畏強光、神志
　不清、視力問題。

■ 症狀
★額、頂、顳、枕等四個腦葉區域
　的疼痛。
★嚴重頭痛，伴有嘔吐。
★感冒頭痛，伴有流眼淚鼻涕、打
　噴嚏等。
★頭痛、發燒、頸部僵硬、神志不
　清、視線模糊、畏強光等症狀。

■ 什麼原因造成的？
★腦炎、腦膜炎、腦膿腫、急性腦
　血管病、高血壓、腦血管畸形、
　腫瘤、顱內囊蟲病等引起頭痛。
★顱腦外傷，如腦震盪、腦挫裂
　傷、顱內血腫、硬膜下血腫等。
★緊張和壓力；肌肉、血管和神經
　缺乏營養；流感或病毒感染。
★鼻竇炎、飲酒過量、環境因素，
　如空氣中煙霧彌漫或光線不足。
★牙齒畸形、頜關節機能障礙症。
★荷爾蒙分泌改變，如女性的經前
　徵候群；眼睛疲勞、血管收縮或
　膨脹、骨質疏鬆或頸椎錯位。

● 自然療法 ●

（芳香療法）
1. 如頭痛是由鼻子被阻塞引起的，
　 可用尤加利或薄荷精油。
2. 用2滴薰衣草油輕輕按摩頸後顱
　 骨下方、太陽穴和耳朵後面，勿
　 將眼睛接觸精油。

3. 在紙巾上滴上馬鬱蘭、薰衣草和
　 薄荷油各2滴，深深嗅聞3分鐘。

（生活療法）
1. 交替在頸背上使用冷熱敷。用熱
　 毛巾敷2分鐘後，換上冷毛巾敷1

分鐘，重複15～20分鐘。

2. 感冒頭疼時，把乾淨毛巾放在臉盆內，以適量熱開水浸濕，稍擰去水，疊平壓在患者眼、鼻或頭頸部的風池穴，可減輕症狀。

3. 敷療法，適用於血管神經性頭痛。用等量的生草烏、生南星、生白附子研成細末，取藥末30公克，加上蔥白7根、生薑15公克，以紗布包好、蒸熱後貼敷頭痛處，每天換藥一次。

中藥草療法

1. 血虛頭痛者，將烏骨雞1隻，加黃30公克、當歸20公克及蔥、薑煮成雞湯喝。或以紅棗、桂圓10個、蓮子適量等，一起煮成粥。

2. 肝火上升導致頭痛時，取適量乾菊花、枸杞子10公克、山楂10公克、陳皮15公克、冰糖少許；或羅布麻葉10公克、山楂10公克、竹葉15公克；或新鮮西瓜皮3錢，草決明3錢。這3組藥材，都可以熬煮成茶飲用。

3. 豬腦1個、天麻10公克，加適量水，以小火煮燉1小時，直到湯變濃稠，撈去藥渣，每天分幾次喝湯、吃豬腦，可以治療神經性頭痛。

4. 可喝1杯西番蓮、迷迭香所煮的茶，或服用少許這些草藥酊劑。

● 如何預防

★ 生活要有規律，注意勞逸結合，不宜過度緊張或疲勞。養成運動習慣，如慢跑、散步、游泳、太極拳、氣功等。運動能增強血管的韌性和彈性，改善血管舒縮功能。

★ 慎防風寒侵襲，天氣寒冷或氣候驟變時，應注意防寒保暖，外出時戴好帽子或頭巾。婦女月經期尤應注意防範。

★ 保持豁達、寬鬆的良好精神狀態，避免發生精神刺激或緊張、抑鬱等。

★ 宜食清淡可口、易消化吸收的食物，多食新鮮蔬菜和水果，忌食辛辣發物及菸酒，保持大便通暢。

焦慮症

■ 何時該去求醫？
★ 焦慮已開始干擾正常工作生活
★ 輕度的焦慮狀態持續存在數週。
★ 焦慮伴有體重減輕或失眠，可能患有甲狀腺疾病
★ 焦慮的症狀突然加重，或者無法控制。

■ 症狀
★ 不能集中精神。
★ 肌肉緊張伴隨有肌肉疼痛。
★ 嘴乾舌燥、口渴。
★ 多汗。
★ 失眠。
★ 腹瀉。

★ 容易激動。
★ 有心悸現象。
★ 憋氣或過度換氣。
★ 性欲減退。
★ 有瀕死感。

■ 什麼原因造成的？
★ 遺傳因素。
★ 食物過敏可能導致焦慮。
★ 已知的緊張因素，如事故、家庭變故或生活壓力等。
★ 埋藏在記憶中、隱藏在自我意識之下的一些事可能引起焦慮，如兒童期的不愉快或恐懼場景。

● 自然療法 ●━━━━━━━━━━━━━━━━━●

芳香療法
1. 用薰衣草精油1～2滴放入浴缸中，及浸泡身體，放鬆身心，讓蒸汽慢慢沁入心脾。
2. 焦慮時，可以滴1滴藍菊精油，塗在太陽穴。

3. 茉莉精油12滴放入蒸氣吸入器中，然後慢慢吸入，5分鐘後，也會改善焦慮症狀。

飲食療法
1. 多吃富含維生素B、維生素E、

鈣和鎂等營養素的食物。

2. 多喝礦泉水、果汁。

3. 可以吃山藥、白扁豆、薏苡仁等食物煮的湯或熬成的粥。

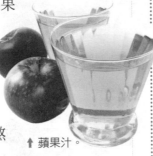
↑ 蘋果汁。

中藥草療法

1. 緩解一般的焦慮，可以服用白楊、櫻桃李、落葉松、紅栗、岩生薔薇等花草茶，每天4次。

2. 每天喝馬鞭草、野燕麥或人參沖泡的茶。每天喝3次，連續喝2～3週。

3. 靈芝爲味甘、平和的藥材，能益心氣、寧心神等功效，用靈芝6～10公克水煎服，或製成靈芝糖漿，每天喝，每次喝20毫升。

4. 棗仁30公克、小麥30～60公克、白米100公克、大棗6枚。將棗仁、小麥、大棗洗淨，加水煮約1小時，濾渣取汁，與白米一起煮成粥。每天吃2～3次。

按摩療法

1　按壓神門穴位，可對焦慮所致的睡眠障礙有益。緊壓穴位1分鐘重複3～5次然後重複另一隻手。

2　按壓間使穴位，有助於鎮靜和減少憂慮。緊壓1分鐘，重複3～5次，然後重複按另一隻手。

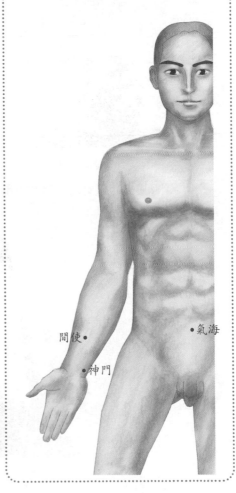
間使●　　　●氣海
●神門

1 跪坐在地上，一手按腹部。另一隻手放在大腿上。感受腹部隨著吸氣慢慢脹起，隨著吸氣慢慢收縮。

2 兩手放在肋骨下緣，吸氣時向上提升肋骨，呼氣時再把肋骨放下來。手往內推，吐氣。

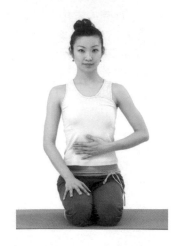

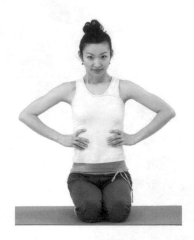

3 緊縮腹部，吸氣時肩膀和上胸部提起，呼氣時肩膀和上胸部放下來，並放鬆腹部肌肉。

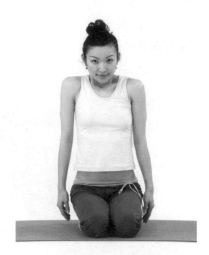

✚ 大家對此症狀的誤解

面臨重大或者困難的時候，例如考試、求職面試的時候，許多人會產生焦慮的症狀，很多人會以為自己患了嚴重的焦慮症。其實這種情況下產生的焦慮稱為急性焦慮，通常是短期性的。當內心焦慮嚴重影響到平常生活，並且是長期性的時候，就可能患了慢性焦慮症，需要特別注意。

● 如何預防

★ 戒酒，減少或停止糖和咖啡因的攝取。

★ 多吃一些富含碳水化合物的食物。

★ 調整消耗體能的計畫，採用最必要的運動方案，盡量避免不能放鬆的活動。

★ 採取少量多餐的飲食方式，以便維持血糖濃度的穩定。

★ 運動若是有效，可以嘗試每天快步走。

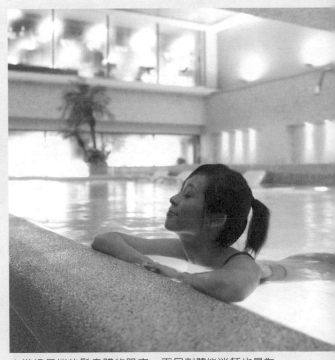

↑ 游泳最能放鬆身體的肌肉，而且對體能消耗也最為和緩。

憂鬱症

■ 何時該去求醫？

★ 無法工作，無心生活。

★ 以前感興趣的活動，現在感到索然無味。

★ 無法與親近的人相處。

★ 對性愛沒有興趣。

★ 睡眠很差，整夜失眠或者整天都想睡覺。

★ 飲食過度、酗酒或有吸毒現象。

★ 自己覺得沒有價值。

★ 有罪惡感，想自殺。

★ 如果感到自己無法從不幸中擺脫出來，就應該尋求幫助。

■ 症狀

★ 情緒低落。

★ 持久的悲傷、悲觀。

★ 罪惡感、無價值感，無助無望。

★ 對一般活動，包括性行為等，失去興趣或快感。

★ 注意力渙散，難以集中。

★ 對於個人的儀表絲毫不在意。

★ 無法做決定。

★ 健忘，無法專心。

★ 失眠或嗜睡。

★ 體重增加或減輕。

★ 常常感到疲勞、無力。

★ 覺得寒冷。

★ 焦慮、不安、易怒、暴躁。

★ 想自殺或死亡。

★ 食欲減退。

★ 語言緩慢，行動遲緩。

■ 什麼原因造成的？

★ 目前研究者認為重鬱症和輕鬱症，兩者均是由於大腦神經化學物質（尤其是血清胺）功能紊亂所致。

★ 身體中含有造成憂鬱、情緒波動的基因，或生物化學物質。

★ 童年的苦難經歷，如失去雙親，也可能導致成年後的憂鬱。

★ 食物過敏引起的，患者同時會有其他症狀。

★ 冬季白天陽光不足，造成季節性疾病，如有些患者只是在冬天天氣陰冷的時候有憂鬱現象。

★ 月經前的憂鬱，可能與荷爾蒙的

變化有關。

★緊張和壓力可能是產生憂鬱的原因之一。

★產後荷爾蒙分泌改變，或其他問題導致的憂鬱，例如缺乏配偶或親密朋友的支援，孤單、喪失工作地位和收入等。

● 自然療法 ●

芳香療法

1. 羅勒屬植物、鼠尾草植物、茉莉、玫瑰和洋甘菊等精油，放置在一碗熱水中（2～3滴）浴缸裡或（5～6滴）枕頭上（1～2滴），吸其蒸氣及氣味。

2. 每天泡一次加了薰衣草、春黃菊、佛手柑、玫瑰或鼠尾草精油的溫水浴。但懷孕未滿20週的孕婦，不能使用鼠尾草精油。

飲食療法

1. 維生素B複合物、葉酸（400微克／日）、活性甲硫胺酸（methionine，800公克／次、2次／日）對治療憂鬱症有效。

2. 某些食物含有較豐富的色胺酸（tryptophan），如火雞肉、雞肉、魚肉、乾扁豆、豌豆、藥用酵母、花生奶油、堅果及大豆，充分食用上述食品與碳水化合物（馬鈴薯、麵食、大米），便於攝取色胺酸，可減輕憂鬱症。

3. 富含鋅的魚類、麥片等食品，能夠改善心情。

4. 香蕉適合秋季憂鬱症患者，其中富含稱為「好心情激素」的生物鹼（alkaloid）。

5. 富含鉀、鎂及鐵等元素的食品，如南瓜籽、葵花籽等，可以容易地改善憂鬱症患者的心情。

中藥草療法

1. 金絲桃是能減輕情緒低落的草藥，只要按照藥品標籤的指示服用即可。

2. 把野燕麥、馬鞭草和人參混在一起泡茶喝，也有效果。

3. 北美西番蓮是美洲印地安人的民俗草藥，可以解除肌肉緊張和焦

1 按壓膻中穴、中脘等穴；
按壓1分鐘，一天數次。

2 按壓曲泉穴、三陰交位可有助於
改善憂鬱症；按壓1分鐘，2～3
次後，換另一條腿。

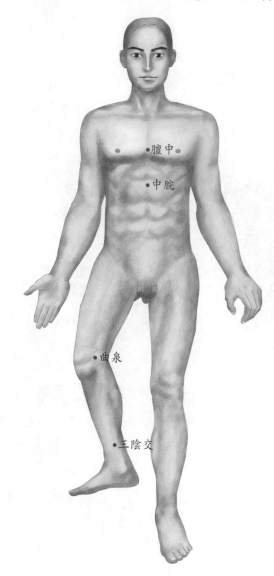

膻中

中脘

曲泉

三陰交

慮。一般都是將莖葉曬乾、切碎後泡茶喝，睡覺前飲用。

生活療法

1. 循序漸進地運動，開始時，每星期3次快走，每次30分鐘。養成習慣之後，可逐漸增加運動強度、嘗試不同的運動項目，但不要勉強自己做一些自己不感興趣的運動，不要運動過量，運動過後，應該精神飽滿，身心舒暢而不是感到精疲力竭、渾身疼痛。

2. 學習減少壓力的方法：
   * 讓自己和周圍的人知道你所能承受的壓力限度。
   * 如果自己覺得太困難的事情可以請別人幫忙。
   * 將一件難辦的事，分幾部分進行，列出步驟一一完成。
   * 騰出時間反省自己遇到的問題，想辦法減輕問題。

3. 接受明亮的光線照射可以舒緩冬季的憂鬱症狀。

● 如何預防

★ 感到緊張有壓力的時候，及時尋求或接受幫助和支持。

★ 吃營養豐富的健康飲食，讓腦子「快樂」一些。

★ 控制飲酒、咖啡因的攝取量。

★ 少量多餐，不要一天吃三大頓，不要養成偏食習慣。

★ 偶爾放鬆一下，吃巧克力霜淇淋、炸薯條、奶昔，可暫時振奮心情。但不要常吃甜食或油膩食物。

★ 保持良好而健康的生活習慣，可以減輕或預防憂鬱。

★ 善待自己，多享受一下生活，不要過分苛求自己。

★ 每晚保持足夠的睡眠（大部分的人至少需要7小時睡眠）。

★ 定期進行瑜伽、冥想、放鬆等練習。

★ 合理飲食、運動、適當休息、避免超負荷工作，抽出時間做自己喜歡的事情等，都將有利於防患於未然。

暈車

■ 何時該去求醫？

★ 在準備出門旅行時，被暈車病困擾，影響旅行計畫。

★ 患者有發燒、劇烈疼痛、昏厥或頭暈等症狀。

★ 暈車症狀持續超過24小時。

★ 嚴重腹痛或胸痛。

★ 自行護理無效的時候。

■ 症狀

★ 乘坐公共汽車、火車、輪船或飛機時，導致頭暈、蒼白、噁心等症狀。

★ 症狀較輕的人，感到稍微不適或頭痛。嚴重者則會眩暈、出汗、噁心和嘔吐，直到車行時間結束才和緩。

■ 什麼原因造成的？

★ 發生暈車，原因是大腦接受到來自感覺器官的抵觸資訊；坐車或坐船時，內耳中傳入的是身體在晃動的訊號，但是眼睛所傳入車內或船艙中的影像，是一種靜止的狀態，由於2種訊號不相配，導致無法協調肢體去調整、因應這種晃動的訊號，反而刺激一些神經構造，進而產生暈車或暈船的症狀。

★ 暈車是內耳中的平衡系統半規管被干擾所致。

★ 空氣不流通。

★ 出發前吃得太飽。

★ 長時間的注視近距離的東西，也會引發暈車症。

★ 難聞的氣味也是刺激暈車症的源頭之一。

● 自然療法 ●

(飲食療法)

1. 在乘車之前，喝開水稀釋的醋。

2. 在開車之前，先含一顆酸性的糖，如薄荷糖之類的糖果，一顆

刮痧療法

1 按壓小腸經天窗穴，可以改善耳源性平衡機制；用食指輕壓1分鐘，換另一邊，重複1～2次。

2 為了使神經穩定，減輕噁心，按壓心包經間使穴，用拇指按壓1分鐘，3～5次後，再換另一隻手臂，重複上述動作。

3 用手壓人中、內關、合谷、足三里等穴。

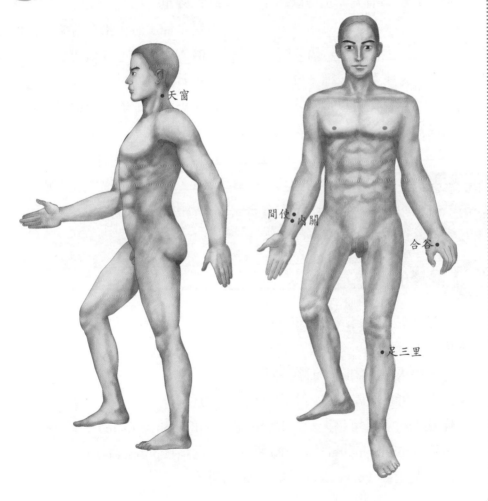

天窗

間使●內關

合谷●

●足三里

接一顆，直到不再有暈車的感覺為止。

3. 先吃1～2顆鹹鴨蛋再乘車，能防止暈車不適症產生。

4. 出門的時候，在口袋帶幾片人參，感到暈車難受時，在口中塞一片含服，比較容易適應環境，使暈車的反應消失，也可以避免嘔吐。

5. 在旅行前一天或在旅行需要時，吃生薑片。生薑是一種十分受歡迎的天然食材，可以當茶飲、當糖吃或被製成膠囊。

生活療法

1. 擠壓新鮮的柑橘皮，會產生大量的清新芳香精油，在乘車前和乘車時，隨時將這種精油擠出，讓鼻子吸入，如此暈車的感覺就會消失。

2. 旅行前一定要吃點東西，不要讓胃空著，但盡量避免不易消化、油膩及刺激的食物，如蛋、咖啡等。

3. 搭乘車、船時盡量坐在前座，若是車輛，避免坐在輪胎上方的位置。行程中不要看書或雜誌，盡量看遠方的風景。

4. 克服心理障礙，放鬆自己與人聊天或唱歌。

5. 利用痛覺妨礙暈車訊息送到大腦，例如咬手指或捏大腿，以痛覺轉移注意力。

➕ 暈車的急救方法

★ 平臥休息，閉目或凝視車（船）內固定物體，減少頭部晃動。

★ 保持空氣新鮮、流通。

★ 用手壓人中、內關、河谷、足三里等穴。

★ 塗清涼油於太陽穴或人中穴，口服10粒仁丹。

★ 症狀嚴重者，可每天3次口服暈海寧（dimenhydrinate）50毫克、乘暈寧（diphenhydramine）25毫克，異丙嗪（prometuazine）25毫克或是滅吐靈（metoclopramide）10毫克。

● 如何預防

★ 打開汽車的小窗戶，到輪船甲板的前端或打開飛機頭頂的通氣孔，以
獲得充足的新鮮空氣。

★ 閉上眼睛、盡量保持頭部不運動，並坐在感覺活動最小的地方，例
如，小汽車的前座乘客位，輪船中間或是輪船前艙的艙位，或機翼上
方的坐位上，不要在移動中閱讀。

★ 不要看書或者盯著近距離的東西，望向路前方或海面。

★ 進食低脂、澱粉類食物，不要進食有強烈刺激氣味和味覺的食物。

★ 不要喝酒、抽菸，因為會引起噁心。

★ 試著吃一點橄欖和檸檬，讓口腔乾燥，幫
助減輕噁心。

★ 蘇打餅乾可以幫助分泌唾液，在胃內發
揮中和胃酸的作用。

★ 在搭乘交通工具前，不要吃的太飽。

★ 平時常做各種抗暈訓練，如練習滾輪、
坐輪椅、走浪橋、盪鞦韆等。

★ 如果孩子有暈車病，不要在出發前或旅途
中，與孩子談論此事，否則更容易發作。

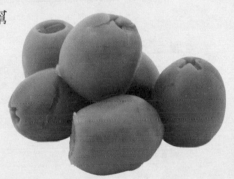

↑ 橄欖。

慢性疼痛

■ 何時該去求醫？

★ 疼痛持續幾週，經休息並使用止痛藥後不見好轉。

★ 持續疼痛不斷且對藥物治療無效。

★ 如疼痛性質改變，可能出現併發症或已發展為另一種疾病。

■ 症狀

任何超過6個月的持續疼痛，稱為慢性疼痛，伴有疲乏、麻木或其他感覺，還有睡眠困難、無力和憂鬱。

■ 什麼原因造成的？

★ 慢性疼痛作的綜合症狀，病因非常複雜，既可以是先天的，也可以是後天的，如感染、代謝、內分泌、免疫等各種原因；既可以是軀體疾病所致，也可以由精神疾病引起。疼痛部位常常不只限於一處，可以是多個部位。慢性疼痛最常見的部位是頭部，其次是腰腎部。其發生、發展、持續或加重與心理因素，如焦慮、抑鬱、情緒激動等密切相關。

★ 從病程上看，疼痛可分為急性痛和慢性痛，從人體的部位又可分為頭痛、頸肩痛、胸腹痛、腰腿痛等；從疼痛的來源上，可分為軟組織痛、關節痛、神經痛等。

★ 許多慢性疼痛病症與骨、關節周圍的肌肉韌帶、筋膜、滑膜及神經鞘膜等組織的無菌性炎症、過程密切相關。這些組織中的大量纖維結締組織成分，對溫度的變化非常敏感，每當氣溫驟降時，血液循環滯緩，代謝活動下降，肌肉關節僵硬，疼痛感覺加重。

★ 隨著年齡的增長，骨和關節引起慢性痛。神經損傷沒有完全治癒也會引起持續性疼痛。

★ 許多身體疾病，如風濕性關節炎、骨關節炎、多發性硬化、胃潰瘍、愛滋病、膽結石等疾病也可誘發持續性疼痛。

★ 碰撞、扭傷及其他類型的外傷而產生疼痛，也可能在不知不覺的

受涼、受潮濕、過度勞累和長期 不適當的工作體位後發生疼痛。

● 自然療法 ●

芳香療法

　　把薰衣草精油或尤加利精油與基礎油如甜杏仁油、杏桃油或荷荷芭油混合，塗在皮膚疼痛的位置上按摩，可以減輕發炎、鬆弛肌肉、減輕腫脹、加快癒合進度。

飲食療法

1. 多吃豆類製品，富含大豆蛋白的飲食，可減少疼痛。

2. 減少菸、酒的攝入。菸、酒使疼痛感暫時麻醉減弱，但造成的後果卻是疼痛加劇。

3. 首先，應當用調整日常飲水量的方法來治療這些疼痛。給病人常規止痛藥或其他緩解疼痛的藥物前，如抗組織胺藥或抗酸劑，應當先觀察幾天，讓病人每天24小時的飲水量不少於2000cc。

中藥草療法

1. 大黃、黃柏、薑黃、白芷各30公克；蒼朮、厚樸、陳皮、天南星各20公克；甘草12公克、天花粉50公克、大青葉45公克、蒲公英20公克、冰片2公克、白酒適量。將上述藥物（除冰片、白酒外）放入磨碎，裝入15×10公分的布袋內封口。布袋放入溫水內浸濕，然後放入鍋中蒸20分鐘。取出後將布袋放入塑膠袋內，並朝塑膠袋口的藥物表面，撒2～3克冰片及白酒少許；先用藥袋內散發出的氣體薰蒸，等溫度下降至不致燙傷皮膚時，直接將藥物布袋外敷。每天3次，每副藥物使用3天後，再更換新的藥物。

2. 麝香3公克、天麻10公克、紅花12公克、防風10公克、獨活10公克、乳香10公克、薄荷10公克、沒藥12公克、澤瀉12公克。把所有藥材加黃酒，調成膏狀物，外敷使用。

生活療法

1. 把熱水放在容器內，冷水放在另

1　按壓合谷穴，可以減輕臉部疼痛。用右手的拇指或食指去壓左手的穴位1分鐘，然後再壓右手。如果已經懷孕不可按壓這個穴位。

2　減輕引起頭痛、背痛的肌肉緊張，可按壓天柱穴，用中指末端按壓1分鐘左右。

3　按壓膀胱經穴位，可以減輕肩部脹痛，按2～3次，再重複按壓另一端。

4　為減輕胸、上腹部疼痛，按壓間使穴；用力壓1分鐘，3～5次，再按壓另一側。

5　按壓外關穴，有助於減輕上半身內的疼痛；按壓1分鐘，然後重複按壓另一側，每次壓2～3次。

6　按壓足三里穴，可以減輕腹痛；壓1分鐘，然後重複按壓另一側，每次壓2～3次。

7　按壓三陰交穴可以減輕腹部痙攣；按壓1分鐘，再壓另一側。如果已懷孕不要按壓此穴位。

8　按壓照海穴，用食指壓1～2分鐘，然後再按另一側。懷孕3個月後，忌用此穴。

9　按壓內庭穴，可以減輕踝與足的疼痛；用兩食指壓1分鐘，2～3次。

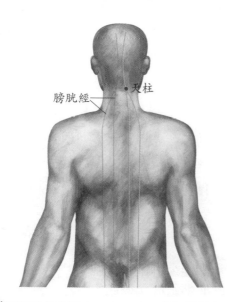

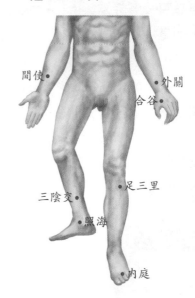

一個容器內；先在熱水中浸濕毛巾、擰乾，把它放在疼痛部位，3分鐘後，再用冷毛巾敷1分鐘，冷熱敷交替進行，重複20分鐘，每天3次。可減緩疼痛。

2. 改變不良的飲食習慣，改善睡眠狀況，保持充足的休息。

3. 疼痛時用鼻子深吸一口氣，然後用口慢慢呼出，這樣不停頓地慢吸慢呼，有節律地反覆進行，可有效緩解疼痛。

4. 鬆弛肌肉。肌肉鬆弛能減輕或阻斷疼痛反應，達到止痛的作用。鬆弛肌肉的方法很多，最有效的方法是仰面平躺床上、雙目微閉，默想從腳至頭身體的每一個部位慢慢放鬆，做深呼吸。另外，視病情，慢慢活動肢體也是放鬆的方法。

✚ 疼痛對人體的影響

　　疼痛對人體所有的器官和系統都有不利的影響：

★ 呼吸系統：呼吸急促，潮氣容積（VT）下降或過度換氣。

★ 循環系統：心跳增加、降低，心電圖ST-T變化，血壓變化，休克、心跳驟停。

★ 消化系統：噁心、嘔吐、食欲不振、消化功能障礙。

★ 神經內分泌系統：中樞神經系統興奮、抑制，自律神經系統功能紊亂，內分泌系統激烈反應。

★ 泌尿系統：腎血管收縮、抗利尿激素增加。

★ 情緒變化：精神緊張，抑鬱或恐懼。

● 如何預防

★ 當寒流襲來，氣象預報有強風、降溫等消息時，應立即添加衣物、調節室溫，不要過度疲勞，必要時適量服用溫性的滋補藥品。

★ 在辦公室工作時，要注意坐姿、打字習慣、使用電腦工作的時間，要做適當的運動，活動筋骨、肌肉。

青光眼

■ 何時該去求醫？

★當有急性青光眼症狀時。

★使用β受體阻斷劑的眼藥水後，出現嗜睡、疲勞或呼吸短促時，代表藥物可能正在加重原有的心肺疾病，必須立即就醫。

★如果因其他疾病用藥，特別是治療胃和腸道疾病的藥時，應請醫生指導，以免這些藥物加重青光眼的病情。

■ 症狀

★流淚、眼睛痛、視力模糊、陣發性頭痛、周邊視野喪失。

★嚴重的搏動性眼病、頭痛、視力模糊及注視光源時，光源周圍出現彩虹光環、眼睛充血、瞳孔擴大、有時出現噁心與嘔吐。

★因為眼睛受到損傷，引起頭痛、視力模糊及虹視。

★嬰兒出現流淚、角膜混濁、對光異常敏感、角膜擴大。

★球結膜充血、角膜水腫、前房極淺、瞳孔變大、晶體混濁、眼壓高、眼球堅硬如石。

■ 什麼原因造成的？

★眼睛的虹膜、晶狀體及角膜，一直浸泡在一種稱為「房水」的液體中，並由其提供營養。當眼內細胞不斷產生的新液體超過正常值時，多餘的房水會透過前房角複雜的網狀結構排出。如果房水產生、排除的速度不平衡，會引起慢性或開角型青光眼。

★青光眼按其病因，可分為原發性青光眼和續發性青光眼兩大類：

1. 原發性青光眼患者，是因為在眼睛結構不佳，例如眼球小、眼軸短、遠視、前房淺等。如果遇上情緒波動、在光線較暗的地方停留過久、長時間低頭閱讀等，就可能誘發青光眼。嚴重者可導致急性發作，如果不及時治療，可能會導致永久性失明。

2. 續發生青光眼患者，大多是因為眼睛受到外傷、炎症、出

血、腫瘤等影響,破壞了房角的結構,使房水排出受阻而導致眼壓升高。

● 自然療法 ●

飲食療法

1. 吃富含維生素C的食物,例如:青花菜、捲心菜、蘿蔔、草莓、葡萄和柑橘類;也可每天補充3000毫克的維生素C。

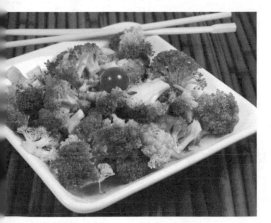
↑ 青花菜

2. 冬瓜500公克(連皮洗淨)、紅豆30公克,加水煮滾後,再轉小火,熬主至冬瓜熟透。,飲湯吃瓜。

按摩療法

患者快速摩擦雙手,感到雙掌因摩擦發熱時,迅速將手掌根部放在雙眼球上,使眼球受到手的熱敷。雙手摩擦會產生高靜電,眼球接觸雙掌會受到一股電流作用,產生治療效應。如果每天反覆數次,並持之以恆,可使眼壓下降,眼球變軟,症狀緩解。

中藥草療法

1. 輪流使用溫的茴香茶、洋甘菊茶清洗眼睛,每天3次。

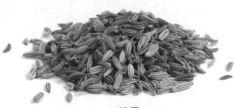
↑ 茴香

2. 生地15公克、草決明9公克、陳皮6公克,加水;煮沸後,即可起鍋;過渣後去渣留汁,再加入白米60公克煮粥,每天吃1次,連服7天。

3. 小麥50公克、紅棗10枚，加適量水熬煮；每天早晚各吃1次，食棗飲湯。

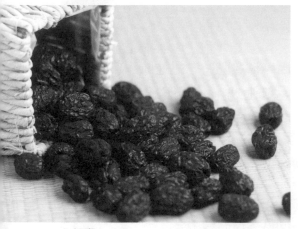

↑ 紅棗

4. 蓮子30公克、百合30公克，加適量水，以小火燉爛，再加白糖調味，每天睡前吃1次。

5. 鮮枸杞葉500公克，洗淨、切碎；羊腎1對，洗淨、去臊筋之後切碎；大鍋中放入白米250公克、枸杞葉與羊腎丁煮成粥，分數餐食用。

➕ 怎樣早期發現青光眼

　　很多青光眼患者，尤其是開放性青光眼患者，都沒有明顯症狀，很容易延誤病情而後悔終生；因此有以下情況者，應考慮到醫院做青光眼檢查，以便早期發現，早期治療。

★有青光眼家族史者，每一位家庭成員都應認真檢查一次，必要時要做長期的定期觀察。

★出現青光眼常見的症狀：眼脹痛、頭痛、虹視、視力下降。

★一隻眼診斷為青光眼，另一隻眼應高度警惕，盡早檢查。

★患有與青光眼有關的全身病，如：糖尿病、高血壓、低血壓等；患有能引起續發青光眼的全身病，如妨礙眼部靜脈回流的海綿竇栓塞和甲狀腺功能異常等。

★患有與青光眼有關的其他眼病，如：高度近視、高度遠視、視網膜中央靜脈阻塞、眼外傷、白內障、炎症、眼部腫瘤等。

生活療法

1. 將熱毛巾敷在眼睛上3分鐘,然後再用冷毛巾敷3分鐘。每天輪流使用以上方法3次。

2. 養成規律的生活習慣,按時起床,不要過於勞累。

3. 積極治療,保持心情舒暢。

4. 要嚴禁暴飲暴食,短時間內攝入大量的液體,會使青光眼病人眼壓突然升高。

5. 應做到「三」忌,忌酒、忌菸、忌飲濃茶。

● 如何預防

★ 定期做眼睛檢查,提早發現,及時治療。

★ 保持良好的生活習慣與心情,穩定情緒、不著急、不發脾氣。

★ 適度運動,使血液循環維持在良好的狀態。

★ 避免在暗室內長期工作,除非醫師的允許,不宜看電影,特別是容易感動流淚的劇情片。

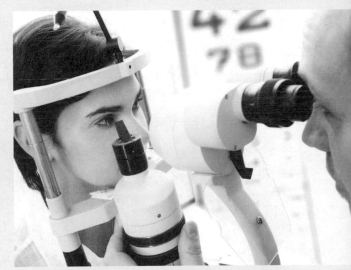

↑ 若發現眼睛有異常現象,要及早檢查,以做最妥善的治療。

★ 茶、咖啡、酒或吸菸都不可過量。

★ 避免過大的情緒起伏,如興奮、憤怒、恐懼、煩躁、悲傷等。維持良好的睡眠品質。

★ 每日大便通暢。

白內障

■ 何時該去求醫？

★ 出現不明原因的視力減退，或者近視度數不斷加深。

★ 有畏光，視線模糊等現象，並反覆出現。

■ 症狀

★ 視力減退，看東西模糊。

★ 若白內障長在晶狀體的周邊，視力不受影響；若混濁部位在晶狀體的中央，輕者視力減退，重者視力可能只看見手動或光感。

★ 近視度數日益加深，需要頻繁更換眼鏡。

★ 單眼複視或多視症、眼前固定性黑影或視物發暗、畏光等症狀。

★ 一般情況下，白內障眼沒有紅痛症狀。

★ 老年性白內障，從初始到完全成熟，時間長短不一，一般2～5年，少則數月，長者可達十數年，也可到了某一個階段，變化就停止，數年不變。

■ 什麼原因造成的？

★ 除外傷性白內障、放射性白內障、先天性白內障、糖尿病性白內障等，有比較明顯的病因外，白內障形成過程可能有多方面的因素，情況相當複雜。

★ 高原地區及陽光輻射較多的地區，白內障的發病率相對提高。長期暴露在陽光下受到紫外線的照射，因為紫外線會影響晶狀體的氧化及還原過程，使晶狀體蛋白質發生變性、混濁，進而形成白內障。

★ 常見的老年性白內障發病機制，可能與年齡老化、紫外線長期過度照射、遺傳因素、營養不良等有關。

★ 臨床上常見的糖尿病、半乳糖血症、甲狀腺功能減退等也都可引起白內障。

● 自然療法 ●

飲食療法

1. 攝入足夠的維生素。如果維生素C攝入不足，易於引起晶狀體變形。平時應多吃些富含維生素C的番茄、菠菜、洋蔥、大白菜、四季豆等新鮮蔬菜和草莓、橘子、柚、橙等水果。

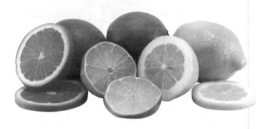

↑ 攝取維生素C含量高的水果，有助預防白內障的發生。

2. 血液中維生素E含量低也會誘發白內障，平時應多吃包心菜、花菜、葵花子油、花生油、穀類、豆科、深綠色植物、肝、蛋和乳製品等，即可從中獲得較多的維生素E。

3. 補充微量元素。缺硒能誘發晶狀體混濁而致白內障，富含硒的食物有動物肝、腎、心、魚蝦、乳類、蛋黃、瘦肉、香菇、木耳、芝麻等。

4. 體內血清中含鋅越低，白內障的發病率越高。動物性食物中，牡蠣、魚、瘦肉、動物肝、腎、蛋類及乳製品中含鋅量高。

5. 多喝茶。茶葉中所含有的大量的鞣酸，可以阻斷體內產生自由基的氧化反應的發生，養成每日多喝茶的習慣，可以預防老年性白內障的發生，還可阻礙白內障程度的加深。

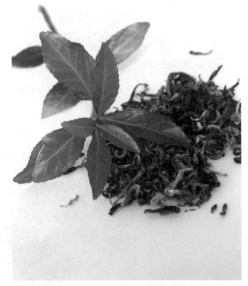

↑ 茶葉中的鞣酸對抑制白內障的發生，有一定的助益。

137

6. 每天至少飲1.5公升的水。牛奶每天約喝250～500cc為宜，因其中含乳糖，會抑制白內障生成。

7. 將新鮮番茄開水燙洗，去皮後每天早晚空腹時吃1顆；將鮮雞蛋與番茄煮湯，調味食用。番茄富含谷胱甘肽及維生素C等營養成分，對防治老年性白內障有很好的作用。

8. 將黑芝麻炒熟磨成粉，每次取一湯匙沖到豆漿或牛奶中食用，如果覺得口感不佳，也可同時放入1湯匙蜂蜜。

中藥草療法

1. 取枸杞子20公克、龍眼肉20枚放入鍋中，加入適量清水煮滾後，轉小火燒煮3分鐘，即可服食。

2. 將決明子洗淨、除去雜質，曬乾後以微火乾炒備用；每次使用30公克，以清水煮成茶飲，濾去渣後，連續飲用。

3. 五味子60公克、低酒精

白酒500公克。將五味子浸泡在酒內封存，10天後即可開封，每晚睡前飲一小盅。

生活療法

1. 飲食起居要規律，運動與休閑都要適度。

2. 適當控制讀寫和看電視時間。閱讀、寫字和看電視時間應控制在1小時之內，每隔1小時應閉眼休息，或做眼部的保健操，也可以到戶外活動幾分鐘。

3. 睡眠要充足，有失眠症或神經衰弱者，應服用鎮靜安眠藥或中藥調理。

4. 心胸要開闊，遇到不順心的事或煩惱的家庭瑣事，要注意控制情緒，正確對待，保持愉快，樂觀的心情。

5. 有屈光改變者，應到醫院檢查，配戴合適的眼鏡。

← 決明子

● 如何預防

★ 經常在戶外勞動，從事
野外工作和在日光下曝
曬時間長的人，要採取
防曬措施，以減少陽光
對眼睛的輻射和紫外線
對晶狀體的光化學損
傷。例如可以戴上濾光
品質良好的墨鏡，可阻
擋住90％的紫外線進入
眼睛，達到良好的預防
效果。

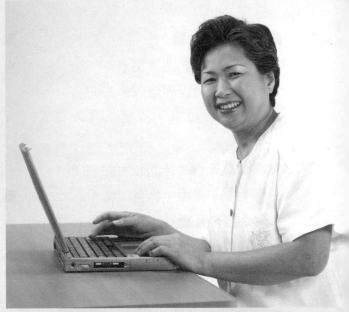

↑ 老年人要盡量讓眼睛多休息，閱讀、看電視、看電腦
的時間都不宜太長。

★ 60歲以後視力下降的老
年人，如戴上黃褐色太
陽鏡，就可防止視力進
一步減退和預防白內障的發生。

★ 中老年人在膳食中要多吃含維生素豐富的食物，尤其是維生素C、
E。維生素C能減弱光線和氧對晶狀體的損害，具有防止老年性白內
障形成的作用；在人類的眼睛中，維生素C含量較高，但隨著年齡增
長、晶狀體營養不良，維生素C含量明顯下降。

★ 減少閱讀、寫作時間，不要使眼睛過累。老年人每次看書寫字時間不
能太長，要讓眼部定期適當休息。

★ 預防脫水。遇到各種原因引起的腹瀉、嘔吐，或在高溫條件下大量出
汗，都應及時補充液體，一般情況下，只需喝白開水、茶水即可。

★ 患有慢性疾病，尤其是高血壓、糖尿病、肺心症等的患者，要積極進
行治療。

口臭

■ 何時該去求醫？

★ 出現牙齦出血或潰瘍。

★ 口臭經自行護理無效。

★ 新近發生口臭，持續一週未消失。

★ 在清洗牙齒、牙齦和舌頭之後沒有明顯的原因，仍有口臭。

★ 對治療無反應或者反覆出現口腔異味現象，就應該去查看是否因罹患嚴重疾病所引起。

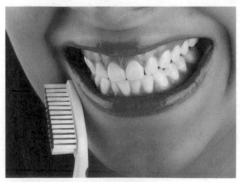
↑ 養成早晚刷牙，三餐飯後漱口的好習慣；另刷牙時也要兼著按摩牙齦。

■ 症狀

★ 從嘴裡呼出一股不新鮮、難聞的氣味。

★ 一種惡臭、腐敗的氣味從胃或其他內部器官，透過嘴呼出。

■ 什麼原因造成的？

★ 牙齒上飯粒、唾液和細菌的黏附造成牙菌斑，是發生口臭的主要原因。

★ 咖啡、含酒精飲料、菸草、濃烈的香料或有強烈味道的食物殘渣，亦可導致口腔異味。

★ 牙齒腐爛、牙齦問題和鼻涕倒流、消化不良也可引起口臭。

★ 罹患肺和腸道疾病、癌症、泌尿系統感染、結核病、糖尿病、鼻竇炎等，也可能引起口臭現象。

● 自然療法 ●

(飲食療法)

1. 吃蘋果、橘子和芹菜等蔬果，可以幫助清潔牙齒，分解口腔細菌和刺激唾液流動。

2. 吃過韭菜、大蔥、大蒜後，可用以下方法解臭：

①含幾口白糖水。

②吃2～3顆大棗。

③吃1～2個柿餅。

④吃幾粒花生。

⑤嚼一點曬乾的菊花或茶葉。

⑥喝濃茶漱口。

⑦喝適量經稀釋的醋，可以消除口臭。

⑧把蘿蔔洗淨，打成汁含在口漱漱，一日數次。

中藥草療法

1. 咀嚼荷蘭芹，可消除大蒜氣味。

2. 每天以紫錐花茶（Echinacea purpurea，又稱松果菊）漱口，可以消除牙齦發炎引起的口臭。

3. 白豆蔻、高良薑（Alpinia offici-

↑ 荷蘭芹。

narum Hance）各10公克煎水，每日服用兩次，連續服用5服可以除去口臭。

4. 如果口臭是由於肝臟或者腸胃不好的原因，可以喝菊花茶消臭：取20公克菊花，以4杯水煮成菊花茶，每日飲用三次，每次一杯。

5. 飲用薄荷綠茶：先在鍋中加水1000公克，煮沸後放入綠茶1公克、薄荷15公克、甘草3公克，繼續加熱5分鐘，關火，倒出茶汁、加入25公克蜂蜜調勻即成。溫服，少量多飲；鍋中的材料，可以再加水1000公克、蜂蜜25公克，如上述方法，第二次煎煮成薄荷綠茶飲用。

6. 取桂花少許，一日數次含口中，或者取桂花籽3公克，加水煎煮成湯汁，每日飯後漱口。

● 如何預防

★ 多吃綠色蔬菜可以消除口臭，因為綠色的葉菜中含有葉綠素，是一種天然氣體清新劑。

★ 少吃精製過的碳水化合物、咖啡、酒及乳製品，避免加重口臭。

★ 改善消化能力，烹飪肉、魚、蛋時加點醋，或吃飯時喝點稀釋的醋。

★ 每天細心刷牙兩次，然後用牙線清洗牙齒。

★ 咀嚼茴香、小豆蔻、葛縷子，可預防口臭。

口腔潰瘍

■ 何時該去求醫？

★ 口腔潰瘍持續超過兩週不癒，或潰瘍面積在一週內不斷擴大。

★ 經常發生口腔潰瘍。

★ 患者同時咳嗽、腹瀉或身體其他部位經常重複受感染。

★ 正在服用一種新的藥物。

★ 若懷疑口腔潰瘍是由牙齒或假牙造成的。

■ 症狀

★ 口腔內單一或成群的，小的十分疼痛的彈坑樣的潰瘍，呈灰白色或蒼白色，邊緣發紅。分布於兩頰及唇的內側、舌頭、齒齦的底部及軟顎上。潰瘍通常持續5～10天。

★ 口腔內有潰瘍狀物，並伴有咳嗽、腹瀉等症狀。

★ 口腔內的刺痛燒灼感，這種感覺經常在潰瘍產生前的6～24小時出現。

■ 什麼原因造成的？

★ 營養不均衡、患有感染或者精神壓力大者，特別容易發生口腔潰瘍的症狀。

★ 精神處於緊張狀況、或壓抑以及身體衰弱引起潰瘍。

★ 缺乏鐵、葉酸、維生素B_{12}等營養素所導致。

★ 消化系統紊亂。

★ 食物過敏。

★ 口腔損傷，如舌頭或者臉頰部咬傷。

★ 假牙裝的不好，也容易引起口腔潰瘍。

★ 免疫力不全，如食物過敏等。

★ 口腔潰瘍也可能是患某些病的信號，如肺結核病、貧血、白血病、乳糜瀉（又稱麥膠性腸病，是指人體對小麥、大麥及燕麥等麥類所含的麥膠蛋白出現不耐性，小腸表層受損，干擾了對營養素的吸收）等疾病。

● 自然療法 ●

芳香療法

1. 天竺葵、薰衣草、檸檬、沒藥和茶樹精油，對病毒或細菌感染引起的口腔潰瘍療效良好。但妊娠未滿20週的孕婦，不可使用沒藥油。

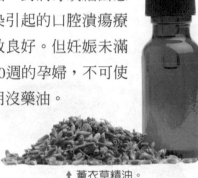
↑薰衣草精油。

2. 5滴茶樹油、3滴檸檬油、2滴沒藥油及2茶匙半葡萄籽油混合，每隔2小時用手指將混合油塗於潰瘍處。

3. 把茶樹、天竺葵、和薰衣草油加入一杯溫水中，每天用來漱口3～4次。

飲食療法

1. 避免食用咖啡、香料及柑橘類水果及其他能刺激口腔的食物。補充維生素C、複合維生素B及葉酸、鐵、鋅。

2. 苦瓜2～3個，洗乾淨、切開去籽，切成細絲，放入清水中浸泡數分鐘，用炒鍋將油燒熱，先放入小辣椒，接著放入苦瓜，略炒後加入少許白糖、食鹽及米醋調味，待苦瓜絲稍微變色就可起鍋。這道菜可以清熱降火。

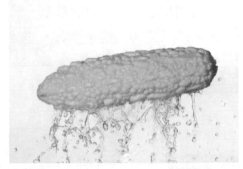
↑苦瓜。

3. 將20多個洗乾淨的大荸薺削皮，然後放到乾淨的搪瓷鍋裡搗碎，加冰糖和水煮沸，晚上睡覺前飲用，冷熱均可。

4. 將50公克的綠豆煮爛，用滾開的綠豆湯沖服一個雞蛋，每日12次，幾天後就有顯著療效。

5. 挑選大而肉厚、色澤深綠的青

椒，清洗乾淨後切成塊狀，蘸醬或者涼拌，每餐吃2～3顆，連續吃三天以上。

↑ 青椒。

中藥草療法

1. 每天用枸杞子沏水當茶水飲用，枸杞子可以吃掉。
2. 將石榴皮燒成炭，搗成粉末，然後用蜂蜜調勻，塗抹患處，連續幾天就可痊癒。
3. 每天用鼠尾草煮成茶飲漱口，具有抗菌、促進痊癒和收斂效果。

生活療法

1. 用可減輕疼痛的漱口液漱口。
2. 口中含高度數的白酒，一天早、中、晚共含3次，一次含20分鐘，含後將酒吐出。含白酒的時候，潰瘍受到酒精刺激會很痛，但忍耐幾天就好了。
3. 可以在濃茶水中加入少許食鹽，用來漱口，數日就會好轉。
4. 將海帶或茄子皮烤焦後搗碎，摻入蜂蜜拌勻後，塗抹到患處，效果很好。
5. 取茄子頂部和柄連著的那片五角厚皮，晾乾後磨成粉，再塗抹在口腔患處，可促進潰瘍癒合。
6. 用刀子將蔥白削下一層薄皮，將有汁液的一面黏於患處，一日2

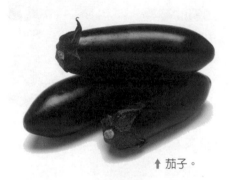

↑ 茄子。

～3次，3、4天後即可癒合。
7. 用潮濕的茶葉包覆蓋潰瘍，茶包中釋放的鞣酸會使潰瘍乾燥，比較容易癒合。
8. 將炸花椒的香油放涼後，塗抹在患處，一日三次。

● 如何預防

★ 吃營養均衡的飲食。尤其應多吃大蒜、洋蔥、富含維生素C和類黃酮的食物（水果和蔬菜），以及含鋅食物（堅果、種子、根菜、甲穀類），少吃精製碳水化合物製成的食物，能夠提高身體抗感染能力。

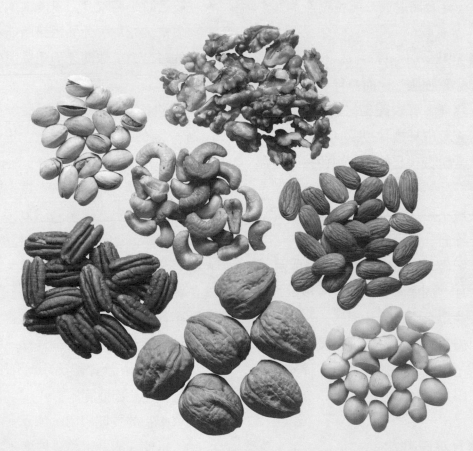

↑ 各種堅果。

★ 用無感染性的蘇打粉刷牙。

★ 每天食用4茶匙酸乳酪，其中包括能維持腸胃系統健康的細菌。

★ 避免辛辣、多鹽及過酸的食物。

★ 食用維生素C、複合維生素B、葉酸及礦物，如鐵、鋅。

牙周病

■ 何時該去求醫？

　　有牙齦腫脹、疼痛、口臭等症狀，應及時就醫、避免感染。

■ 症狀
★ 牙齦腫脹、充血並且易出血。
★ 疼痛、牙齒鬆動、口臭、X光檢查發現牙槽骨被吸收。
★ 牙齦發炎且伴有灰白色黏液覆蓋在牙齦上，有時會輕微發燒、全身不適、口臭、唾液過多及吞咽疼痛。
★ 突然地、無法解釋的磨牙及切牙，周圍骨質被吸收，預示著可能患有青少年牙周病。
★ 嚴重的疼痛伴有牙齦發炎狀、鼻子出血、發燒、體重下降及全身不適。

■ 什麼原因造成的？
★ 牙齦及其他牙周組織的感染性疾病，誘發牙周病。
★ 牙齒周圍的牙周袋也可導致牙周病變。

★ 牙菌斑是牙周病的誘發原因，也是引起牙周病的主要致病因素。
★ 在咬合時，若咬合力量過大或方向異常，超越了牙周組織所能承受的咬合力，致使牙周組織發生損傷。
★ 其他包括食物嵌塞、不良修補物、慣於以口呼吸等因素，也會促使牙周組織發炎。
★ 內分泌失調，如性激素、腎上腺皮質激素、甲狀腺素等的分泌量異常。
★ 飲食和營養方面因維生素C、維生素D和鈣、磷的缺乏或不平衡、營養不良等。
★ 血液病與牙周組織的關係極為密切，白血病患者常出現牙齦腫脹、潰瘍、出血等。
★ 某些藥物的長期服用，如苯妥英鈉，可使牙齦發生纖維性增生。

● 自然療法 ●

飲食療法

1. 瘦豬肉60公克、山梔根20公克；鹽、胡椒粉適量。將山梔、瘦豬肉洗淨切成片，置於鍋內，加清水適量，煮1小時後，放入調味品；每天吃1次，連服4天。

2. 雞蛋2顆、沙參30公克、冰糖適量。雞蛋煮熟後剝去殼，同沙參加清水煮1小時左右，加糖調味，飲湯食蛋。

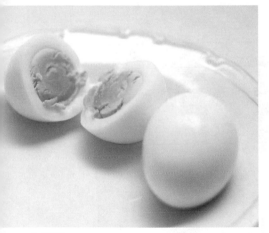

↑ 雞蛋。

3. 綠豆50公克、鮮臭草30公克、紅糖適量。將綠豆、鮮臭草洗乾淨，置入鍋內，加清水5碗，煮至剩2碗水時即成，加入適量紅糖，吃豆飲湯。

中藥草療法

1. 骨碎補60公克、食鹽15公克、桑椹子15公克，放砂鍋內熬成膏去藥渣後服用。

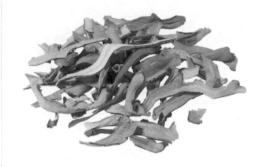

↑ 骨碎補。

2. 用白毛莨根、松果菊按摩牙齦，可控制感染。

3. 用月桂果泡水漱口，可以刺激局部血液循環，對牙齦出血特別有效果。

4. 鼠尾草與洋甘菊一起泡水，用來漱口。

5. 紫椎花根泡茶可以抗感染。將12勺根的粉末加入1杯沸水，用小火熬10分鐘後飲用，每天3次，每次服用14毫升。

6. 生地10公克、樟腦3公克，將生地搗爛，加樟腦少許（分量可少

1 找出左、右的肩井穴（位於肩上陷中，可用患處對側手的食、中、無名三指按在肩部，食指貼頸，中指指腹按壓處即是），對準穴位，用力按壓，以能耐受爲度，按壓30秒，再壓再放鬆，直至牙痛緩解爲止。一般按壓治療，疼痛可明顯減輕，經過1～3分鐘，疼痛即可消失。

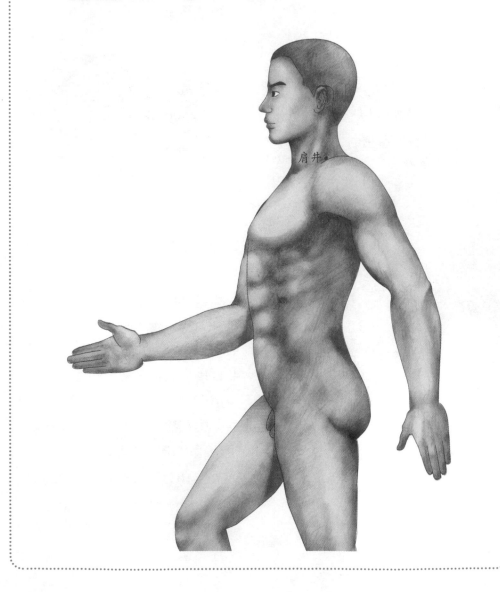

肩井

不可多），搗均勻後，即可以貼
敷在患處。

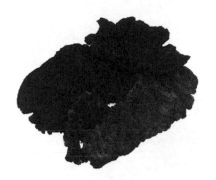

↑ 生地。

生活療法

1. 小蘇打與雙氧水的混合物，可用
   於漱口或刷牙。
2. 橄欖油、維生素E油，可加速癒
   合並防止感染。
3. 生絲瓜1條，食鹽少許。將絲瓜
   擦鹽少許，火燒存性（把植物藥
   製成炭劑，要燒到外部枯黑，裡
   面焦黃為度，使藥物一部分炭
   化，另一部分仍能嚐出原有的氣
   味），然後研成粉末，用上述藥
   末勤擦臉頰腫脹處。

● 如何預防

★ 在家庭中應養成良好的口腔
　衛生習慣。

★ 每天使用牙線清除牙縫間的
　食物殘渣，並清除牙菌，然
　後以牙刷清潔，刷久一點；
　經常用漱口水漱口，並按摩
　牙齦。

★ 早晚兩次正確刷牙。

★ 定期請口腔科醫生進行全口
　潔牙（洗牙，至少每年一次）。

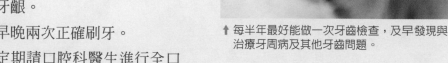

↑ 每半年最好能做一次牙齒檢查，及早發現與
治療牙周病及其他牙齒問題。

★ 一旦出現牙周病早期症狀，要及早就診，接受牙周病的完整療程。

牙痛

■ 何時該去求醫？

★ 牙齒出現蛀牙、膿腫、疼痛、牙齒內部或牙齦發炎等牙科症狀，應去看醫生。

★ 牙齒連續的抽痛或對熱、冷特別敏感。

★ 牙齒劇痛，或者牙齒鬆動、有發燒現象等。

■ 症狀

★ 咬東西或咀嚼時，牙痛或刺痛。

★ 牙齒、牙齦或下頜痠痛。

■ 什麼原因造成的？

★ 齲齒引起牙痛。引起齲齒的主要原因是牙菌斑（由口腔內的細菌、酸和糖組成），腐蝕牙齒的牙釉質，隨著齲蝕的發展，當吃熱、冷、甜、酸等東西時，感到難忍的刺痛。

★ 牙痛也可能是由下頜竇感染，引起壓力所導致；同時，磨牙症損傷臉部，均可引起牙痛。

★ 牙痛也可能是蛀牙、膿腫、牙齒內部或牙根發炎的信號。

★ 經常吃甜食的人容易患蛀牙；如果蛀牙嚴重，形成較深的蛀洞，細菌就會進入牙齒軟組織，導致向牙齒提供營養的牙髓毛細血管紅腫發炎。腫脹會堵塞牙根孔，減少血液循環，使得牙髓壓縮和缺氧，出現劇痛。

★ 阻生牙通常發病於10～20多歲的人，尤其是第三顆臼齒，也就是智齒。智齒對下頜來說太大，不能完全從牙齦中長出，或以奇特角度生長，壓迫周圍牙齒，嵌入食物顆粒，引起疼痛和感染。

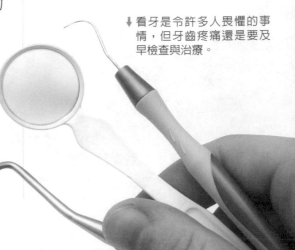

↓ 看牙是令許多人畏懼的事情，但牙齒疼痛還是要及早檢查與治療。

● 自然療法 ●

芳香療法

在換牙前後的牙齦部位，塗抹幾滴白千層或丁香油，每天數次。孕婦禁止使用丁香油，妊娠未滿20週的孕婦則不可使用白千層油。

飲食療法

1. 將500公克楊桃清洗乾淨，用刀切開，入沸水鍋中煮透、撈出，待涼後去皮及果核，用刀切成三塊，排入大碗底部，再加入蜂蜜25公克，白糖和桂花糖適量，加上蓋子，入籠蒸約20分鐘，取出扣在盤中即成，可以佐餐食用。

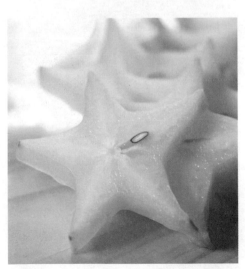

↑ 楊桃。

2. 取南瓜根500公克、瘦豬肉250公克入鍋，加水煮沸後飲湯食肉，可以有效的治療牙痛。

3. 每天吃1～2顆松花皮蛋，可以舒緩牙痛；如果吃一次還不能止住疼痛，過5～6個小時後，再吃兩顆皮蛋，通常能得到緩解。

4. 取豆腐一塊、切成方丁，再取一碗清水與豆腐一起倒入鍋內，用小火煮1小時左右，待豆腐變硬，表面出現蜂巢般的空洞的時候，取出裝盤，淋上少量醬油食之即可。

生活療法

1. 用鹽水擦洗痛處，如果擦洗不起作用，輕輕剔出任何嵌入牙縫的東西。

2. 保持疼痛部位冰涼。盡管熱敷可以減輕疼痛，但如果牙疼由於感染所致，熱敷會引起疾病播散。

3. 將花椒15公克和醋60公克一起倒入鍋，煎10分鐘，去渣取汁，待溫熱後含漱。

4. 在牙痛的時候，把大蒜瓣頂尖刺

破,讓蒜汁溢出,往痛處擦抹數次,可止痛。

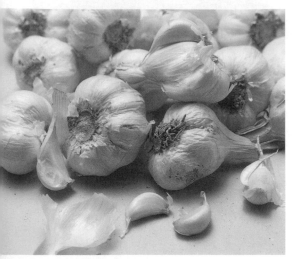
↑ 大蒜。

5. 牙痛時,應急的辦法之一,是用筷子蘸上一點味精,放到疼痛的牙齒上,疼痛會很快消失。

6. 取5～10公克乾花椒,放入小的不銹鋼鍋內,加入適量純淨水,放爐上煮開3～5分鐘;放溫後,加入50公克白酒,放涼後將此花椒水過濾,倒入小玻璃瓶內,牙疼的時候用棉球蘸花椒水、塞入牙疼的位置咬住即可,直接塞入蛀牙洞中的效果更好。

7. 用鑷子夾脫脂棉球,蘸少許香油,用火點燃,片刻後把火吹熄、甩幾下,但不能讓油滴下來,然後用還熱燙的棉球按壓痛牙牙體,30秒鐘見效。由於棉球溫度還很高,不可以碰到口腔內壁及牙床,以免燙傷。

8. 在牙痛的時候,只要切一小片生薑咬在痛處即可止痛。可以重複使用,晚上睡覺的時候也可以將其留在口中。

9. 取蘆薈葉肉貼敷在患處,兩個小時更換一次。

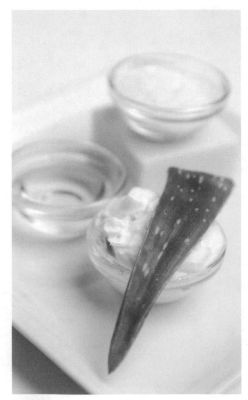
↑ 蘆薈。

1. 用棉花球沾紫椎花（又稱松果菊）酊劑，塗在痛牙上。

2. 用少量水將滑榆皮粉調成糊狀，塗在痛牙上。

3. 將2枚澎大海清洗乾淨，放入杯內，加開水沖泡，加蓋燜35分鐘，再加入適量蜂蜜調勻即成。牙痛的時候可以取代茶水飲用。

4. 白楊皮3060公克和米醋適量一同煎煮，去渣取汁，牙痛的時候含漱之。

● 如何預防

★ 每天至少刷牙兩次，最好每次用餐後都刷牙，以保持牙齒健康。同時，每天用牙線刮除齒間的食物殘屑或牙菌斑。

★ 盡量少吃精製碳水化合物食品（如白糖和精製白麵粉）。

★ 每次用餐後刷牙，或吃一些有解酸作用的食物（如堅果和乾酪），降低口腔酸度。用水漱口也可以去除口中的食物殘屑，降低酸度。

★ 喝茶，由於茶葉中含有氟化物，具有防止蛀牙的作用。

★ 每天用沒藥酊劑或過氧溶液漱口，抑制細菌活動。

★ 每半年專業清洗一次牙齒，每年讓牙科醫生檢查一次牙齒。

★ 減少吃甜食的次數。

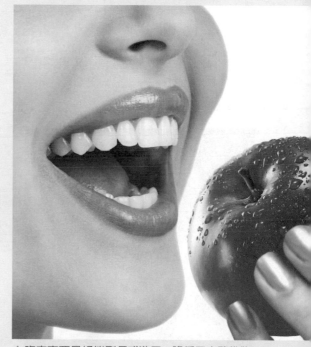

↑ 吃完東西最好能刷牙或漱口，降低口中酸性物質孳生的機會。

中耳炎

■ 何時該去求醫？

★體溫升至39℃以上，發燒可能是中耳炎的一個嚴重的感染信號。

★你或你的孩子常常發生中耳炎，疾病的重複發作，引起聽力喪失或更嚴重的感染。

★你或你的孩子有聽力問題、感染或許有影響聽力的可能。

★如果孩子有聽力障礙，聽父母親話常常很困難，應該懷疑小孩有中耳炎。

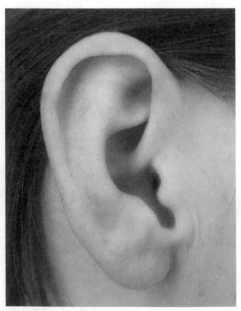

↑ 中耳炎會伴隨暈眩、耳痛、發燒等令人不適的症狀。

■ 症狀

★成年人

　1. 耳痛（或為尖銳突然疼、或鈍而持續疼）。

　2. 發燒或寒顫。

　3. 鼻充血。

　4. 耳朵有堵塞感。

　5. 噁心、嘔吐伴有耳痛。

　6. 聽力模糊。

★孩子

　1. 發燒。

　2. 易怒，不休息。

　3. 流鼻涕。

　4. 食欲下降。

　5. 晚上躺下時哭。

■ 什麼原因造成的？

★中耳炎最常見的原因是上呼吸道的病毒感染，如冒或流行性感冒，這些疾病使耳咽管腫脹，以至於耳內的液體不能排除。

★過敏性反應：粉、灰塵、動物的皮屑或食物，像吸菸、難聞的氣味和其他周圍環境毒物一樣，能

產生同樣的反應。

★細菌能直接引起中耳炎，但常常

伴隨這些有機物的是病毒感染或過敏性反應。

● 自然療法 ●

芳香療法

1. 薰衣草精油可以幫助減輕耳部感染的發炎和疼痛，其他油劑的使用包括：洋甘菊、月見草油、亞麻子油和琉璃苣。

2. 往耳道裡滴入幾滴香精油，一天兩次。

中藥草治療

1. 幫助增強免疫系統功能的一些草藥包括：紫錐花屬、洋甘菊（也可得到口服片劑）。滴耳液不能滲透到耳的中部，以避免感染。

2. 取虎耳草（別名金線吊芙蓉、金絲荷葉，學名為Saxifraga stolonifera Meerb）的葉子4～5片，洗淨、去除水分後，放在乾淨的容器中，加入少許冰片，碾碎擠汁，每次用吸管吸汁1～2滴，滴入患者耳朵即可。

飲食療法

盡管單獨的食物不能治療耳部的感染，營養學家建議用以下維生素輔助抗病毒感染。

1. 甜菜屬的胡蘿蔔素（維生素A）：每天的劑量爲孩子的年齡乘以2萬國際單位，（藥理學用的單位，維生素、激素、毒素之類物質，按照國際公認的生物學程序進行試驗時能產生一個額定效應的數量。）最大劑量爲20萬國際單位。

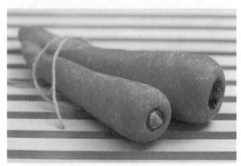

↑紅蘿蔔。

2. 維生素C：每天的劑量爲你孩子的年齡乘以500毫克。（警告：過量的維生素C能引起腹瀉，儘

1 魚姿：平躺，將手臂放於身體兩側，手掌朝下。吸氣，同時使你的背部和頭部盡量向上弓，而臀部站於地面。用髖及肘部支撐身體。堅持15秒鐘，然後呼吸，放鬆肢體。

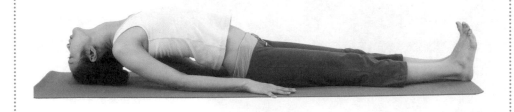

管成年和青春期的人沒有嚴格限定最大限量，但一些人不能忍受2小時1000毫克或更多的量）。

3. 鋅：每天劑量為實際年齡乘以2.5毫克。

4. 生物類黃酮：每天劑量為兒童的年齡乘以50毫克，250毫克為最大量。

生活療法

1. 6個核桃仁放飯勺裡，用小火煉油，等到不燙的時候將油滴入耳中，滴2～3次就可好轉。

2. 新鮮雞蛋煮熟後，用其蛋黃入鍋煎、熬取油，然後把油脂裝入小瓶內，將揉搓成黃豆大小的藥棉球浸入，飽吸蛋黃油之後，放入冰箱備用。治療時，取出一個棉球，輕輕送入耳內，待藥棉球乾燥後取出。每日2次，不久即可治癒。

3. 取黃連切段，用香油炸至棗紅色，離火冷卻後黃連至黑紅色最佳。然後去掉黃連以瓶盛油，每日滴耳內3次，每次3滴。

4. 取地黃地下部分的疙瘩粗根，搗爛取汁，滴入病耳內，幾次後就會有效果。

● 如何預防

★喝配方奶的嬰兒更易患中耳炎，如果可能，最好餵母乳，預防耳部感染。

★盡可能除去居家環境中的污染物，包括灰塵、清洗液體和溶劑、菸草的煙塵。

★食物所導致的過敏反應，在中耳炎病症中也占有重要因素，所以若對此食物敏感，應試著減少食物中的小麥製品、穀物製品和食物添加劑，因為這些食物比其他食物有更多的過敏原。

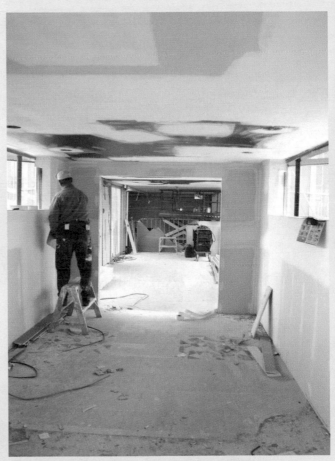

↑ 環境中的灰塵等污染物，容易引發過敏，盡量避免接觸這類環境。

耳鳴

■ 何時該去求醫？

★ 耳鳴，可能是其他疾病的一種症狀，如高血壓或甲狀腺功能減退，這些疾病均可治療。

★ 耳鳴伴隨眩暈，這是梅尼爾氏症或者神經病變的表現，請立即進行醫學諮詢。

★ 耳鳴伴隨耳痛或流膿，這是耳部感染的症狀。

■ 症狀

★ 耳中有噪音，如轟鳴、號角聲、嗡嗡聲、吱吱聲或者吹哨聲，這些聲音可能間斷的或持續不斷的發生。

★ 有時出現聽力喪失。

■ 什麼原因造成的？

★ 耳垢不斷增加引起耳阻塞、感染或聽力神經瘤引起的鼓膜穿孔。

★ 長期處於大量雜音的環境中，對耳朵裡的螺旋狀耳蝸聲敏細胞，產生永久損害。

★ 使用某些藥物治療疾病，例如阿斯匹林或某些類型的抗生素、奎寧等，都會引起耳鳴。

★ 自然衰老的過程，造成耳蝸或耳朵其他部位退化的現象，也會引起耳鳴。

★ 耳鳴與梅尼爾氏症（又稱爲內淋巴水腫，是一種內耳病變所導致的平衡功能失調，因而引發眩暈）、中耳硬化症（中耳聽小骨周圍的硬化，造成聽力變差）也有關。

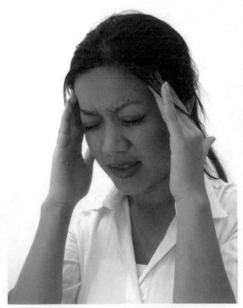

↑ 耳鳴會影響日常生活作息，造成生理與心理上的不便。

● 自然療法 ●

飲食療法

1. 為了提高耳部血液循環，應減少飲食中的飽和脂肪酸和膽固醇，每天服用100～6000毫克的菸鹼酸可幫忙降低膽固醇。注意：未在醫生監測的情況下，不要服用過量菸鹼酸，因為可能出現肝中毒等副作用。

2. 胡蘿蔔2根、紫菜10公克備用。炒鍋中先放入2匙花生油燒熱，再放入切片的胡蘿蔔以大火快炒，略熟後，加入適量的水，以小火燉煮10分鐘，出湯前放入紫菜，可加入適量鹽、雞精。

3. 取芝麻15公克，微炒後研成泥狀，加白米煮粥食用。

中藥草療法

1. 銀杏對治療耳鳴引起的神經壓抑是有益處的，每天3次，每次食用40毫克乾銀杏或12茶匙銀杏液體提取物。

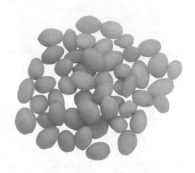

↑銀杏。

2. 取菊花50公克，煎熬成汁後，加入白米100公克，再煮成粥食用即可。

1 壓行間穴可減輕由平衡疾病引起焦慮，按壓時用力壓1分鐘再換另一腳。

2 如中耳有鈴聲或耳痛，壓太溪穴，用食指按壓1分鐘，再按另一腳。

3 按中渚穴可以減緩耳朵疼痛，輕輕按壓1分鐘，再按另一手。

4 為了減輕耳痛，放食指於翳風穴，該處皮膚嫩，需要輕壓；按壓時深呼吸，壓2分鐘，換另一邊。

5 當頭部肌肉、筋脈緊，轉頭會使耳鳴加重時，把中指放在離風池穴5公分處，閉眼、深呼吸，頭傾向背部，壓1～2分鐘，再換另一邊。

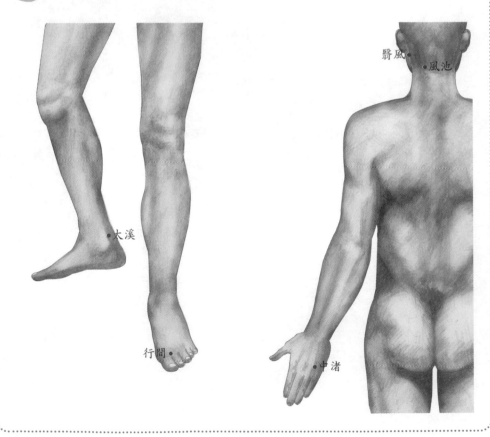

翳風

風池

太溪

行間

中渚

瑜伽療法

1 呼氣，慢慢移動右耳向右肩部，停10秒鐘，然後吸氣、抬起頭，轉向左側再做一遍。

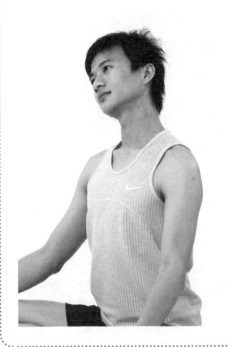

2 呼氣使下巴向胸部移動，吸氣時抬頭，當頭向後仰呼氣，停10秒鐘。當回復原位時吸氣。每天做2次。

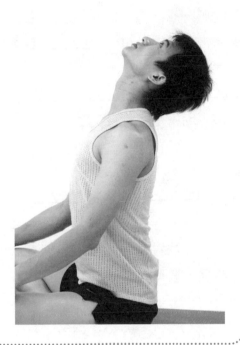

● 如何預防

★ 研究指出，大多數患罹耳鳴的人，都有缺乏維生素B_{12}的狀況，因此，營養學家推薦每天服用6毫克維生素B_{12}。

★ 每天服用5000～10000國際單位的維生素A，可以改善部分耳鳴。

★ 避開過大的噪音，避免服用過量的阿斯匹林、抗生素等藥物。

水泡

■ 何時該去求醫？

★ 水泡由接觸化學物質引起，且在用清水或鹽水沖洗皮膚後仍有燒灼感。

★ 水泡由燒傷引起，並且穿透皮膚表層。

★ 水泡排出白色、黃色或綠色的膿液，而不是清亮的液體。

■ 症狀

★ 一個或多個充滿清澈液體的皮膚水泡，直徑從針尖大小至半英寸。依據病因不同，水泡可伴隨疼痛、發炎或搔癢。

■ 什麼原因造成的？

★ 摩擦：由於暴露的皮膚過度摩擦，如手握工具手柄的部位，或新鞋接觸腳後跟的地方。

★ 燒傷：火焰燒灼、煮蒸後與熱的表面接觸。過度曬傷或在其他輻射線下暴露也可產生水泡。

★ 接觸性皮膚炎：接觸化學物質刺激物、美容劑和許多植物毒素也可產生水泡。

★ 藥物反應也可引起水泡。

● 自然療法 ●

飲食療法

1. 如果吃東西時，嘴裡被燙傷起水泡，切幾片生薑入口細嚼，可使水泡慢慢消除。

2. 大蒜可治療口腔內的水泡，只要生嚼1～2瓣大蒜或蒜葉，水泡便可漸漸萎縮，乃至消失。

中藥草療法

1. 將蛇床子15公克、苦參18公克、蜂房18公克、蒼耳草40公克等，放入瓦罐內加水1000毫升，煎至800毫升，濾出藥渣，再加入5～6倍的40℃溫水泡腳，每次泡20～30分鐘，每晚1次，連續3次。

如果還不能痊癒，2週後繼續按上述方法治療。如果是腳趾間有水泡或已經糜爛，則在上述藥材之外，再加白礬20公克、黃柏18公克一起煮。

2. 皮膚水泡在沒破裂的情況下，用黃丹15公克、冰片6公克、氧化鋅20公克一起研成粉末，調入香油後，每天3次外敷在患處，但塗敷時不要弄破水泡。

生活療法

1. 用淡鹽水輕輕塗於灼傷處，即可消炎。
2. 用雞蛋清、熟蜂蜜或香油，混合調勻塗敷在受傷處，有消炎止痛作用。
3. 生梨切片，貼於水泡處，有收斂止痛作用。

4. 可用一塊藥棉浸入白酒中，取出後貼敷在傷處，並隨時將酒淋在藥棉上，以防乾燥；數小時後，即能收到良好的效果。
5. 先用溫水（40℃左右）泡10分鐘，取1個雞蛋，取出蛋白跟蛋黃後，從蛋殼上剝下那層膜（不要破掉），沾水黏在水泡處，最少2小時。
6. 入冬氣候乾燥，人的口唇容易起泡、乾裂。臨睡前洗好臉後，擠點眼藥膏塗在口唇疼痛處，翌日疼痛就會減輕，繼續敷用幾天，可使疼痛消失。
7. 輕度燙傷水泡，可將乾掉的茶葉渣在火上烘焙至微焦後，研成細末，與適量的荼籽油混合調勻成糊狀，塗搽傷處，能消腫止痛。

● 如何預防

★ 偶然參加勞力活動，如鏟雪或掃樹葉時，手上很可能產生1～2個水泡；一定要戴上工作手套。

★ 因新鞋磨腳，可在水泡出現前，先在摩擦區域塗上含石油成分凝膠或纏上黏性繃帶。

★ 穿有腳後跟的短襪，不要穿直筒襪，它會導致水泡。

水痘

■ 何時該去求醫?

★ 水痘伴隨嚴重的皮膚疼痛,皮疹產生綠色的分泌物,看起來像是發炎。

★ 水痘伴隨頸部僵直、持續昏睡,開始呈現急性腦炎表現,已是嚴重疾病,應馬上服就醫。

★ 患水痘恢復後,開始發燒、嘔吐、痙攣或昏睡。

★ 成人患水痘後,可能出現併發症如肺炎,應馬上就疹。

★ 如果小時候沒有得過水痘,懷孕期間接觸此病。

■ 症狀

★ 特殊的癢疹從軀幹向頭、臉部及四肢擴散,皮疹持續7～10天,由紅色斑發展成為含水皰,引流後結痂、脫落,水泡一般好發在口腔、眼睛周圍、生殖器上。

★ 常呈0.3～0.5公分橢圓形,周圍有紅暈,皰疹淺表易破。皰液初為透明,後混濁,繼發感染可呈膿性,結痂時間延長並可能留有瘢痕。

★ 皮疹呈向心性分布,軀幹最多,其次為頭面部及四肢近端,數目由數個至數千個不等。

★ 口腔、外陰、眼角膜等黏膜處可發生淺表皰疹,易破潰形成淺表性潰瘍,會產生疼痛感。

★ 皮疹分批出現,同一部位可見斑疹、丘疹、皰疹和結痂等症狀同時存在。

■ 什麼原因造成的?

★ 水痘是由於帶狀皰疹,也稱水痘病毒所引起的,它是由噴嚏或咳嗽產生的飛沫傳播,或透過接觸感染病人的衣物、床單、水痘滲出物。

★ 水痘患者為主要傳染源,自水痘出疹前1～2天至皮疹乾燥結痂時,均有傳染性。

★ 主要通過飛沫和直接接觸傳播。

★ 6個月以內的嬰兒由於獲得母體抗體,發病較少,妊娠期間罹患水痘,會感染胎兒;病後獲得持久免疫,但可能發生帶狀皰疹。

● 自然療法 ●

芳香療法

可在洗澡水中加入尤加利、洋甘菊、薰衣草的混合精油。

飲食療法

1. 要多飲水，多吃新鮮水果及蔬菜，例如飲用西瓜汁、鮮梨汁、鮮橘汁和番茄汁。多吃帶葉子的蔬菜，如白菜、芹菜、菠菜，因為含有較多的粗纖維，可助於清除體內積熱而通大便，也可吃清熱利濕的冬瓜、黃瓜等。

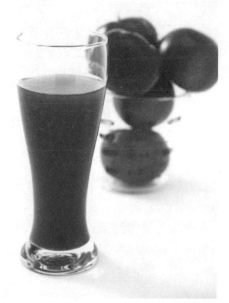
↑ 番茄汁。

2. 水痘初期可喝綠豆湯，到了發燒期，在飲食上要清淡易消化。
3. 胡蘿蔔芫荽羹：胡蘿蔔、芫荽各60公克、洗淨切碎，加水煮爛後，加入適量冰糖，連蔬菜纖維一起服用，每日1劑，分3次服完，連服一星期；嬰兒只需要喝湯汁。

中藥草療法

1. 金銀花甘蔗茶：金銀花10公克、甘蔗汁100毫升。金銀花加200毫升水煎至100毫升，再加入甘蔗汁代茶飲。每日1劑，可頻頻服之，7～10天為1療程。
2. 薏仁紅豆粥：薏仁20公克、紅豆及土茯苓各30公克、白米100公克；材料都先行洗淨後一起入鍋煮成粥，起鍋前再拌入適量冰糖。每日1劑，分3次服完。
3. 馬齒莧荸薺糊：新鮮的馬齒莧及荸薺粉各30公克、冰糖15公克。新鮮的馬齒莧洗淨搗汁，取汁調荸薺粉，加入冰糖後用滾開的水沖熟至糊狀。適於水痘已出或將

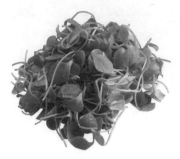

↑ 馬齒莧。

出、有發燒、煩燥、水便等病症時食用，每日1劑。

生活療法

1. 為減輕搔癢，把蘇打加入浴液中，使用涼的潮濕毛巾覆蓋皮膚，然後讓肌膚保持乾燥。
2. 用痱子膏塗抹水皰潰爛處，以減輕疼痛；不要使用可引起抗組織胺敏感的含二苯安明的藥劑。
3. 及時更換孩子的尿布，使水泡乾燥結痂。
4. 將鹽浴溶入一杯溫水中漱口，以減輕口腔潰爛。
5. 修剪兒童的指甲，並用襪子或連指手套包住手，以免瘙抓後引起感染或疤痕。

● 如何預防

★ 水痘傳染性很強，發現患兒應立即隔離，直至全部皰疹結痂。

★ 室內空氣要流通，防止受到風寒。

★ 平時注意吃易消化及營養豐富的飲食，忌油膩及薑椒辣物，多喝開水，或用紅蘿蔔、荸薺、甘蔗等煎水代茶。

★ 勿使搔破皮膚，以防繼發感染；若抓破有感染，可用綿布覆蓋患處，或用2%龍膽紫液塗患處。

★ 患者禁用腎上腺皮質激素，正在應用激素的患者應立即減量或停用。

★ 水痘流行期間，未患過水痘的小兒少去公共場所。接觸水痘患者後，應該觀察3個禮拜。被患者呼吸道分泌物或皮疹內容物污染的被服及用具，應利用曝曬、煮沸、紫外線照射等方法消毒。

皮膚炎

■ 何時該去求醫？

★ 皮膚出現潰爛、有體液滲出狀況或其他感染。

★ 自行護理後無效，或是皮膚疾患加重。

★ 眼睛附近的皮膚出現病變。

★ 用市面銷售、含藥物的霜劑治療皮膚，但沒有反應。

★ 濕疹發作加劇期間，或接觸到有病毒性皮膚病，例如，疱疹或疣（Wart，人類乳突狀病毒引起）的患者，提高感染病毒皮膚病的危險性時。

■ 症狀

★ 局限於暴露在受刺激皮膚區域內的紅斑。

★ 紅色、搔癢性環狀皮膚損傷、有滲液、鱗狀脫屑或結痂。

★ 頭皮、眉毛、耳後及鼻周圍出現的油脂樣黃色脫屑。

★ 出現在下肢內側或足踝附近的脫屑、脂樣外觀，有時形成潰爛的皮膚傷害。

★ 極度的搔癢，難以忍受。

■ 什麼原因造成的？

★ 接觸某些花草、水果和蔬菜、致敏化學物質，或戴橡膠手套、穿未洗過的衣服或戴金屬首飾，都可能引起接觸性皮膚炎。

★ 居住環境過於乾燥或洗澡水過燙，會導致錢幣形皮膚炎。

★ 缺乏維生素、皮脂腺分泌過盛，以及排泄不暢，可導致脂漏性皮膚炎。

★ 由於血液循環不暢、下肢靜脈血液回流減少，引起血液及液體鬱滯，可導致鬱滯性皮膚炎。

★ 萎縮性皮膚炎，也就是濕疹，常有家族性遺傳，並常與過敏體質、哮喘和精神壓力等等因素有關連。

● 自然療法 ●

1. 將鼠尾草精油或柏樹油，與甜杏仁油、荷荷芭油或不含香料的潤膚液混合，配製成適合不同膚質的護膚用品，每天塗在皮膚患處或用來按摩。

2. 天竺葵油有收斂和平衡作用，可以清洗和滋養皮膚，減輕炎症及痤瘡、濕疹的症狀，並促使小傷口癒合。

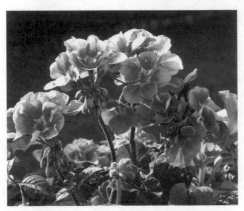

↑ 天竺葵。

3. 薄荷油可以滋養和清洗皮膚，消除皮膚搔癢。

4. 羅馬春黃菊油有鎮靜和消炎作用，對皮膚過敏和乾燥有較好的療效。

5. 檀香油能軟化乾燥、衰老和起皺紋的皮膚，還可以減輕曬傷、蕁麻疹和其他皮疹引起的搔癢。

6. 茶樹油具有消炎和抗真菌的作用，能夠消除各種皮膚感染。

飲食療法

1. 脂漏性皮膚炎的患者有脂肪酸代謝的障礙，必須服用維生素B混合物50毫克，每天2次。維生素A（25000單位／天）和鋅（50～100毫克／天）可有助於皮膚受損處癒合；維生素E軟膏和膠囊（200～400單位／天）有助於減緩搔癢及乾燥症狀。

2. 多吃水果和蔬菜，少吃飽和脂肪、精製碳水化合物食品以及少喝酒。

中藥草療法

1. 牛蒡子6公克，桔梗、甘草各3公克，水煎去渣，早晚飲用，對皮膚炎有一定改善效果。

2. 玫瑰水能夠清洗和滋養皮膚，消除皺紋，且有收斂作用，有助於皮膚修復，減輕水腫。

生活療法

1. 溫水浴時加入市售的燕麥片或玉蜀黍澱粉產品，可以潤滑皮膚、減緩搔癢症狀。但浸浴時間不能過長，否則反而會洗掉敏感肌膚所需的油脂。

2. 治療皮膚乾燥，可在淋浴後，在受損皮膚區域塗擦凡士林、蘆薈或鋅軟膏。

3. 取一塊番茄或小草莓，使勁擦患處，每天1次、每次10～20分鐘，直到患處產生疼痛感。等果汁乾了以後，手指按住患部來回

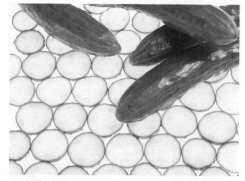

↑小黃瓜。

揉搓，2～3個星期，皮膚炎有顯著改善。

4. 把小黃瓜切成片擦在患處上，每天早晚各1次，幾天後皮膚就能恢復正常。

● 如何預防

★ 避免食用可能導致過敏的食物，例如牛奶、蛋和小麥；補充維生素A、B複合物和E及鋅元素則是有益的。

★ 穿寬鬆、以天然纖維製作的衣服，如純棉的服裝。

★ 避免佩戴金屬首飾，尤其是耳朵上的飾品，可以預防鎳金屬所引起的皮疹。

★ 配戴手錶時，錶帶不可過緊，壓迫皮膚時間也不能太長，因為錶帶與皮膚摩擦和淤滯的汗液，都可能引起皮疹。

★ 沐浴後使用無味、不含防腐劑的潤膚用品或軟膏擦潤肌膚。

★ 經常運動和保持飲食營養均衡，能促進血液和淋巴液循環，防止體液滯留。

★ 在強烈陽光下應使用防曬油保護皮膚，以免皮膚曬傷。

皮膚乾燥

■ 何時該去求醫？

★ 皮膚乾燥加劇。

★ 皮膚乾燥並局部發癢。

★ 皮膚乾燥引起疼痛或發炎。

■ 症狀

★ 整張臉感到緊繃。

★ 當用手掌輕觸時，沒有濕潤感。

★ 表面呈現乾巴巴的狀態。

★ 皮膚出現乾燥、粗糙、皸裂甚至
　疼痛等症狀。

★ 身體其他部分的皮膚呈現出乾巴
　巴的狀態。

★ 皮膚有的部位有乾燥脫皮現象。

★ 洗澡過後有發癢的感覺。

■ 什麼原因造成的？

★ 皮膚乾燥是由於皮脂腺功能較
　差，分泌的皮脂不足引起。

★ 激素分泌暫時失調，或營養不良
　也會導致皮膚乾燥。

★ 隨著年齡的增長皮脂腺功能減
　退，皮膚也會越來越乾燥。

★ 睡眠不足、感染、消化不良也會
　引起皮膚乾燥。

★ 冷氣、紫外線、過度洗浴、不慎
　使用劣質保養品等，也是皮膚乾
　燥的誘因。

★ 精神壓抑、營養不良、遺傳等因
　素也可以造成皮膚乾燥。

● 自然療法 ●━━━━━━━━━━━━━━━━━━●

(芳香療法)

1. 天竺葵油：在溫水中加入幾滴進
　行沐浴。

2. 檀香和玫瑰油各2滴，加入月見
　草油（月見草油膠囊一顆刺破取
　油）1滴，再加上1湯匙小麥胚芽

油混合調勻，晚上洗完澡後，塗
在乾燥皮膚上。

3. 1滴檀香油、4滴薰衣草和4滴天
　竺葵油、1滴杜松果油，與5茶匙
　冷榨植物油混合，早晚塗抹乾燥
　皮膚處一次。若是孕婦使用，則

禁用杜松果油。

飲食療法

1. 準備豬皮60公克、米粉末15公克、蜂蜜30公克。將新鮮豬皮上的毛拔除、洗淨，用小火煨燉成濃汁，再加入蜂蜜、米粉末熬成膏狀即成。每天食用3～4次，每次空腹服用10公克，可減少皮膚乾燥、臉部皺紋、延緩衰老。

2. 新鮮荔枝汁500公克、蜂蜜500公克一起放入鍋中，攪勻、煮沸，冷卻後倒入廣口瓶中，封口、放入冰箱約40天，即可結成膏狀；可用麵包或饅頭食用沾食，可改善氣虛血虧所致的臉色萎黃，皮膚乾燥等皮膚問題。

↓ 荔枝。

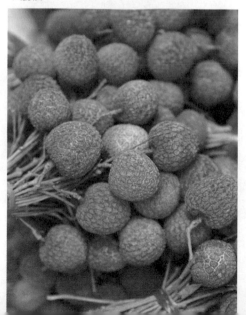

3. 準備榛子500公克、蜂蜜適量。將榛果用清水泡漲後磨成粉漿，過篩後靜置沈澱，再去除清水跟澱粉雜質，曬乾備用。每次取榛果粉2～3湯匙，用沸水沖成糊，加蜂蜜調勻，每天早晚服用1次，對於脾胃虛弱所導致的肌膚粗糙很有療效。

4. 多喝水質好的溫涼開水。

5. 多吃富含維生素A、D的食物，以及富含必須脂肪酸的食物，如番茄、胡蘿蔔等，都可以減輕皮膚乾燥。

6. 吃富含維生素E、鋅的食物或魚油補充劑。

中藥草療法

1. 繁縷具有潤膚功效，可用化妝棉沾繁縷茶，冷敷乾燥部位，防止乾燥引起的皮膚刺癢。

2. 服用月見草油，可避免皮膚乾燥，因為月見草油中含有必須的脂肪酸。

3. 紅棗300公克與桂圓肉300公克洗淨，加適量水用大火燒開，再用小火煎熬，至七成熟時，加入生薑汁10公克、蜂蜜300公克，一

邊攪拌均勻、一邊小火煮熟，待冷後裝入瓶中封存。每次取紅棗、桂圓各5粒食用，對脾虛引起的臉色萎黃，皮膚乾燥有顯著效果。

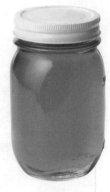

↑ 蜂蜜。

生活療法

1. 對乾燥的肌膚來說，固態植物油是最好的潤膚劑，使用普通的冷霜也很有幫助。

2. 燕麥粉可舒緩皮膚問題。每天用棉布袋裝兩杯粗燕麥粉，放進浴缸中泡澡15分鐘，將身體擦乾後，立刻塗上潤膚劑，可增加滋潤效果。

3. 每天早飯後，雙手洗淨、擦乾，再把蜂蜜塗在手心、手背、指甲縫處，並用小毛巾揉搓5～10分鐘。晚間睡前洗完手，再用同樣的辦法揉搓一次。

4. 如果是室內空氣乾燥引起的皮膚乾燥，就應該採取增強空氣濕度的方法。

5. 將雙腳交替在冷水和熱水中各浸泡1分鐘，促進血液循環，使手腳能得到養分；也可以在肩胛骨、頸根部位進行冷熱敷，即可改善手部乾燥；在下背部進行冷、熱敷可以減輕腳部乾燥。

6. 蘆薈凝膠具有潤膚作用，能改善臉部皮膚的粗糙問題。

✚ 護膚小常識

★使用清潔劑或乳膏，不要使用肥皂。
★不要使用含酒精的收斂劑或緊膚劑，否則會除去皮膚的油脂。
★早上使用油性少的潤膚劑，晚上使用油性重的潤膚劑。
★用眼霜、乳液、軟膏來滋潤眼睛周圍的皮膚。
★做家務之前，在雙手塗上潤膚油或軟膏。
★使用洗衣粉或清洗劑時，戴上手套。
★多吃豐富必須脂肪酸及維生素A、D、E，可滋養皮膚。

● 如何預防

★外出時應使用防曬係
數高的防曬用品；天
冷時，穿上保暖的衣
褲、戴手套；經常塗
護唇膏和潤膚劑。

★室內保持適當溫度及
濕度，不要把冷氣或
暖氣的功率調得太
高；冬季時，白天通
常氣溫較高，可將暖
氣關掉，多穿點衣服
來保暖，避免暖氣讓

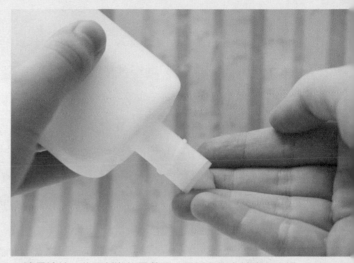

↑ 適量塗抹一些不刺激的保養品，可以有效改善皮膚乾燥
的情形。

空氣太乾燥，影響皮膚潤澤度。

★由於空調、暖氣、電熱器會聚積空氣中的正離子，而導致空氣濕度降
低，從而引起皮膚乾燥。因此，使用空調、暖氣與電熱器等設備時，
最少要打開一扇窗戶，降低空氣中的正離子；在室內擺上一些盆栽植
物，或使用增濕器，或在暖氣旁放一盆水，以增加空氣的濕度。

★多吃五穀雜糧，很多脫水加工的精製食物，會直接影響水分的吸收，
使身體慢慢處於缺水狀態。

★少吃辛辣食品、牛肉、羊肉以及蔥、蒜等刺激性的食物。

★睡覺時不要使用電熱毯。

★經常運動可促使血液循環，並且保證皮膚有足夠的營養和氧。

指甲異常

★ 在自行護理期間，指甲的問題持續影響新生指甲。
★ 指甲發生疼痛、腫大、發炎或周圍紅腫。
★ 指甲上出現黑色斑點，指甲床有藍灰色點
★ 懷疑指甲的問題是因為潛在疾病所誘發。

■ 症狀
★ 指甲容易折斷崩裂。
★ 指甲表面不光滑、色澤不均勻、容易折斷、指甲床顏色異常（如發白等）。
★ 指甲發生柔軟、增厚、畸形、變色、指甲邊緣的皮膚皺起等異常現象。
★ 適度洗手卻引起指甲裂、碎和彎曲等。
★ 指甲變的蒼白、呈匙形或形成一條暫時溝。
★ 腫脹、發紅、疼痛的表皮或甲褶（在指甲的側面）。

★ 指甲上有黑色斑點，指甲床上有藍灰色點，手指末端的指甲呈現彎曲。

■ 什麼原因造成的？
★ 皮膚疾病（包括牛皮癬）、斑禿等，會影響指甲起脊、凹陷和粗糙現象等。
★ 甲狀腺分泌過多、血栓性疾病及心臟瓣膜發炎（心內膜炎）、嚴重哮喘、心臟病、肺氣腫和支氣管炎、淋巴水腫、吸菸、經常使用指甲油等等，都會引起指甲的疾病。
★ 穿的鞋子大小不合腳型，也可導致腳趾甲變形，即俗稱的「嵌甲」（因趾甲嵌入肌肉，趾甲的邊緣紅腫，有時患部會有跳動的感覺；較嚴重時，會伴有炎症的產生，趾甲邊緣的小腫塊有膿出現，相當疼痛）。
★ 可能是對肥皂的過敏反應。
★ 可能是嚴重的細菌感染。
★ 維生素或者礦物質缺乏。

★ 循環問題,可能與動脈粥樣硬化或糖尿病有關係。

★ 身體缺乏一些營養素也可能導致指甲疾病。如缺鐵性貧血患者,甲床顏色蒼白,指甲薄而且甲質脆;甲面出現脊紋,容易折斷崩裂。身體缺鋅時,指甲就會產生白斑或變得脆弱;蛋白質嚴重不足,會使甲床發白。

● 自然療法 ●

芳香療法

可使用下列幾種香油精減輕指甲感染的風險:

1. 直接將茶樹油塗抹在受感染的指甲和周圍的手指皮膚。

2. 將5滴尤加利樹油、5滴印度薄荷油、10滴茶樹油和10滴萬壽油,與2湯匙甜杏仁油混合,塗抹在患處。

飲食療法

1. 多吃大蒜、洋蔥及富含鋅(堅果、根莖、甲殼物)、維生素C、類黃酮(水果和蔬菜)及ω-3脂肪酸(堅果、種子、深綠色葉菜、多油魚)的食物。

2. 多喝胡蘿蔔汁,多吃蛋類、牛奶和動物肝臟,提高體類維生素A含量。

3. 多吃家禽、海產和全穀類食物,增加鋅和維生素B的攝入。

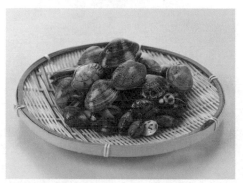

↑ 蛤蜊。

生活療法

1. 將指甲草花搗碎,敷在灰色的指甲上,用1片綠葉子裹上,再用線捆牢(用塑膠薄膜捆上也可以)。持續治療一段時間後,病指甲可以軟化,並且逐步長出新指甲。

2. 每天2次以米醋浸泡指甲,每次

泡半個小時，約1個月左右即可痊癒，這種治療方式，對灰指甲有效。

3. 取蒜適量，去皮砸碎，與醋適量一同倒入玻璃瓶中，泡製3天後即可使用。如果灰指甲不厚，用棉花棒沾醋蒜汁直接塗抹於患處即可，每天搽1～2次。如果灰指甲很厚，則需先將指甲附近的皮膚，以橡皮膏蓋住，再將醋蒜汁中的蒜泥塗抹在灰指甲上，以防止汁液過酸、燒傷皮膚；等塗好了，蓋上紗布，再用橡皮膏固定。10個小時左右除去蒜泥，然後用小刀將灰指甲削薄。反覆敷數次，等到灰指甲削的很薄以後，再塗抹醋蒜汁，每天1～2次，月餘可以癒合。

4. 在溫鹼水中或金盞花液中浸泡受傷害的腳。

● 如何預防

★ 避免使用化學成分含量高的指甲油、磨光或假指甲黏劑（對假甲）。

★ 適當攝取含鈣的物質或直接補充鈣。

★ 經常修剪手指甲和腳趾甲，講究衛生。

★ 睡覺前用護甲乳霜按摩指甲及其周圍的皮膚。

★ 手腳清洗後要徹底擦乾。

★ 做家務和其他粗重工作的時候，帶上手套。

★ 多攝取鋅和維生素B_6。

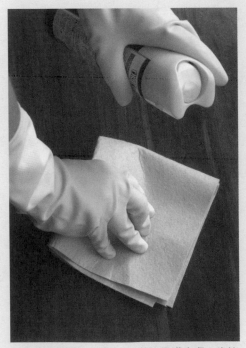

↑ 做家事時戴上手套，不僅能保護皮膚，也能讓指甲隔絕清潔用品的傷害。

疣

■ 何時該去求醫？

★疣破裂或患部發生感染、發炎。

★非處方成藥治療無效。

★疣在身體多處發作、擴散，引起不適。

★面部、陰部或肛門長疣。

★45歲以上長疣。

■ 症狀

★通常疣是小、硬、圓形或隆起的粗糙腫塊，常出現在手和指頭上。呈肉色、白色、粉紅或呈顆粒狀。

★指狀疣是薄的、線狀，帶有盤型基部，常出現在頭皮或髮際的附近。

★指甲周圍的疣，表面粗糙、不規則和隆起，出現於手指或腳趾甲邊緣，也可蔓延到指甲下方，引起疼痛。

★扁平疣常分組出現，甚至超過幾百個。常出現在臉、頸、胸、膝、手、腕和前臂。輕微隆起、頂部平滑扁平或呈圓形。

■ 什麼原因造成的？

★疣通常是乳突病毒侵入皮膚引起的，主要透過刀傷或擦傷進入皮膚，引起細胞快速增殖。

★皮膚抵抗力低、脂肪代謝紊亂時，也會引發疣。

★扁平疣主要是藉由接觸傳染；有時碰觸污染物，如針、刷子、毛巾等，也會間接傳染。外傷也是引起傳染的重要因素，平時經常可見到扁平疣沿著抓痕分布排列成條索狀，這就是外傷引起傳染的例子。

★扁平疣引發原因是扁平疣病毒，為什麼會引發這種病毒？主要是環境污染與食品遭到污染所引發，還有其他一些原因；扁平疣病毒並不存在人體或血液內，而是在人體表皮下，導致皮膚上長出疣，並且順著皮膚內的毛細血管不斷移動、擴展，引發更多的扁平疣。

每天用檸檬油、茶樹油、柏樹油或薰衣草塗抹患處兩次。嬰兒不可使用圍稀釋的香油精，應將一滴香精油用半茶匙植物油稀釋。妊娠爲滿20週的婦女不可使用。

飲食療法

1. 等量的綠豆、薏苡仁加水熬煮成粥，每晚睡前食用。
2. 攝取維生素A和E，對皮膚有保護作用。

中藥草療法

1. 每天早晚用幾滴金鐘或萬壽菊酊劑於患處。
2. 內服紫椎花、牛蒡、蒲公英茶或酊劑。
3. 每天把蒲公英莖汁液擠在疣上，有治療效果。
4. 每次用乾馬齒莧20公克（新鮮的馬齒莧40公克）、板藍根15公克，加水、淹過藥材，小火熬煮至一碗湯汁，內服並留少量外塗，每天2次，連用10天。
5. 板藍根30公克、芒硝10公克、紅花10公克、生薏仁30公克、馬齒莧30公克，以水熬煮、服用。
6. 白花蛇舌草30～60公克，加水熬煮，濾渣取汁，調入適量蜂蜜，常飲有益。

生活療法

1. 早、晚把檸檬或大蒜的汁液塗於患部。
2. 鹽漬洋蔥片，過夜後取用滲出的洋蔥汁塗在疣上，每天2次。
3. 每天晚上，用紗布沾點蘋果醋或包住1片大蒜，敷在患處。
4. 用生馬鈴薯片或香蕉皮的內面擦拭疣，可將其消除。因爲兩者均含有溶解疣的化學成分。
5. 食用醋200毫升，加熱濃縮至100毫升，外用於患處，每天2次、30天爲1個療程。可以改善扁平疣；或是加入木香液製劑，療效更佳。
6. 保持健康的心理狀態，對治療扁平疣也十分重要。

✚ 患者注意事項

★長疣後，不要抓、搔、摳、剝疣體，避免二次感染。

★盡量少用化妝品，尤其是在夜間。

★皮膚護理不要太密集。

★注意個人衛生，忌與他人共用清潔用具，不宜過度搓洗。

★忌食或少食麻辣類食品。

★多食新鮮水果、蔬菜，及早治療。

★審慎進行治療，以免留下疤痕。

● 如何預防

★由於疣病毒很容易通過潮濕的地面傳播，所以在公共場所，如公共浴室和游泳池四周，不要赤腳行走。保持皮膚乾燥。

★不要與人共用浴巾、毛巾等生活用品。

★保持健康飲食習慣，每天吃3瓣生大蒜以及補充維生素A、C和E，以提高身體抗感染能力。

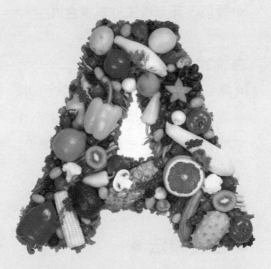

↑ 多補充維生素A、C、E等維生素，有助於預防疣的生成。

香港腳

■ 何時該去求醫？

★ 非處方類抗眞菌藥或偏方治療4
～6週無效，或病情無法控制。

★ 皮疹處變脆，充血加重。疼痛、
腫脹、流膿，甚至出現發燒等症
狀，均顯示繼發細菌感染，需口
服抗生素治療。

★ 當腳底或腳趾間出現癢的感覺，
或是皮膚有起小水泡、脫皮、腳
趾腳底有龜裂的症狀時候。

★ 趾甲變脆或褪色（通常是變
白），且有增厚的情況出現。

★ 發燒、甚至無法行走等合併症。

■ 症狀

★ 水泡型：腳掌處出現一顆顆小水
泡，常伴隨劇癢或灼熱；有些水
泡逐漸增大，會在皮下融合，形
成較大的水泡或變成膿包。

★ 糜爛脫皮型：腳趾縫間發紅、脫
皮、糜爛，也會有癢的感覺。

★ 角化型：足底呈現乾燥、粗糙、
硬化、脫皮，屬於慢性的香港
腳，很難治療。

★ 趾間皮膚癢、起鱗屑、充血疹。
若不進行治療，會出現皮膚裂
口；一旦感染，皮膚會起水泡。

★ 腳臭。

★ 趾甲變白、變脆、出現鱗屑。

■ 什麼原因造成的？

★ 導致香港腳的各種眞菌，都屬於
表皮眞菌，生長在密閉、溫暖、
潮濕的環境中，以角蛋白爲食。
這些微生物還會導致股癬。

★ 在公共場所與別人共用鞋子，或
習慣赤腳在公共場所行走的人，
例如游泳池畔、沙灘等，會因爲
接觸到患者掉落皮屑中的黴菌，
而感染香港腳。

● 自然療法 ●

(芳香療法)

在溫水中加入薰衣草精油5

滴、茶樹油精油5滴泡腳。

生活療法

1. 將3瓶白醋倒入鍋中燒熱,直到溫度上升至人體可接受但不會燙傷的程度,把醋汁倒入盆中泡腳,每天1次,每次半小時,約一星期即可有很好的療效。

2. 屬於濕氣較重的「香港腳」患者,可用適量的棉花球,塞在足趾縫隙癢處,用膠帶固定,吸除趾間濕氣,讓黴菌無法孳生,達到止癢目的。每天用熱水洗淨腳趾,並保持乾燥。

3. 將蠟燭油滴到患部,等冷卻凝固,即可剝下硬蠟;剛開始時,蠟油滴到患部時,並不會感到疼痛,還有舒服感;如果滴蠟油時已經感到疼痛,表示已快好了。但治療前,一定要先將腳洗淨,擦去水分及糜爛脫皮的部分。

4. 將硫磺磨成細粉末,先以棉花棒沾取,均勻擦在患處,最後再塗上厚厚的硫磺末,以布包紮;每天換一次藥。

5. 可以用醋酸鋁、重碳酸鈉及醋、粗鹽等,溶於水泡腳。

6. 睡前以酒精擦拭腳部,再撒些除臭粉,然後用塑膠袋套腳,以誘發流汗,次日清洗腳部,再予以擦乾;連續治療一週,接著再每週1～2次。

7. 以茶包煮水,再用腳浸入20～30分鐘,擦乾後撒爽身粉。

中藥草療法

1. 桂枝、銀花、紅花各15～20公克,加水以砂鍋煎煮;將煎好的藥液去渣,倒進桶裡,再加入熱水,每天浸泡30分鐘。

2. 菊花、枸杞子、桑葉枝、丹參等與冰片少許煎藥泡腳,對香港腳也有一定療效。

● 如何預防

★ 穿棉鞋、透氣的鞋。

★ 不與他人共用鞋、襪、毛巾。

★ 每天都要檢視自己的腳、腳趾;如果看不到,可以用鏡子反射觀察;如果是老人家,骨頭比較硬,也可以請子女或是孫子檢查;察看時,不能只看表面,還要看腳趾縫。

乾癬

★ 如果停服大劑量皮質類固醇後，乾癬卻加重。
★ 皮膚發炎對任何治療無效。

■ 症狀
★ 深粉紅色、有白色鱗片，且在皮膚上出現突起，常發於頭皮、膝肘部及上半身，有輕到重度的搔癢感。
★ 指甲、趾甲凹陷、變色、變厚。如果乾癬發生在指甲，指甲會脫離皮膚。
★ 手掌有紅色、鱗片樣的開裂現象，則有手掌乾癬。

■ 什麼原因造成的？
★ 精神緊張導致鏈球菌感染。
★ 焦慮、性情暴躁、疲勞、恐懼、失眠、心情抑鬱，會造成生理和皮膚代謝的紊亂。
★ 五臟六腑的機能失調，月經、妊娠、飲食、藥物和免疫系統等問題，也與本病的發生有關。

● 自然療法 ●

芳香療法

薰衣草、茶樹、桃木精油中的一種或混合後，適量滴入洗澡水中沐浴。

飲食療法

1. 補充維生素A，每天10萬單位，連續1個月，增加修復能力。
2. 維生素B群中的B$_1$，能增強皮膚健康，對付乾癬。建議每天3次，每次50毫克。
3. 吃青花魚、鯡魚、鮭魚等魚類，因魚油富含不飽和脂肪酸EPA，可以減輕發炎和搔癢。

中藥草療法

1. 取黃連25公克研成粗末，以1000毫升水浸泡10分鐘後，以大火上

煮沸5分鐘；待水轉溫熱後，泡洗雙腳30分鐘；襪子、鞋墊也應同時浸泡；連續2～3天即可有效改善。

2. 木瓜100公克加4000毫升水，以大火煮沸，濃縮至一半量，即可起鍋；待水溫降至皮膚可忍受範圍後，泡洗患處；每天洗2～3次。1劑藥，可連續用2天；大約2～7天的療程，即可痊癒。

生活療法

1. 用濃縮維生素E軟膏每天在頭皮上擦3次，可減輕皮膚損害。
2. 對症狀較輕的病人，擦藥膏後再洗熱水澡，有助保持皮膚水分、減輕發炎。可用皮質類固醇軟膏，或水楊酸軟膏。

3. 做日光浴，讓發炎皮膚接受陽光殺菌，但要遮蓋好身體的其他部位，以免曬傷。

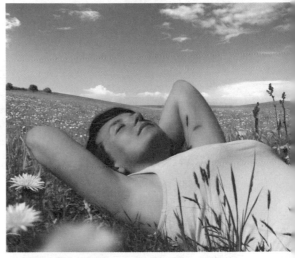

↑利用光照法—太陽中的紫外線殺菌，能有效治療皮膚發炎現象。

4. 定期運動或練習放鬆，每週要運動4～5天、每天15分鐘，有助減輕緊張。

● 如何預防

★ 防止受到傳染：避免使用公用鞋襪、毛巾及其他清潔用具；不在公共游泳池、浴室、三溫暖、健身房等地赤足行走。

★ 改善個人衛生：保持皮膚乾爽，夏季可使用爽身粉；勤換衣褲、襪子；避免穿著不透氣、不吸汗、過緊的鞋襪、衣服等。

★ 盡量減少在過熱或過於潮濕的環境下工作。

★ 及時治療已患有的皮膚癬病，避免傳染身體其他部位。

★ 平時要減少化學性、物理性、生物性物質對手足皮膚的不良刺激。

黑眼圈

■ 何時該去求醫？

★如果雙眼圈同時發黑，應該及時就醫查看是否為軟骨骨折的。

★眼球刺痛。

★眼睛周圍有開放的傷口。

★視力模糊，有多個影像，或有漂浮的斑點。

★在眼睛的虹膜前，可看到血或其他液體。

★對光或其他視覺變化，感到異常的敏感。

■ 症狀

★眼睛周圍軟組織和眼瞼青紫腫脹，有時伴有眼白處血管破裂，顏色開始變為紫色或藍色；在癒合時，可變為綠色或黃色，完全消散需要一週時間。

★眼窩發黑，且伴有水腫現象。

■ 什麼原因造成的？

★皮膚色素沈著型：與遺傳體質有關，眼輪匝肌先天性較肥厚，或是眼瞼皮膚的色素原本就比其他部位的皮膚色素來得深暗，色素量也較多。

★血液循環不良型：眼窩或眼瞼的靜脈曲張，以及眼瞼長期水腫，也會引起靜脈血液淤塞；若過度疲勞，由於自主神經失調，血管血流循環不暢，引起眼輪匝肌及眼瞼皮膚的靜脈血流淤塞。

★鼻腔過敏發炎型：和眼眶骨頭相連的鼻腔若有長期的過敏體質，鼻黏膜發炎、腫脹也易有黑眼圈的形成。

★常使用化妝品，可能會導致深色素微粒滲透至眼皮內，久而久之就會形成黑眼圈。

★黑眼圈與眼皮本身色素多寡、眼皮內的血管血流顏色及光線投射方向等因素有關。

★顴骨骨折也可導致黑眼圈，通常會影響兩隻眼睛。

★遺傳、吸菸、飲酒、情緒低沈、思考過度、過敏性反應或是熬夜引起睡眠不足等等，都會引起黑眼圈。

自然療法

芳香療法

1. 用天竺葵、藍甘菊、玫瑰果、杜松果、洋甘菊、矢車菊、菩提花等一種或數種精油，在眼部周圍以畫圓的方式輕柔按摩，直到精油全被皮膚吸收；再以濕棉片蓋住眼部，輕揉幾下，效果更佳。

2. 2滴薰衣草精油、3滴洋甘菊精油、50毫升洋甘菊晶露混合，放在深色玻璃瓶中充分搖晃，讓精油與晶露徹底混合，再放入冰箱冷藏。睡前、沐浴後或眼睛覺得疲勞時，每次以化妝棉（脫脂棉）沾取適量配方精露，形成眼膜，冰涼地敷在雙眼上，直至棉片不冰，再換上一片；反覆換敷數次，約10～15分鐘。每天使用1～3次，2週就有很明顯的改善。

飲食療法

1. 攝取大量蛋白質、維生素和礦物質，對任何傷口癒合都很重要。

2. 鳳梨中的酶，可幫助減輕青腫。

3. 多吃胡蘿蔔，其中富含維生素E和β胡蘿蔔素，前者對眼球和眼肌有滋養作用，眼肌能維持上皮組織正常機能，減輕黑眼圈。

4. 多喝綠茶，綠茶所含有的茶多酚，能抑制自由基對皮膚支持纖維造成的破壞；綠茶還含有維生素A、B、C、D、E、K等多種維生素。

5. 早上喝1杯蘿蔔汁或番茄汁，其中所含的胡蘿蔔素具有消除眼睛疲勞的功用。

6. 多喝清水，有效地將體內廢物排出，減低積聚機會，亦可減少黑眼圈，最好每天飲8杯。

7. 若因肝臟功能不好而引致黑眼圈，需多吃芹菜、茼蒿等綠色蔬菜，水果則宜多吃柑桔類。

中藥草療法

1. 每天喝1杯紅棗水，有助加速血氣運行，減少瘀血積聚，亦可減低因貧血而患黑眼圈的機會。

2. 黃精30公克、生地15公克、瘦肉15公克、蜜棗少許。所有材料加水煮沸，再以小火煮2個小時左右。這道藥膳可幫助血管循環，

185

改善黑眼圈。

生活療法

1. 避免阿斯匹靈，因其爲抗凝血
   劑，使血液不易凝結，會使造成
   黑眼圈的出血不易停止。

刮痧療法

1 用無名指按壓瞳子髎穴（在
眼尾處）、球後（下眼眶中外
1/3處）、四白（下眼眶中內
1/3處）、睛明（內眥角內上
方）、魚腰（眉正中）、迎香
（鼻翼外側），每個穴位按壓3
～5秒後放鬆，連續做10次。

2 用中指和無名指（中指放在
上眼瞼，無名指放在下眼瞼）
輕輕地由內眥向外眥輕拉按
摩，連續10次。用食指、中
指、無名指指尖輕彈眼周，3
～5圈

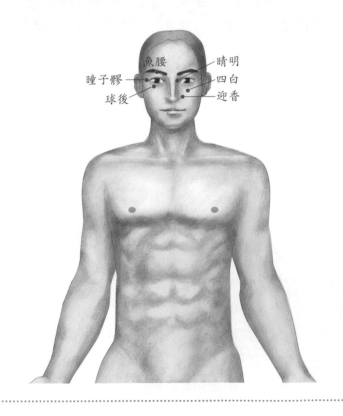

魚腰　晴明
瞳子髎　四白
球後　迎香

2. 勿擤鼻涕，以免因壓迫與眼眶相鄰的鼻竇，而使空氣注入眼皮下，不但造成腫大，也會增加感染機會。

3. 把泡過的茶葉包瀝乾茶汁，放在冰箱中片刻，取出敷眼。記住一定要瀝乾茶汁，否則茶葉的顏色反而會讓黑眼圈更加明顯。

4. 馬鈴薯削皮然洗淨，切2公分厚片；躺臥，將馬鈴薯片敷在眼上，約5分鐘，再用清水洗淨。

5. 將蘋果切片，緊閉眼睛，把蘋果片放在眼袋位置，15分鐘後，拿掉蘋果片，用沾濕的棉花球輕拭眼睛。

6. 蜂王粉1茶匙、蜂王漿1花匙，混和後在黑眼圈位置薄薄地敷上一層。1小時後用清水洗去。每天敷1次，1星期見效。

7. 由於化妝品微粒滲透所引起者，則停用化妝品，或考慮改用其他品質較佳的化妝品。

8. 充分的睡眠及休息，可改善由於過度疲勞所引起的黑眼圈；熱敷、按摩，可改善眼部的血液循環，減少靜脈淤血。

9. 用冰袋或1包冷凍的蔬菜放在黑眼圈周圍，可以減輕水腫和收縮血管。

10. 洗淨荸薺及蓮藕，荸薺刮皮，然後將蓮藕、荸薺切碎。將材料放入搾汁機，再加2杯水攪拌，濾渣取汁，敷眼10分鐘。

● 如何預防

★ 因皮膚色素沈著，較難處理，可用美白皮膚法或用化妝品來補救。

★ 充分的睡眠及休息，熱敷按摩，可有效改善眼部的血液循環，減少靜脈淤血。

★ 改正不良的飲食習慣，不要吃過鹹的食物和刺激性大的食物，不要抽菸、喝酒。

★ 治療慢性疾病，加強營養，適當補充維生素C、A、E。

過敏

■ 何時該去求醫？

★ 當有嚴重痙攣、嘔吐、腹脹或腹瀉時，可能有嚴重食物過敏或其他過敏反應，也可能爲食物中毒，必須及時就醫。

★ 呼吸極度困難或疼痛，顯示：哮喘發作、其他嚴重過敏反應或其他心臟病發作。

★ 突發皮膚腫脹伴隨明顯潮紅及搔癢，同時心跳加快，顯示過敏性休克可能要發作，應及時就醫。

★ 去除病因，經適當治療1～2週後可痊癒，但如再接觸致敏原，會再發作，反覆接觸，反覆發作。

■ 症狀

★ 在接觸部位發生水腫性紅斑、丘疹、大小不等的水皰；初起皰內液體澄清，感染後形成膿皰；水皰破裂形成糜爛傷口，甚至組織壞死。接觸物若是氣體、粉塵，病變多發生在身體暴露部位，如手背、臉、頸等處，皮炎界線不清楚。

★ 有時由於搔抓將接觸物帶至全身其他部位，如外陰、腰部等，也可發生類似的皮炎。身體若處於高度敏感狀態，皮損不僅限於接觸部位，範圍可很廣，甚至泛發全身。

★ 自覺症狀輕者搔癢，重者灼痛或脹痛。全身反應有發熱、畏寒、頭痛噁心及嘔吐等。

★ 打噴嚏、喘息、鼻充血及咳嗽，顯示有哮喘，或是藥物過敏及呼吸道過敏症。

★ 有時候也會表現爲關節僵硬、疼痛及腫脹。

■ 什麼原因造成的？

★ 過敏性疾病，常常與體質、環境、感染等三大因素有關。

★ 可引起接觸性皮炎的物質很多。有些物質在低濃度時有致敏性，在高濃度時有刺激性和毒性。按其性質可分爲3類：

　①動物性：動物毒素，昆蟲分泌物、毒毛等。

②植物性：花粉、植物葉、莖、花及果實等。

③化學性：是引起接觸性皮炎的主因，包括金屬及其製品、塑膠、橡膠、香料等。

★春天容易過敏。因為氣候忽冷忽熱、乍暖還寒，皮脂腺和汗腺難以平衡，使皮膚敏感；其次春天的風沙粉塵，也是引起過敏的重要因素；皮膚剛經過多天的乾冷，由於天氣回暖，皮膚脆弱敏感，對陽光的抵抗力減弱；且春天細菌活動力強，容易引起皮膚炎症、斑疹等。

★少女的皮膚又最容易過敏，青春期女孩的皮膚柔嫩細緻，對外界刺激、防禦能力較弱，很容易演變成敏感、乾燥肌膚。

● 自然療法 ●

芳香療法

為治療鼻充血，將1滴薰衣草精油和1匙基礎油，如甜杏仁或向日葵油混合後，塗在鼻竇表面的皮膚。尤加利及薄荷精油也有減輕鼻充血的作用，可塗在手帕上吸入。

飲食療法

1. 吃維生素C及生物黃酮，後者具有類似抗組織胺類藥的作用。

2. 吃清淡的食物，忌食辛辣、油炸食物，以及容易引起過敏的食物，如酒、海鮮等，多吃新鮮蔬菜或水果。

3. 洋蔥和大蒜等含有抗炎化合物，可防過敏症的發病。

4. 有多種蔬果可以抵抗過敏症，花椰菜和柑橘類功效特別顯著。

5. 過敏性體質的人，血液中游離胺基酸比健康人少，若能增加血液中的游離胺基酸，過敏症的發病率將大幅降低。豆漿中這種物質含量最豐富，過敏性體質者最好每天喝些豆漿。

中藥草療法

1. 麻黃煎水喝，有類似腎上腺素的作用，會減輕充血反應，有呼吸困難時，也可擴張支氣管。高血壓及心臟病患者，忌用麻黃。

2. 地膚子、浮萍各30公克；蟬蛻9
   公克；用水煎成茶，每天喝。
3. 桃樹葉、艾草各30公克；白礬15
   公克、鹽9公克；用水煮湯汁浸
   浴，每天1～2次。
4. 蒼耳子、荊芥、防風各15克；蔥
   白1根；加水煎服，每日1劑。

1. 一旦發生過敏，應立即停止接觸
   過敏原（如化妝品或某些刺激
   物），並避免直接吹風及紫外線
   照射，避免接觸熱、酒精、機械
   性刺激（如摩擦）等。
2. 盡量不化妝或不化濃妝；如果出
   現皮膚過敏後，要立即停止使用

刮痧療法

1 用指尖從兩側嘴角下經鼻翼兩側一寸
處向上推至攢竹穴，然後再沿眉毛向
外推至眉毛外側，再向下推至太陽
穴，然後按壓角孫穴、風池穴；每個
穴位尖按摩20～30次左右。

2 按壓完頭部的穴位，
可再按壓神闕穴，方
法是用雙手手掌按摩
臍部50次左右。

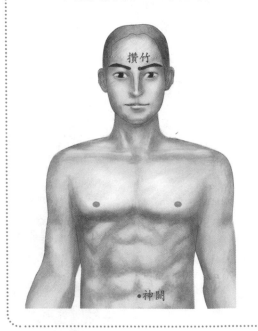

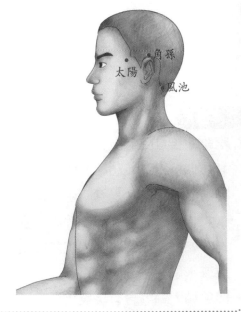

任何化妝品，對皮膚進行觀察和保養護理。

3. 氣溫偏暖季節，過敏症患者常以為外界氣溫較暖，便忽略對皮膚的保養，或過多使用面霜、去油脂的潔膚用品，反而容易破壞皮脂腺、降低皮膚抵抗力，引發過敏。許多人皮膚過敏後，又停止護理保養，致使皮膚水分不足，容易起皺，導致惡性循環。

4. 皮膚要保持清潔，常用冷水洗臉或用布沾冷開水敷臉，輕度患者敏症狀翌日可消失。

5. 不論寒暑與季節，過敏症患者都要十分小心護理皮膚，除了保持每天3次洗臉外，還可擦拭凡士林等不具刺激性的保養品。

6. 生活要有規律，保持充足的睡眠和必不可少的運動鍛鍊，並保持心情舒暢。

● 如何預防

★ 食物過敏症：使用發酵乳製品來代替牛乳製品；養成仔細閱讀食品標籤的習慣，避免吃到已知致敏原。

★ 去除病因，遠離過敏原。

★ 保持皮膚清潔。春天多風沙，灰塵與分泌旺盛的皮脂相混合，容易造成皮膚粗糙，故應時刻保持皮膚清潔，可用溫和的洗面乳及柔膚水，幫助殺菌、清潔、柔軟肌膚。

★ 多吃新鮮水果、蔬菜，少吃刺激性強、易引起過敏反應的食物，如海鮮、筍類等。

★ 早晚用冷水洗臉，避免過度日曬造成皮膚灼傷、出現紅斑、發黑及脫皮等過敏現象。

★ 盡量不化濃妝。

★ 使用同一牌子化妝品，選擇不含濃烈香味、酒精等刺激性化妝品。

★ 過敏性體質的人應盡量避免接觸易引起過敏的食物、藥物、植物及化學物品，減少過冷、過熱及日曬的刺激。

痤瘡

■ 何時該去求醫？

★ 經過自行調理，痤瘡仍然不見有好轉。

★ 發展迅速，大有蔓延之勢。

★ 嚴重影響到生活工作。

★ 懷疑痤瘡是服用藥物之後產生的副作用。

★ 經過使用非處方藥2～3個月的治療後，痤瘡還沒有好轉，就需要檢查是否需要內科治療。

■ 症狀

★ 臉頰和鼻翼常發紅，有酒糟鼻（紅斑痤瘡）的跡象。

★ 皮膚上持續、反覆出現紅斑或腫塊，通常稱為丘疹。這些小丘疹會發炎或充滿膿汁，常發生於臉、胸、肩、頭或後背上部，青少年特別容易發生。

★ 發炎、充滿體液的皮下腫塊，約為0.3公分的大小，通常為結癤或囊腫。

★ 皮膚下面膨起斑點，稱栗粒疹。

★ 在中心部位為暗斑，伴有開口，稱為黑頭粉刺。

★ 紅色腫脹或腫塊，有時候可以看見充滿膿汁，稱為膿皰，是由栗粒疹和黑頭粉刺發展而來的。

■ 什麼原因造成的？

★ 性激素睪丸脂酮反應過敏，引起皮脂腺的分泌增加，就會長出青春痘，俗稱痤瘡。

★ 皮脂腺管的內壁細胞變得很黏，導致老細胞死亡後不脫落，聚集起來阻塞皮脂腺孔，凝固變成黑頭或者白頭粉刺。

★ 當細菌在皮脂堵塞的地方大量繁殖的時候，就會使得痤瘡發炎和腫大，嚴重的時候會變成硬塊和膿包。

★ 服用某些藥物，如避孕藥、類固醇和抗癲癇藥物，會使得痤瘡變得更加嚴重。

★ 女性患多囊性卵巢症候群也會引發痤瘡。

● 自然療法 ●

芳香療法

1. 將杜松果油及大西洋雪松油各2滴，加入半杯水中調勻，白天每2小時用棉花球沾取，塗抹患處一次。

2. 在1湯匙荷荷芭油或甜杏仁油中，加入2滴杜松果油，按照上述方法塗抹於患處。

3. 將苦橙葉油及大西洋雪松油各2滴，加入5茶匙荷荷芭油中調和，每晚塗抹於患處。

4. 將薰衣草油或天竺葵油塗抹於患處，每天3次，可以殺菌和加速痤瘡的復元。

5. 將羅馬春黃菊油與苦橙葉油塗抹於患處，每天3次，可以減輕皮膚發炎。

飲食療法

1. 每天攝入足夠的維生素A，如牛奶、奶油、雞蛋與肝臟中都含有豐富的維生素A。

2. 減少吃辛辣刺激性的食物，如辣椒、蔥、大蒜之類的食物。

3. 減少攝入含油量過多的食物，如動物脂肪、奶油製品等。

中藥草療法

1. 將等量的乾蒲公英根、牛蒡、蕁麻、羊蓍草、八仙草（bedstraw，多年生草本植物，有鎮靜安眠的效果）以及紫椎花煮成藥草茶，每天喝1～2杯。

2. 將2～3茶匙的乾羅勒加水（約0.5公升）煮沸，離火、放涼了之後，用棉花球沾取湯汁再塗抹患處。

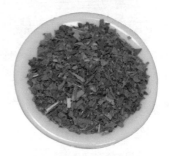

↑羅勒。

3. 每天將沸水倒入大碗中，用毛巾蒙著頭，俯在碗上，以蒸氣薰臉5～10分鐘；然後將皮膚擦乾淨，塗上玫瑰水、接骨木花水、以及蒸餾過的金盞花茶。

✚ 不能自行用手擠破痤瘡

　　由於痤瘡會奇癢難耐，有些人會忍不住用手去擠，這樣在臉上會留下難看的疤痕。由於我們的手上帶有大量的細菌，所以用棉花沾取草藥茶或香油精塗抹痤瘡前，一定要先洗乾淨手，而且每次應該用一個新的棉花球。也不要養成用手遮臉的習慣。

● 如何預防

★避免出過多的汗，別在太潮濕的地方待的太久，悶熱會使得痤瘡更加嚴重。

★別讓頭髮垂下來碰到臉部，尤其是頭髮油膩的人。

★盡量避免觸摸臉部。

★使用髮膠或定型產品的人，如果前額有痤瘡，不妨停止使用一段時間，然後看症狀是否有減輕。

★使用不含油分、不會使皮膚過分乾燥的肥皂洗臉。

★如果使用潤膚品，應該使用性質溫和、不油膩的產品。

★男性可以試著用薰衣草、洋甘菊或者茶樹精油等草藥製劑來代替含有酒精的刮鬍水。

★每天曬半個小時的太陽，陽光中的紫外線可以幫助痤瘡早日痊癒，但不要在上午10點到下午3點陽光最強烈的時候曬太陽。

★選擇不含油、不含PABA（對氨基苯甲酸），以及不會阻塞毛孔的防曬油等。

★避免食用加碘的食物添加劑、加碘食鹽和其他加碘的食物，會加重痤瘡的情形。

褥瘡

■ 何時該去求醫？

★臥床不起或長期不能活動、皮膚發炎疼痛，有潰爛跡象。

★潰爛會產生一些分泌物，含有膿或變得惡臭。

★如果傷口潰爛變黑，表示感染或組織壞死，應及時就醫。

■ 症狀

★發炎、疼痛、皮膚紅斑，尤其易於出現臥床或被束縛在輪椅上的人的肩胛骨、脊背、下背部、髖關節、膝、踝部。

★出現以上症狀的部位出現擦傷、開放性的潰瘍病，是由於皮膚表層破損和潰爛。

★開放性的褥瘡可能很快潰爛。

■ 什麼原因造成的？

★褥瘡多發生於體質虛弱、長期臥床的病人，是身體局部組織長期受壓，血液循環發生障礙，不能供給皮膚和皮下組織所需的營養，以致局部組織失去正常機能而形成潰瘍和組織壞死。

★神經損傷的病人，植物性神經功能發生障礙，影響神經對皮膚的營養功能，使病人容易發生皮膚損傷、壞死和潰爛。

★長期臥床的病人衛生條件比較差，行動困難不易保證個人衛生，如不經常洗澡，換衣服等，這就很易生成褥瘡，生成後難以治療。

★皮膚不能經常透氣，也是形成原因之一。

★營養不良既是導致褥瘡的內因之一，又可影響褥瘡的癒合。

★由於頭部無法減緩的壓力和身體承受體重而產生褥瘡。

★體重不足、癱瘓、循環障礙、心臟問題、脊髓損傷或動脈硬化也可引起褥瘡。

★因截肢而癱瘓、中風、昏迷、晚期糖尿病等及其容易感染褥瘡。

● 自然療法 ●

飲食療法

1. 每天需要飲用大量的水，以防止患者的皮膚變乾和脆弱不能抵抗壓力。

2. 服用一定量的維生素和礦物質，尤其是維生素A、C、E、複合B和鋅，可促進皮膚的生長和修復。維生素C尤其對褥瘡的癒合有幫助。

3. 飲食應清淡一些，多吃些番茄、青菜、萵苣等富含維生素的蔬菜，以及富含優質蛋白質的瘦肉、魚類、豆製品等。蛋白質是身體修補組織所必需的物質，維生素也可促進傷口癒合。

中藥草療法

1. 使用沼澤裡綿葵屬植物的根莖作成的膏藥；或用榆樹皮、綿葵植物根和紫椎花各相等量研成粉末，混合少量的熱水製成糊劑。

↑生地榆。

2. 黃連20公克、黃柏20公克、黃芩20公克、生地榆20公克，用75%酒精泡1週即可用。每日塗患處數次。

生活療法

1. 被限制在床上或輪椅上的病人醒著的時候，一定要盡可能地挪動身體，至少2小時1次。如果自己不能動，應由別人幫助移動。

2. 在病人腳上、膝、脊背和肩的部位，用軟墊或布縫製上泡墊，並經常調整他們，使之置於舒適的位置。

3. 不要拉或抽動病人的床上用品，因爲摩擦將導致皮膚損傷。

4. 用鹽水或雙氧水清洗創口，除去壞死的皮膚，然後將敷料覆在上面而不黏上受損的皮膚。

5. 將2滴茶樹精油放入1杯水中，可製成抵抗感染的清洗劑。

看看您患褥瘡的可能性有多大?

分值	4分	3分	2分	1分
精神狀況	清醒	淡漠	模糊	昏迷
營養狀況	好	一般	差	極差
運動情況	運動自如	輕度受限	重度受限	運動障礙
活動狀況	活動自如	扶助行走	依賴輪椅	臥床不起
排泄控制	能控制	尿失禁	大便失禁	二便失禁
循環	毛細血管再灌流迅速	毛細血管再灌流減慢	輕度水腫	中度至重度水腫
體溫	36.6～37.2℃	37.2～37.7℃	37.7～38.3℃	＞38.3℃
使用藥物	未使用鎮靜劑或類固醇	使用鎮靜劑	使用類固醇	使用鎮靜劑或類固醇

● 如何預防

★ 被束縛在輪椅或者臥床的人應經常移動他們的位置。

★ 經常洗澡並完全擦乾,皮膚使用輕柔不刺激的洗劑潤滑。

★ 穿乾淨的、乾燥的、結實合適的、不僵硬的棉鞋及寬鬆合適的衣服。

★ 將敏感的部位墊在泡泡床墊、水床或羊皮墊上。

★ 用不同壓力的床墊,分隔成兩部分,獨立充氣或放氣,調整施加在病人身上的壓力。

★ 對臥床病人定時採用50%酒精按摩骨骼凸出部位的皮膚,如尾椎部、髖部、枕部、肩胛部、肘部、足跟等,以促進局部血液循環,避免或減少褥瘡的發生。

靜脈曲張

■ 何時該去求醫？

★ 腫脹變成無法忍受，或曲張靜脈上的皮膚容易剝落，潰爛形成褐色或容易出血，可以切除曲張靜脈，避免進一步發展引起嚴重的循環系統疾病。

★ 紅色靜脈曲張，這可能是靜脈的發炎症狀，是一種嚴重的循環系統疾病。

★ 切除受傷的曲張靜脈，控制出血，積極治療預防併發症。

■ 症狀

★ 腿和腳部血管突出呈淺藍色。

★ 腿疼痛、觸痛，尤其伴隨腳踝和腿部長時間站立後腫脹。

★ 隆起的繩索狀藍色靜脈，顯示淺表性靜脈曲張。

★ 患者在站立稍久後，病肢有痠脹、麻木、困乏、沈重感、容易疲勞、平臥休息或抬高患肢後，上述症狀消失。

★ 肢體疼痛，有時候伴隨腫脹，但無突出可見的藍色靜脈，顯示深部靜脈曲張。

★ 嚴重的靜脈曲張症狀表現為：變色、脫皮；皮膚潰爛，持續的非間斷性疼痛等。

■ 什麼原因造成的？

★ 曲張是由於血壓的慢性增高引起的，因而使靜脈擴張；血流聚集於靜脈中，引起靜脈壓增加和充血，從而引起血管隆起，扭曲變形。由於淺部靜脈比深部靜脈對其周圍肌肉支援更少，更容易形成靜脈曲張。

★ 單純性下肢靜脈曲張的發病原因，為靜脈瓣膜功能不全、靜脈壁薄弱和靜脈內壓力持久增高。

★ 靜脈瓣膜功能不全的原因，主要是靜脈瓣膜缺陷所致。靜脈瓣膜缺陷與靜脈壁薄弱，是全身支援組織薄弱的一種表現，與遺傳因素有關。

★ 造成下肢靜脈壓力持久增高的重要原因，是長久站立和腹腔內壓增高。

★任何使腿部或腹部壓力過高的情況，均可以引起靜脈曲張。

★懷孕和肥胖也會引發靜脈曲張。

★在很罕見的情況下，慢性便秘和腫瘤也會引起靜脈曲張。

● 自然療法 ●

芳香療法

用檸檬、大竺葵、絲柏、葡萄籽等精油，輕抹在靜脈上，至完全吸收，並可以從下到上輕撫，舒緩靜脈曲張和腿部疲勞。

中藥草療法

1. 白蘚皮30公克、馬齒莧30公克、苦參30公克、蒼朮15公克、黃柏15公克；所有藥材用紗布包紮好，加水煎煮後，濾渣取汁，趁熱薰洗患處，每天1～2次，每次1小時。如果有傷口，薰洗後再換藥。

2. 當歸、川芎、雞血藤、透骨草、艾葉、制川烏、紅花、桂枝、牛膝各15公克；藥材以水浸泡40分鐘，再以小火煮沸，30分鐘後離火、趁熱薰蒸患部。（要和藥湯保持距離，蒸汽熱度以能忍受為限，避免燙傷）。每天2次，每次20分鐘。10天為1療程。

生活療法

1. 平時閒暇的時候，可以利用別的物體抬高下肢。睡眠時，可用枕頭適當墊高雙腿，以促進下肢的血液回流。

2. 平時可以穿長筒彈力襪，壓迫下肢靜脈，減少其充血、擴張與血液淤滯。

3. 患者要養成良好的排便習慣。習慣性便秘者，睡前喝1杯白開水或口服輕瀉劑，避免長期、長時間蹲姿。

4. 每天用溫水泡洗患肢1～2次，擦乾後塗身體乳液保護。

5. 保護好下肢，避免外傷，哪怕是輕微的外傷也要避免。

按摩療法

1 擠壓小腿：患者坐在靠背椅上，腿伸直放在矮凳上，請別人將拇指與四指分開，放在患者小腿後面，由足跟向大腿方向按摩、擠壓小腿。

2 搓揉小腿：患者坐姿如上，請別人將兩手分別放在患者小腿兩側，由腳踝向膝關節搓揉小腿肌肉，幫助靜脈血回流。

3 按摩時，由輕到重、方向由下向上，持續10分鐘，每天可以做 1～2 次。

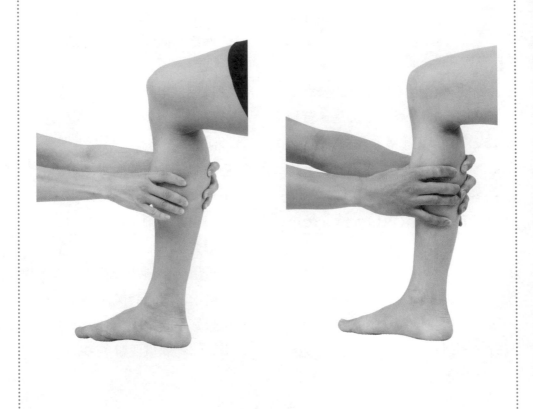

靜脈曲張的併發症

長期患靜脈曲張，容易出現以下併發症：

★**血栓性淺靜脈炎：**

由於血液長期淤滯，在曲張的靜脈中會形成血栓，導致靜脈壁炎症，表現為局部紅、腫、熱、疼，長期不癒。

★**靜脈結節破裂出血：**

曲張靜脈結節的管壁較薄，並常與萎縮的皮膚相黏連，輕度損傷即引起破裂出血。

★**靜脈性皮炎、淋巴管炎：**

長期靜脈高壓，皮膚出現營養障礙而變薄，導致搔癢、脫屑、色素沈著（呈褐色、黑色、花斑樣）、滲出（流體液或膿水）。

★**潰瘍形成，又叫靜脈曲張性潰瘍：**

由於靜脈長期淤血，毛細血管滲透壓增加，導致周圍組織水腫，局部組織抵抗力降低，輕度損傷極易發生潰瘍。

● 如何預防

★凡有單純性靜脈曲張家族史者，大都在青春期以後不久發病，所以應在兒童和少年時期，養成適當運動的習慣，增強全身體質，加強靜脈管壁。

★長期從事站立工作或強體力勞動者，宜穿彈性襪保護雙腳靜脈。

★長期從事站立工作者，應經常走動或定時活動身體，要多做踝關節的伸屈活動，使腓腸肌能發揮有效的虹吸作用，減輕淺靜脈內的壓力。

★吃低脂、低糖和低鹽的食品，大量喝水，補充維生素C和E。

★孕婦睡眠時，採用左側臥姿，不要平躺，以最大限度減輕子宮對骨盆腔的壓力，該姿勢也可以促進對胎兒的供血。

蕁麻疹

■ 何時該去求醫？

★ 口腔和咽喉受到影響。

★ 伴有頭暈、氣促或脈搏急促。

★ 服藥後發生蕁麻疹。

★ 喉部感到燒灼和刺癢，有發生窒息的危險。

★ 當被蜜蜂或昆蟲叮咬後出現蕁麻疹，並伴有喉部乾燥、咳嗽、冷汗、噁心、頭暈、呼吸困難或血壓急劇下降時。

★ 蕁麻疹反覆發作，持續1個月或1個月以上。

★ 出現血管神經性水腫症狀，特別是有頭面部和頸部症狀時。

★ 輸血後出現蕁麻疹，可能是對所輸血的血液產生過敏反應。

■ 症狀

★ 蒼白隆起形狀不一的皮疹，周圍被紅疹圍繞，通常較癢。

★ 皮膚表層下方的組織腫脹，非常刺癢，常出現在眼和口唇周圍。

■ 什麼原因造成的？

★ 過敏反應導致部分皮膚細胞釋出組織胺，該處的小血管擴張，血管壁變得可以滲透，引起發炎或刺癢，產生一塊塊蕁麻疹。

★ 太陽曝曬，極冷、極熱的天氣和精神緊張，也可能引發蕁麻疹。

★ 食用了魚、蝦、蟹、蛋、牛肉等過敏食物後會引發蕁麻疹。

★ 生活中的植物性食物如草莓、可可、番茄、大蒜等也可能成為過敏原。

★ 食品的添加劑，如調味品、色素、防腐劑等，也會導致過敏。

★ 食物腐敗、分解的多肽類、鹼性多肽等物質，如臭豆腐、臭蛋、變質水果等，或食物中的蛋白質未能被很好地消化，以肽或消化蛋白質的形式被吸收進入血液中，也極易引起過敏反應。

★ 吸入動物的毛、皮屑、花粉、汽油、粉塵乃至真菌的孢子等，常常也是引起過敏的原因。

★ 少數病人與用藥有關，如青黴素、血清製品、疫苗、磺胺類製

劑等,都可能是過敏原;更有部分病人和體內鏈球菌、結核菌、肝炎病毒的感染,或結締組織病(如紅斑性狼瘡)、血管炎、腫瘤等等,釋放某些因數引起的過敏反應有關。

★昆蟲叮咬也是導致蕁麻疹發生的原因。

● 自然療法 ●

飲食療法

1. 每天2次,每次服用500毫公克含類黃酮的維生素C補充劑。

2. 患者宜食清淡、富含維生素的食物,如麵條、米飯、粥,同時配新鮮蔬菜類等。

3. 禁食辛辣刺激性食物及不新鮮蝦、蟹、章魚、蚵、魚、貝類,或竹筍、糯米、巧克力、咖啡、香辛料、砂糖等。

4. 皮膚容易起蕁麻疹的人,可以常食用芝麻,改善體質、增強體力、強化肌膚;常吃黑芝麻醬效果良好。

5. 將芋頭莖(乾)30～60公克洗淨,加適量豬排骨燉煮,可除熱散風,用於治蕁麻疹。

中藥草療法

1. 每天喝2杯纈草或春黃菊茶,可舒緩焦慮或緊張引起的蕁麻疹。

2. 蘆薈軟膏可減輕蕁麻疹刺癢。

3. 用春黃菊、繁縷或接骨木花清洗患部。

4. 每天2次,每次喝1杯蕁麻、牛蒡、紫椎花和或藥蜀葵茶,可以抗組織胺的作用。

5. 若因為吃魚、蝦、蟹而出現蕁麻疹,可以食用大量新鮮的紫蘇葉,或以乾紫蘇葉5公克、200公克水煎煮成茶,常喝有益。

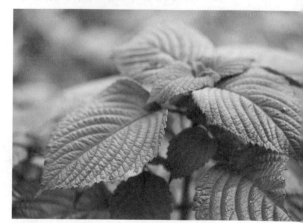

↑ 紫蘇。

6. 在患部塗金盞花、繁縷、聚合草、接骨木花或車前草所製成的油膏。

生活療法

1. 在洗澡水中加3湯匙蘇打粉或5湯匙膠狀燕麥，浸浴10～15分鐘，可以止癢。

2. 在浴水中加9杯醋浸浴，或把1茶匙醋和1湯匙溫水調勻，用棉花球沾稀釋的醋，擦拭疹塊。

3. 塗一些黃瓜汁在發癢的部位，或把黃瓜片敷在上面。

4. 在洗澡水中加入6匙燕麥粉、3匙玉米粉或碳酸鈉及強力繁縷草洗液，可治療蕁麻疹。

5. 取生的桃葉陰乾，搗碎放入紗布袋中，置於浴缸內。將水煮沸注入浴缸，待冷卻至適當溫度後，浸泡身體，效果很好。

6. 取3枚枇杷葉葉片，用手掐碎，放入500公克水中煮沸，待煮汁冷卻，用此清洗患部。也可以將枇杷葉放入紗布袋中，放入浴池水中片刻，用作入浴劑。

6. 將韭菜1把放火上烤熱，塗擦患部，每日數次。有清熱，散風的效果。

● 如何預防

★為降低食物過敏的危害，不吃高度精製的食物，因為這種食物會減弱免疫系統的功能。多吃提高免疫力的食物，例如富含必須脂肪酸和維生素A、C的食物。

★感染、精神緊張、睡眠不足、消化系統疾病、香菸菸霧和其他環境污染物、某些藥品、殺蟲劑以及食物中的化學物質，都可能削弱免疫系統，應當小心這些因素對原來無害的食物產生異常反應。

濕疹

■ 何時該去求醫？

★ 出現不能解釋的皮疹，並有家族濕疹或哮喘病史。

★ 在現有的濕疹皮膚損處出現黃色或淺褐色硬痂，或是充滿膿液的水泡。

★ 在濕疹發作期間，與患有病毒性皮膚炎疾病，如冷瘡、生殖器疣或生殖器皰疹的人接觸，濕疹患者發生病毒疾患的危險性增加。

★ 出現大量的膿性小水泡。

■ 症狀

★ 急性濕疹：自覺劇烈搔癢，多形性皮損、紅斑、丘疹、丘皰疹或水皰密集成片，易滲出，境界不清，常伴糜爛、結痂，如感染持續發生，可出現膿包或濃痂。

★ 亞急性濕疹：急性濕疹炎症減輕後，仍有劇烈搔癢，皮損以丘疹、結痂和鱗屑為主，可見少量丘皰疹，輕度糜爛。

★ 慢性濕疹：患處皮膚浸潤肥厚，表面粗糙，呈暗紅色或伴隨色素沈著，皮損多為侷限性斑塊，常見於手足、小腿、肘窩、乳房、外陰、肛門等處，邊緣清楚。

■ 什麼原因造成的？

★ 濕疹與皮膚過敏有關。對於易感人群，常常由於食用某些食品而發病，例如牛奶、雞蛋、小麥、海鮮和堅果，或是吸入經由空氣傳播的刺激物，如塵蟎和花粉等而誘發。

★ 濕疹也可能由於接觸普通物品中的刺激物而產生，例如羊毛製品、合成纖維、樹膠橡膠、某些去汗劑、含氯製品、金屬耳環及其他礦物質鎳及化學品如甲醛，可也存在於免燙人造纖維製品中、上光劑、地毯、消泡劑及顆粒板中。

★ 飲食失節、嗜酒或過食辛辣刺激也會誘發濕疹。

● 自然療法 ●

芳香療法

　　含薰衣草、麝香草、茉莉和洋甘菊等成分的精油，可有效的減緩由過敏引起的濕疹。在熱水中加入幾滴上述精油中的一種，讓整個房間充滿香氣。

飲食療法

1. 每日補充50毫克鋅，因為濕疹患者多半缺乏鋅，而且鋅有助於身體脂肪酸的代謝。
2. 每天吃1次杏子，每次5～6個，把吃剩的果肉吐抹於患處，濕疹可慢慢好轉。
3. 綠豆、百合各30公克，煮成湯後食用。
4. 絲瓜30公克洗淨，加鹽，煮熟後食用。
5. 紅皮甘蔗（連皮去節）和鮮荸薺各30公克，加水煮成湯，當茶飲來喝。
6. 綠豆30公克、白米50公克；先煮綠豆，再加入白米和糖，合煮成粥食用。
7. 取白扁豆30公克、白米50公克一起煮粥，放入少許砂糖，可隨時當點心吃。

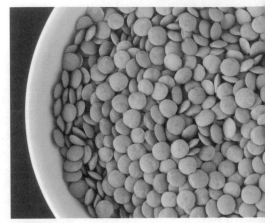

↑ 白扁豆。

中藥草療法

1. 將水500公克燒開，再放入鮮魚腥草100公克（乾草減半），煎3～5分鐘。待冷卻後，用紗布蘸藥液洗患處，每日1～2次，數日即可見效。
2. 苦參、蛇床子各50公克，混合後分成4等份，每天晚上用1份熬煮；煮好後，倒入浴缸中，先採取坐姿，用熱水薰患部，等到水不燙時，再改成坐浴，泡10～20分鐘，然後擦乾身體。連續5～7天，有一定療效。

3. 將馬尾松洗乾淨，用適量水煎煮，待溫度適宜後用其洗擦患處，每天2次，堅持一段時間即可見效。

4. 取黃連25公克，加500公克水濃煎，煎好後加入50公克蜂蜜，稍涼後喝。每天喝3次，每次1小杯。服2天後濕疹緩解，4～5天後可痊癒。

生活療法

1. 為減輕濕疹患者搔癢、幫助皮膚濕度，在溫水浴後塗抹一種外用軟膏，如凡士林或植物油，亦或氧化鋅軟膏、洋甘菊軟膏或金盞花軟膏。

2. 用一個大瓶裝10個核桃皮，加入60度白酒（以沒過核桃皮為限），一星期即可使用。用該酒塗患處，每天2～3次，堅持2個月可治癒。治療期間，忌吃會誘發過敏或刺激性的食物。

3. 在250公克白酒中加入13粒樟腦球，放入耐高溫的容器內，用火加溫至樟腦球溶化，用棉花棒沾濕擦患處，每天擦2次。

4. 綠豆粉30公克，在鍋中炒成灰黑色，再放入蜂蜜、冰片和醋一起調成膠狀，待放涼一點，塗抹於患處。

● 如何預防

★ 為避免誘發食物過敏而引起濕疹發病，至少在孩子1歲前不要給他們吃雞蛋或蜂蜜。

★ 不要讓孩子接觸到菸草的煙霧和寵物毛髮、空氣傳播的刺激物如小蟲子或塵土。

★ 內衣應穿鬆軟寬大的棉織品或細軟布料，不要穿化纖織物。內、外衣均忌羊毛織物及絨線衣衫。

癤

★ 癤引起過度疼痛。

★ 發炎合併發燒，或癤出現在唇、鼻、面頰、前額或脊背。因為這些部位的會有後續發生感染的危險，細菌可以透過血液在體內播散到脊椎或腦。

★ 癤腫非常大。

★ 伴有淋巴結腫大。

★ 出現局部廣泛疼痛。

★ 癤腫處已變軟，表明有化膿。

■ 症狀

★ 癤是大且有壓痛的紅色腫塊，因毛囊受細菌（葡萄球菌）感染所引起。初期是局部出現紅、腫、痛的小腫塊，以後逐漸腫大，呈錐形隆起。數日後，腫塊中央因組織壞死而變軟，出現黃白色小膿栓；紅、腫、痛範圍擴大，再數日後，膿栓脫落，排出膿液，炎症便逐漸消失而痊癒。

★ 癤的初期，是皮下發炎性的結節，令人感到疼痛。大多數出現於臉、頸、臀、腋窩，少部分會見於女性的乳頭。

★ 臉部癤腫如合併顱內感染時，會腫脹嚴重，伴隨有寒顫、高熱、頭痛等海綿竇感染性栓塞。

★ 癤一般無明顯全身症狀，但若發生於血流豐富的部位，全身抵抗力減弱時，可引起畏寒、發熱、頭痛和厭食等症狀。

■ 什麼原因造成的？

★ 透過刀傷口、抓傷和其他皮膚破損進入體內的細菌，進而導致癤的產生。

★ 免疫疾病、糖尿病、暴露在某些化學物質下、皮質類固醇的過度使用、石油成分的製劑用在皮膚病上也可患癤。

★ 人體皮膚的毛囊和皮脂腺通常都有細菌的磨擦和刺激，這些情況都會導致癤的發生。

★ 因夏秋季節，氣候炎熱或在強光下曝曬，受到暑毒所致。

★ 因天氣悶熱，出汗不順暢、體熱

散不出去，引起痱子，患者因為癢而反覆搔抓，皮膚被抓傷，感染細菌而生。

● 自然療法 ●

飲食療法

1. 可吃加鋅的食鹽或葡萄酸鋅，其他含鋅食物，如大豆、葵花子、麥麩、酵母片、紅糖等。

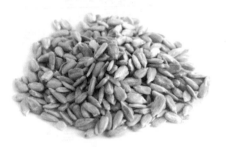

↑ 葵花子。

2. 宜食性味清淡、寒涼之食物，如馬蘭頭、馬齒莧、冬瓜、紅白蘿蔔、苦瓜、絲瓜、綠豆、紅豆、百合、菊花腦、芹菜等。
3. 忌食生薑、胡椒等辛辣刺激的食品，以及芥菜、黃魚、蝦、蟹、雞頭、鵝肉、豬頭肉等發物。應避免食用油炸食品及肉類罐頭。
4. 麵粉適量調成糊，將洗淨擦乾水分的鮮香椿葉250公克放到麵糊中，做成餅，用油兩面煎黃，趁熱食用，可適用於熱癤。

中藥草療法

1. 飲用蒲公英、菊花或紫羅蘭所煮成的茶。

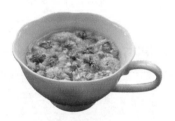

↑ 菊花茶。

2. 選擇用藥蜀葵製成的軟膏、由滑榆樹葉製成的敷劑，和由沒藥製成的酊劑。
3. 將茶樹精油塗在癤上，可以抗感染，每天擦4～6次。另佛手柑、薰衣草和洋甘菊的精油也有同樣療效。
4. 用金銀花、菊花煮成茶飲，多喝有益。

209

生活療法

1. 取15公克綠豆、2顆大蒜一起搗爛，塗於患處，每天敷1次。

2. 癤周圍皮膚應保持清潔，並用70%酒精塗抹，以防止感染擴散到附近的毛囊。

3. 洋蔥搗爛，加入蜂蜜調成膏狀。先將癤周圍用消毒過的針刺破，然後把洋蔥蜜膏敷於瘡上，再用紗布覆蓋。

4. 新鮮大蒜、醋各適量。將大蒜搗成糊狀，包入消毒紗布中絞汁，與同等量的米醋放入鍋內，小火熬煮成膏狀，外敷患處，每天換1次藥。輕者3天、重者7天為 1個療程。

5. 乾花椒15公克、鮮韭菜50公克一起搗爛，加入茶油調勻，每天搽患處1次，2～3次即就可痊癒。

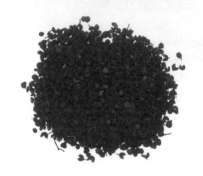

↑ 花椒。

● 如何預防

★ 注意皮膚清潔，特別是在盛夏，要勤洗澡、洗頭、理髮、勤換衣服、剪指甲，尤應注意家中幼兒的清潔問題。

★ 發現小範圍的皮膚傷口，應馬上處理。

★ 不要與患癤或其他感染的人共用毛巾、床單、衣服或運動用品。

★ 不要擠壓癤。膿液可能使感染擴散並導致併發症，例如後續的感染或癰（carbuncle，一種金黃色葡萄球菌引起的皮膚感染；典型的癰是由2個或更多、底部相通的癤組成）。

曬傷

■ 何時該去求醫？

★ 有灼傷水泡，伴有寒顫、發燒、噁心。

★ 皮膚嚴重發紅或起泡。

★ 曬傷後，眼睛感到特別疼痛、流淚，應及時就醫檢查，以確定是否角膜受損。

■ 症狀

★ 輕度皮疹到嚴重的紅色或粉紅色皮膚褪色，皮膚發燒、敏感。曬傷在暴露日光後1～16小時出現，24小時達高峰，然後褪爲褐色或棕色。

★ 小而充滿液體的水泡會搔癢，最後破裂，剝去皮膚顯露出嫩而發紅的皮膚下層。

★ 皮膚發紅、起水泡，伴有寒顫、發燒、噁心或脫水。

■ 什麼原因造成的？

★ 形成曬傷的主要原因，是皮膚長期裸露在太陽下面，陽光中的紫外線降低和損害皮膚的免疫功能，使皮膚降低了對抗外來微生物和病毒的抵抗力而引起疾病，嚴重者可導致腫瘤的形成。

★ 人類皮膚對不同波長範圍的紫外線的反應：400～1400 nm（十億分之一公尺，是一種用來測量光線波長的單位）的紅外線輻射，會使皮膚變紅，但輻射過後很快消退；320～400nm（UVA）波長紫外線會氧化表皮中的還原黑色素，而直接曬黑皮膚，一般不會引起紅斑；280～320nm（UVB）波長紫外線，會使皮膚引起急性皮炎（紅斑）和灼傷。

● 自然療法 ●

芳香療法

在乳酪中滴2滴薰衣草油，充分調勻後塗於面部，使肌膚既可呼吸自如，又有效治療了曬傷後的肌

膚。或者將薰衣草油直接滴入洗澡水中沐浴。

中藥草療法

1. 蘆薈有去瘀、消炎的天然療效，將蘆薈的果肉敷在皮膚上，有鎮痛美膚效果。如果將蘆薈與蛋白、蜜糖混合，也可做成面膜，效果更好，也不會出現滴漏情況。整個敷面過程約15～30分鐘，然後用水清洗臉部。

2. 取千里光50公克、大黃30公克，一起放入400毫升的70％酒精中，浸泡1週後備用。使用時，可用棉花棒沾藥汁塗抹患處，每天3～4次。

3. 取苦參、川椒、白礬、地膚子、蛇床子各30公克，加水煮沸，先薰後洗患處，每天1劑，分3次薰洗，每次約20分鐘。

生活療法

1. 冷水浴，並在水中加入幾匙蘇打液或醋類液體，對於輕度燙傷的止痛、止癢、消炎有效。

2. 用冰塊在曬傷處進行冷敷。

3. 用紗布沾滿生理鹽水或清水，放入冰箱冷凍約10分鐘，再敷於肩、背、胸、手臂等曬傷處約20分鐘，讓冰涼的清水安撫肌膚，可以迅速補充表皮流失的水分。

4. 用冷敷或藥膏止癢，止痛可用阿斯匹靈，冷水可減輕症狀。

5. 應多喝水，使皮膚保持水分，不要將水泡擠破，否則會使感染的機會增大。

6. 當皮膚有破損或水泡破裂，輕輕地去除表面的乾燥部分，以抗生素軟膏或氫化可體松霜塗抹破皮處。

7. 抹一些太白粉，可以減輕輕度曬傷帶來的不適。

8. 將新鮮黃瓜切成薄片，浸入牛奶，放入冰箱凍一會兒，再貼於患處。或者用黃瓜汁敷在疼痛的皮膚上約10分鐘，清涼透入皮膚，疼痛自然消減。敷後，身體再用水沖洗乾淨。

9. 將一些馬鈴薯或胡蘿蔔汁敷在皮膚上20分鐘，再用水沖洗乾淨即可。

10.曝曬後，可用西瓜皮搗汁，加入蜂蜜做成面膜，敷在傷痛

處，同樣可以減輕曬傷皮膚的腫痛和脫皮現象。

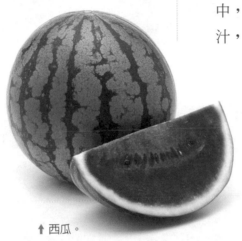

↑ 西瓜。

11.洗淨荸薺、蓮藕。荸薺去皮，與蓮藕都切碎，放入榨汁機中，加入2杯水打成汁，濾渣取汁，敷在曬傷處10分鐘。

● 如何預防

★ 防止曬傷最有效的辦法就是減少直接暴露於日光下的時間，尤其是在上午10點～下午3點。

★ 若必須在下午外出，最好穿著寬鬆衣物，帽沿大一些，還要穿鞋子，保護足及踝。

★ 應特別注意在緯度偏低及地勢高的地區光線輻射強度較大。

★ 所有的液體表面都有反射陽光的能力，還會使光照增加一倍。因此，保護皮膚應選擇防水的防曬霜。

★ 保護好嬰兒的皮膚，避免強烈的陽光照射，並避免讓孩子曝曬。

★ 戴墨鏡可減少紫外線輻射，作用最強是灰色，其次是棕色、綠色。

★ 每天服用 β-胡蘿蔔素、維生素C、E及硒抗氧化劑。曬太陽之後，塗抹含抗氧化劑的潤膚劑。

割傷、擦傷、創傷

■ 何時該去求醫

★ 出血嚴重，或割傷後幾分鐘仍然流血不止。

★ 傷口經過1週還是沒有結痂，或有發炎跡象（紅腫、流膿）。

★ 傷口內有異物。

★ 被骯髒的東西割傷，但傷者在過去5年沒有注射破傷風預防針。

★ 懷疑內出血、頭部損傷。

★ 出現感染跡象：受傷處腫脹、疼痛加劇、滲出物增多或有異味。

★ 損傷影響關節、手指功能。

■ 症狀

★ 疼痛、紅腫加劇，且傷口有一些滲出液。

★ 發燒、淋巴結腫大。

★ 出現從傷口向心臟方向所延伸出的紅線。

■ 什麼原因造成的？

★ 皮膚被鋒利的物體、硬物擦傷或割傷皮下組織引起的出血。

★ 運動前沒有做好充分的暖身活動，或對運動訓練場地沒有規範整理，造成運動創傷。

● 自然療法 ●━━━━━━━━━━━━━━●

芳香療法

1. 將2滴天竺葵油、2薰衣草油及1滴薄荷油混合，滴在敷料上，覆蓋傷口。

2. 敷蓋傷口前，先用金盞花軟膏塗抹傷口。

3. 茶樹精油可殺菌，功效與雙氧水相似。以稀釋茶樹精油洗傷口。

飲食療法

1. 對於小傷口或嚴重創傷開始癒合時，口服維生素E或將維生素E油塗在皮膚表面可促進癒合。

2. 食用富含維生素的蔬菜水果，可以加速損傷皮膚癒合。

中藥草療法

1. 將甘草150公克，研成細粉末，裝入瓷缸或玻璃缸中，用250公克純淨香油浸泡3晝夜，然後用該浸泡液塗患處，有顯著療效。

2. 用金縷梅蒸餾液浸泡紗布，敷在傷口上，可快速止血、減輕疼痛、消腫，以及加速痊癒。

3. 將艾草和薺草的葉子揉搓，敷於傷口處，便能立即止血。

4. 將傷口浸在冷肉桂、紫蘇或荷蘭芹茶中；這些藥茶有殺菌作用。

生活療法

1. 在觸摸傷口之前，先用溫水、肥皂、和消毒劑（如過氧化氫等）清洗雙手。

2. 用溫暖的自來水輕輕沖洗傷口，除去塵土。

3. 用消毒的紗布墊或清洗的布輕拍傷口，將水分吸乾，輕輕按住傷口幾分鐘。

4. 如果傷口較大，可用外科膠帶將傷口兩邊黏在一起。

5. 將傷口浸在小蘇打溶液中，有殺菌作用。

6. 如果擦傷部位較淺，只需塗紅藥水即可；如果擦傷創面較髒或有滲血時，應用生理鹽水清創後，再塗上紅藥水或紫藥水。

7. 受傷時用乾淨的柳絮敷在上面，可以止血、鎮痛，且能加速傷口愈合速度。

● 如何預防

★ 做運動訓練前，必須做好暖身運動，可提升身體和肌肉溫度，提高肌肉靈活性，從而提高肌肉抵抗損傷的能力。

★ 做運動時遵守訓練原則，加強保護，注意選擇好的訓練場地，也是預防運動損傷的重要內容。

★ 做健身訓練的時候，不要讓別人分散你的注意力。訓練中，眼睛注視著鏡中的你和肌肉的動作。

★ 平時加強鍛鍊，提高肌肉力量。

★ 飲食要注意營養均衡。

★ 不要使肌肉過度疲勞。

★ 使用水果刀等鋒利的用具時，要小心謹慎，防止割傷皮膚。

燒燙傷

■ 何時該去求醫？

★一般燙傷都應該及時進行急救，若只傷及表皮、傷口不大，可以進行自己處理。

★傷口面積直徑超過5公分。

★口部或者咽喉部嚴重燒燙傷。

★出現膿液或者紅腫。

★傷口深入表皮以下。

★燒傷由觸電或者化學品引起。

■ 症狀

★深度燒傷表現，為皮膚變白或出現焦痂，嚴重影響到呼吸及血液循環。

★皮膚發紅，有灼痛感。

★皮膚起亮白色水泡。

★化學燒傷表現為皮膚發紅或者水泡，同時伴有頭痛、眩暈、呼吸困難等，嚴重者意識喪失。

■ 什麼原因造成的？

★火、高溫物體不小心觸碰，引起皮膚燒傷或燙傷。

★由化學物品意外導致皮膚燒傷或者燙傷。

★觸電引起燙傷。

● 自然療法 ●

芳香療法

1. 將薰衣草精油塗抹在患處上，敷上紗布，用膠帶固定。在受傷後的24小時內，每2小時塗一次油，不要除去紗布。

2. 如果在上述方法後患處還是沒有痊癒，用6滴薰衣草精油和2滴天竺葵油，混合一茶匙葡萄籽油或甜杏仁油，每天塗4次，直到痊癒為止。

中藥草療法

1. 將蘆薈膏均勻的塗抹在燙傷處。

2. 金絲桃油適量塗抹在燙傷處及其周圍。

3. 將毛巾浸入稀釋過的金縷梅液或

冷的春黃菊、金盞花、接骨木花茶中，或是冷的全脂牛奶中，取出擰乾後，敷在受傷的皮膚上。

4. 在傷患處塗抹接骨木乳液或者軟膏，每天3次。

生活療法

1. 遇到水、火或油的燒燙傷時，取一段綠色蔥葉，劈開成片狀，將有黏液的一面貼在燙傷處，燙傷面積大的可以多貼幾片，並輕輕包紮，即可止痛，又能防止起水泡，1～2天即可痊癒。

2. 燙傷口腔或食道時，可馬上嚼綠蔥葉，慢慢下嚥，效果也很好。

3. 雞蛋蛋清調白糖、塗抹於患處，連抹數次，水泡會逐漸消退，幾天後痊癒不留傷痕。

4. 取生綠豆100公克研成細末，用75%酒精（白酒也行），調成糊狀，等30分鐘後，加冰片5公克，調勻後敷於燒傷處。

5. 將西瓜的瓜瓢、籽去掉，把西瓜汁放在一個乾淨的瓶中，密封保存放在陰涼處。遇到有燒燙傷的時候，取西瓜水抹在傷口，或將水倒出，浸泡傷口也可以，止痛又不起水泡。

6. 把新鮮橘子皮放入玻璃瓶內，蓋緊瓶蓋，橘皮變成黑色泥漿狀時，做成橘皮膏。燙傷的時候，在患處塗上橘皮膏，有一定的療效；橘皮膏最好每年更換。

7. 先消毒處理燒傷處，然後用消毒棉花棒或乾淨毛筆，沾清潔的新鮮蜂蜜均勻塗抹在創傷處，但不必包紮（冬天注意保暖）。燒傷初期，每天可以塗抹3～4次；等到結痂後，可以改為每天2次。如果焦痂下積有膿液，應該將痂揭去，清潔創口後，再塗抹蜂蜜，可以加快傷口癒合。

● 如何預防

★ 遠離火源和高溫物體。

★ 不可避免的接近火源或高溫物體的時候，精神要集中，謹慎小心。

★ 接觸化學藥品的時候，做好防護措施，並盡量不要裸露皮膚。

頭皮屑

■ 何時該去求醫？

★頭皮屑呈黃色、油脂狀，抗頭皮屑的洗髮精已經沒有改善效果時，可能患有脂漏性皮膚炎，並且需要進一步診斷治療，以減緩搔癢及脫屑等症狀。

★頭皮屑位於少數部位且非常癢，說明你可能合併真菌感染，需要及時就醫。

★自行護理無效時。

■ 症狀

★皮膚鱗屑，呈白色小片狀至大的黃色油脂樣。

★頭皮搔癢。

★出現在頭皮、眉毛或髮際、耳或鼻子附近等處的搔癢脫屑。

■ 什麼原因造成的？

★皮膚細胞生長及死亡速度太快，是引起頭皮屑的主要原因。

★頭皮屑的產生是一般的皮膚污垢，也就是表皮的角質層不斷的剝落而產生的，也是新陳代謝的結果，頭皮屑分為生理性頭皮屑及病理性頭皮屑。

★如果頭皮屑呈黃色油脂樣，可能病因是脂漏性皮膚炎；如果是大片銀白色脫屑組成的厚而乾燥的病變，有可能是牛皮癬導致的。

★皮屑芽孢菌的影響：皮脂腺分布的部位，有一種微生物存在皮屑芽孢菌，一種類似酵母菌的真菌，正常時與人和平共存，但某些人會突然失去對此種微生物的抵抗力，導致皮屑芽孢菌讓皮脂分泌旺盛，產生頭皮屑。

★頭皮細胞功能失調：頭皮的細胞也如皮膚一樣有一定的新陳代謝過程。在基底層細胞增殖後，逐漸成熟往外推出，最後成為無生命的角質層脫落。如果這個過程有了毛病，使頭皮細胞成熟過程不完全，即會以片狀剝落；老年人、營養不良、接受化受化學治療或乾癬的病人，頭皮屑增多即肇因於此。

★家族史、食物過敏、過量甜食、

使用鹼性肥皂、酵母菌感染及精神壓力等都可能導致頭皮屑。

★ 寒冷或乾燥的冬季氣候也可能產生頭皮屑，讓患者病情加重。

★ 洗髮精沒沖淨或使用脫脂力過強的不良洗髮精及美髮用品。

★ 頭皮上的皮脂過多。

★ 飲食不當、飲酒及刺激性食物。

★ 自律神經容易緊張。

★ 睡眠不足、疲勞。

★ 胃腸障礙，營養不均衡，缺乏維生素A、B_6、B_2。

★ 內分泌不正常因素。

● 自然療法 ●

芳香療法

1. 甜橙精油可以用來防止頭皮屑，並滋潤乾燥頭皮（適合乾性—頭皮屑過多者）。

2. 佛手柑精油可以調理頭皮出油，清除過多的油脂（適合出油性—頭皮屑過多者）。

飲食療法

1. 將菠菜50公克洗淨，煮去澀味，切段備用。再將50公克白米淘淨，放入鍋內，加上適量水煮至米熟、湯稠，再將菠菜放入，繼續煮至滾即可。空腹時吃，每天吃一次。

2. 將薏仁200公克泡軟、煮熟，再加上50公克綠豆煮熟。空腹時吃，每天吃一次。

3. 每天喝牛奶，補充維生素B_1、菸鹼酸，透過改善身體分解脂肪酸能力，有助於減輕頭皮屑。

4. 多吃乳製品、高脂食品、海鮮產品，少吃甜食及油炸食品。

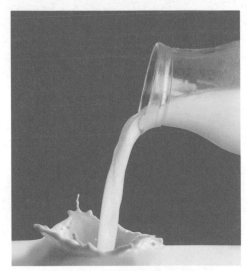

↑ 牛奶。

生活療法

1. 洗頭時盡快按摩頭皮，可以改善頭皮血液循環。血壓循環的改善可以防止皮膚乾燥和皸裂。

2. 每週至少1次，使用含藥物的去頭屑洗髮乳洗頭。

3. 可以使用蒸氣或熱烘，使頭皮毛孔擴張，促進汗與皮脂累積物排出，可降低皮脂黏度。

4. 油性頭皮的人，要勤洗頭；乾性頭皮屑者，應該減少洗頭次數，降低洗頭時的水溫，縮短洗頭時間，也要減少洗髮精的用量，並選用較溫和能提供頭皮滋潤的抗屑洗髮精。洗頭時不宜使用鹼性過強的肥皂，因為鹼性肥皂會刺激頭皮上皮細胞角化，容易產生頭皮屑。

5. 每天早、晚梳頭2～3次，能促進頭皮的血液循環，增加頭髮的營養，有利於頭髮的生長，減少頭皮上皮細胞發生角化。

6. 戒菸、少飲酒，避免吃辛辣和多脂性食物。

7. 搔癢時忌劇烈搔抓和用尖銳物品刮洗。

8. 用熱醋或薑洗頭。

9. 用洋蔥汁擦頭皮，然後用溫水清洗乾淨。

10. 用啤酒將頭髮弄濕，15分鐘或更長時間後，用水沖掉後，再用洗髮乳洗淨。每天洗兩次，4～5天可除掉頭皮屑，無副作用。洗髮之後若有頭皮屑殘留時，應採取由前至後、由後至前、由左往右、由右往左細心梳理頭髮。梳子之中夾上紗布，可使頭屑附在梳子上，這樣可以乾淨俐落地除去頭屑。

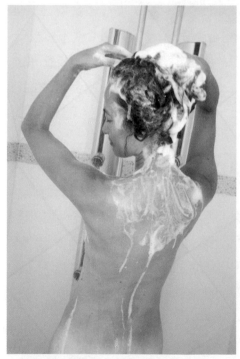

↑ 針對自己的髮質，斟酌洗頭的次數，並使用不刺激的洗髮精。

220

● 如何預防

★ 注重飲食與生活習慣：避免吃刺激性的東西，注意睡眠，並常保持精神愉快。

★ 平時多攝取各種礦物質與維生素A、B_2、B_6等，幫助表皮組織的新陳代謝。

★ 注重洗髮：選擇適合自己的髮質的洗髮精，但盡量避免多效合一的產品，因爲過多的化學物質，會引起頭皮其他的反應與過多的負擔。選擇質地溫和、較天然的清潔用品，比較能保護頭皮。

★ 保養頭皮： 頭皮是一頭漂亮頭髮的根源，定期保養頭皮是很重要的事情。

★ 可食用一些含鋅量較多的食物，如：糙米、蠔、羊、紅米、雞肉、蛋等等。

★ 避免吃煎炸、油膩、辣、酒精及咖啡因等食物，因會刺激增加頭油及頭皮的形成。

★ 戒食過甜食品。因爲頭髮屬鹼性，甜品屬酸性，會影響體內的酸鹼平衡，加速頭皮屑的產生。

★ 不要將洗髮乳直接倒在頭上，因爲沒有起泡的洗髮乳會對頭皮造成刺激，形成頭皮屑或讓頭皮屑問題更嚴重，應該倒在手中搓，起泡後再擦在頭髮上。

★ 用溫水洗頭，水過熱會刺激頭皮油脂分泌；水溫過冷，頭皮毛孔收縮，髮根內的污垢不能清洗掉；最佳的洗髮溫度應該是約20℃溫水。

★ 用指腹輕輕按摩頭皮，不但可增加血液循環，還可減少頭皮屑形成。

★ 噴髮膠等化學性用品會傷害髮質，刺激皮膚，會讓頭皮屑更加嚴重。

★ 早晚梳頭，有助增進血液循環，減少掉髮又可預防頭皮屑。

掉髮

★ 懷疑自己或孩子得了斑禿，或孩子有拔毛癖。

★ 身體任何部位出現難以解釋的脫毛，需要及時讓醫生確定原因。

■ 症狀

★ 成年男子出現頭髮稀疏、髮際後退或呈現馬蹄形禿頂。

★ 婦女比較少這類病症，但主要掉髮在頭頂，完全禿髮較為少見。

★ 兒童或青年突然出現頭髮片狀缺損，叫斑禿，俗稱「鬼剃頭」。

★ 兒童出現片狀脫髮及不完全脫髮，常發生在頭皮，但有時也影響眉毛。小孩子愛搓揪自己的頭髮，是一種「拔毛癖」。

★ 各種疾病和藥物治療，造成體重迅速下降、貧血、緊張或妊娠，引發嚴重脫髮，但又完全性禿髮，稱為靜止期脫髮。

■ 什麼原因造成的？

★ 神經性脫髮包括斑禿、全禿和普禿，在頭皮的任何一個部位都可能發生，這類脫髮的病因是「虛症」，表現在頭上，因為內傷「七情（指喜怒憂思悲恐驚）」、外感「六淫（指風寒暑濕躁火）」，使氣血失合，運行不暢，不能營養頭髮，造成局部毛囊的供血障礙，使毛囊缺血缺氧，營養斷流，迅速大面積脫落。

★ 脂溢性脫髮，一般稱禿頂，是一種毛髮進行性退化的現象；開始時，頭部油膩、頭皮屑多、頭皮癢，繼而在梳頭和洗頭時脫髮嚴重，頭頂兩鬢的毛髮逐漸稀少，髮乾發黃、長不長，脫髮區的頭皮變薄，光滑、毛孔逐漸閉鎖。女性則表現為滿頭瀰漫性脫髮，一般5～10年呈禿頂狀。

★ 隨著年齡增長，頭髮有逐漸稀疏現象，是老年性脫髮。

★ 燒傷、X光放射、頭皮外傷及接觸某些化學物質，包括淨化游泳池、漂白、染髮、或燙髮的製劑，也會引起脫髮。

★ 來自父母雙方的基因，也是決定
　男性或者女性脫髮的因素。

★ 發燒、重病、甲狀腺疾病、缺
　鐵、全身麻醉、藥物治療、荷爾
　蒙失衡或極度緊張以及婦女生小

孩等，都會引起暫時脫髮現象。

★ 髮型也會引起掉髮，如紮得過緊
　的馬尾辮、羊角辮和麻花辮，以
　及將頭髮束得緊緊的捲曲帶，長
　久都會損害髮根，造成脫髮。

● 自然療法 ●

飲食療法

1. 黑豆500公克加1000毫升水，以
   小火熬煮，至豆粒吸水飽脹，然
   後取出黑豆，撒細鹽少許，儲存
   在瓷瓶內。每天2次，每次服用6
   公克，飯後食用。

2. 羊肉150公克、枸杞子20公克、
   黑豆30公克；薑、鹽適量。先用
   開水汆燙羊肉去腥味，再將枸杞
   子、黑豆與羊肉一起放入大鍋，
   加適量水，煲2小時，調味後即
   可食用，

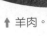

↑ 羊肉。

適於婦女產後脫髮。

3. 白芝麻100公克、海帶末500公
   克。將白芝麻炒至淡黃色，研成
   細末，加入適量太白粉、攪勻，
   再把海帶末摻入芝麻中，製成
   糕、蒸熟，作為點心小吃。

中藥草療法

1. 黑芝麻30公克、白米100公克、
   枸杞子10公克一起煮成粥。

2. 車前草200公克、米醋
   適量。將車前草焙成
   炭，浸入米醋中，等一週
   以後，用藥醋外塗患處，每天2
   ～3次。

3. 何首烏300公克、核桃仁30公
   克、腦1個。將何首烏以水熬煮
   後，棄渣、取汁，並以何首烏汁
   燉核桃仁與豬腦，熟後調味服

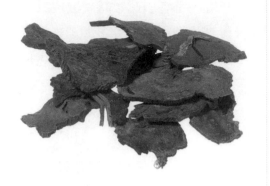
↑何首烏。

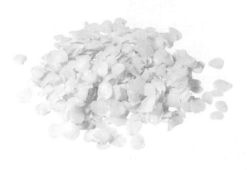
↑半夏。

食，每天1次，直至長出新髮。

4. 芝麻花、雞冠花各60公克；樟腦1.5公克、白酒500公克。將芝麻花，雞冠花撕碎，然後與酒浸泡、密封，15日後過濾，再將樟腦入藥酒中，使之溶化，備用。以藥棉蘸藥酒，塗搽脫髮區，每日搽3~4次。

5. 何首烏30公克、米50公克，冰糖適量。將何首烏放砂鍋中煎取濃汁後，然後放人米和冰糖煮成粥即成。

6. 半夏、生薑各300公克、麻油1000毫升。將藥研末，以麻油浸漬半月，用時先以生薑片塗擦患處，再使用藥油塗之，每天1次，連用3個月。

生活療法

1. 食鹽15公克加入1500毫升溫開水，攪拌均勻後洗頭，每週使用1～2次。

2. 垂柳葉500公克、生薑汁100毫升。將垂柳葉陰乾磨成粉末，加薑汁於鐵器內搗勻，取藥液摩擦患處。

3. 石灰、白酒各1500公克。將石灰以水拌炒焦，用白酒浸、封存，半個月後去渣，每天喝1次，每次喝10毫升，可促進毛髮新生。

按摩療法

1. 手指按摩法：將雙手的五個手指略微分開，用手指頭在頭皮上，從前至後按摩頭皮，先按摩左右兩邊頂部頭皮，再按摩左右兩側

顳部頭皮；一般持續5分鐘，可重複上述步驟多次，直至頭皮發熱為止。此種按摩每日早、晚各一次，不僅能使頭皮健美，而且還有助消除疲勞。

2. 指尖按摩法：分別由前、後髮際的左、右兩個鬢角開始，用指尖以最小的幅度向上緩慢、輕向揉頭皮，直至頭頂；然後，再由頭頂揉向枕部。早、晚各1次，每次3～10分鐘，視個人情況而定。一般按摩的時間越長，促進頭髮生長的效果越好。

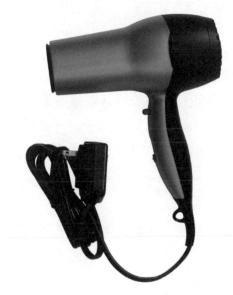

↑ 使用吹風機時，最好距離頭髮30公分，以免傷害頭髮。

● 如何預防

★ 保持頭髮自然顏色、質地。不要將頭髮吹太乾、上熱捲、染髮、拉直、長期燙髮或者使用含有化學製劑的美容品。

★ 使用適宜自己的頭髮類型的洗髮精，如果要捲髮，建議使用海棉捲髮器，並盡可能使頭髮自然風乾。

★ 選擇一把硬度適中，不會撕扯頭髮的天然髮梳，從頭皮到髮尾進行全面梳理，將天然油脂均勻塗布到毛髮上。開始每天梳理10～20次，然後試著梳理100次。動作輕柔，不要在頭髮潮濕時，或者特別脆弱的時候梳理。

★ 每天堅持運動，並且對頭部做相應按摩，改善血液循環，促進頭髮及毛髮的健康。

打噴嚏

■ 何時該去求醫？

★ 開始打噴嚏並有其他過敏症狀，比如哮喘或濕疹，可能已經對刺激出現了可以耐受的敏感度。

■ 症狀

★ 打噴嚏，通常是因為鼻子過敏或深入鼻道的癢感，透過不自主的噴發而釋放。

★ 打噴嚏常伴有其他症狀，例如發癢、流涕、鼻塞，或眼睛發癢、流淚及用口呼吸等感冒症狀。

■ 什麼原因造成的？

★ 人的鼻腔黏膜非常敏感，一旦受到物理或化學刺激，就會做出反應，產生反向性、急速深吸氣及快速深呼氣動作，使氣流經鼻腔及口腔迅速噴出，這就是噴嚏。

★ 風寒感冒時會引起打噴嚏，幫助清潔鼻部。

★ 外來微小物質對鼻道的刺激，如不小心吸入胡椒粉、花粉、黴菌或其他過敏原。

★ 打噴嚏也是肌體從鼻道排除刺激物或外來物的一種方式。

★ 在患有過敏性鼻炎或花粉症時，也會打噴嚏，從鼻道排出引起過敏的物質。

★ 患有血管收縮性鼻炎的人，流黏液鼻涕為典型症狀，也經常打噴嚏。這種噴嚏源於鼻部血管病變，對濕度和溫度，以及辣味的食物過敏所導致。

● 自然療法 ●

(飲食療法)

1. 盡量少吃乳製品、食物添加劑和一些含有化學物質殘留，如農藥或殘留物的食品。

2. 每日服用3000～6000毫克維生素C，作為一種天然抗組織胺劑，可減緩打噴嚏。

生活療法

1. 用掌心盛溫水或溫鹽水，低頭由鼻將其吸入，經口吐出或經鼻擤出，反覆數次；也可將溫生理鹽水瓶吊高、連接輸液器管，將管口伸進鼻腔2～3公分，邊沖洗、邊擤出，也有助於將過敏物質或髒東西排出。

2. 冷水洗鼻，尤其是早晨洗臉時，用冷水多洗幾次鼻子，可以改善鼻黏膜的血液循環，增強鼻子對天氣變化的適應能力。

3. 在家時，治療著眼於減少過敏原，如灰塵、黴菌、頭屑等。如果罹患花粉症，可在外出前做適當的預防措施，減輕不適。

按摩療法

1 按壓合谷穴（位於拇指和食指之間的指蹼），用力按壓1分鐘，兩手重複按壓2～3次；但懷孕婦女禁止按壓。

2 按壓外關穴可以減輕過敏；用力按壓1分鐘，兩手重複按壓2～3次。

3 用兩手拇指外側相互摩擦，在有熱感時，用手拇指外側沿鼻梁、鼻翼兩側上按摩30次左右；接著按摩鼻翼兩側的「迎香穴」15～20次。手法由輕到重，但不要損傷皮膚。

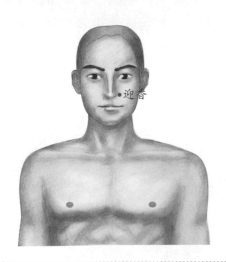

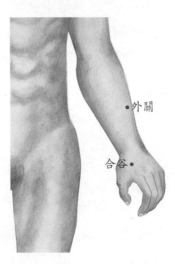

✚ 打噴嚏可以預防疾病

★在打噴嚏的瞬間，鼻腔的氣流速度可高達每小時50公里，如此高速的氣流可以對上呼吸道進行徹底「清掃」，把刺激物、致病因素如煙霧、粉塵、花

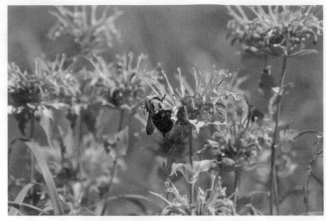

⬆ 花粉也是導致過敏的病因之一，要盡量遠離容易引起過敏的環境。

粉、病原體、有毒化學氣體，以及鼻腔中的原有病毒都帶走了，從而減少了病原體及有毒物質對人體的危害，有助於預防疾病。

★噴嚏不僅可以預防疾病，還可以治療疾病，古人稱之為「噴嚏療法」。「噴嚏療法」是中醫學中一種獨特的外治法，醫生常根據患者的不同病情，將不同藥效的中藥細末少許，吹入患者鼻腔內，刺激患者引起噴嚏反射，從而達到治療疾病的目的。

● 如何預防

★盡量遠離過敏原。

★保持室內乾淨清潔，減少灰塵等污染源。

★避免用手或者其他物體摳鼻孔等不良習慣。

打鼾

■ 何時該去求醫？

★ 一旦進入睡眠狀態就打鼾，且用嘴呼吸急促、偶有憋醒。

★ 白天嗜睡、疲憊。

■ 症狀

★ 睡眠打鼾、張口呼吸、頻繁呼吸停止。

★ 睡眠反覆憋醒、睡眠不寧、誘發癲癇。

★ 睡不解乏、白天困倦、嗜睡；睡醒後血壓升高。

★ 睡眠淺、睡醒後頭痛。

★ 夜間睡眠心絞痛、心律紊亂。

★ 夜間睡眠遺尿、夜尿增多。

★ 記憶力減退、反應遲鈍、工作學習能力降低。

★ 白天似睡非睡，工作、開會、吃飯時也難以抑制的入睡。

★ 陽痿、性欲減退。

■ 什麼原因造成的？

★ 直接原因：

　1. 鼻部原因：鼻中膈彎曲、鼻息肉、鼻甲肥大、鼻粘膜充血肥厚、慢性鼻炎等。

　2. 咽部原因：扁桃體及腺樣增大、肥大、軟齶肥大低垂、舌體肥大。

　3. 先天性解剖畸形：下頜骨發育畸形（如小頜畸形），下頜骨後縮等。

　4. 機能性原因：白天清醒時，呼吸道正常，睡眠時，呼吸道周圍肌肉張力減低，加之仰臥時舌根後墜，造成氣道狹窄而出現打鼾。

★ 間接原因：

　1. 肥胖：肥胖者頸部沈積過多脂肪，引起呼吸道狹窄。

　2. 性別：男性明顯高於女性。女性發生率較低可能與女性激素有關。

　3. 內分泌疾病：甲狀腺功能減退症。上呼吸道出現粘液性水腫，引起呼吸道狹窄，再加上呼吸中樞對低氧、高二氧化碳刺激的敏感性下降，引起打鼾

或加重打鼾。

4. 肢端肥大症：舌體增生肥大，引起呼吸道狹窄。

5. 飲酒及服用鎮靜安眠藥：抑制呼吸，加重打鼾。

6. 吸菸：引起上呼吸道發炎、水腫，造成呼吸道狹窄。

7. 遺傳：常可見到家族性打鼾的患者。

8. 年齡：隨年齡增長，打鼾發生率也隨之上升，這與老年肥胖、神經肌肉功能減退等因素有關。

● 自然療法 ●

飲食療法

1. 睡前將花椒5～10粒用一熱杯開水浸泡，待水涼後服下（花椒不服下），連服5天。

2. 在飲食上要以清淡為主，不要吃油膩、煎炸、不易消化、高熱量的食物，如：巧克力、果汁、話梅、魚片等；應多吃新鮮的蔬菜和水果，如：油菜、冬瓜、黃瓜、菠菜、蘿蔔、鮮藕、蘋果、梨、鳳梨、枇杷等。

生活療法

1. 睡前將3～4滴漱口液，用溫水稀釋後漱口，就可以使鼾聲減弱、停止。

2. 睡覺前用枕頭將頸部墊高，或根據睡覺習慣適當調整枕頭的高度，可使鼾聲減弱。

3. 減肥、消除肥胖，增加神經肌肉的緊張度。

4. 調整睡姿，最好睡右側臥位。

5. 墊高床頭，不只是頭部，而是整個上半身。

6. 每天進行有氧運動。

7. 睡前洗溫水澡。

8. 聽柔和的音樂調整呼吸

✚ 打鼾的危害

★由於夜間打鼾、呼吸暫停，導致人體缺氧，早晨起床後常伴有頭痛、困倦、思想不集中及記憶力下降等。

★睡眠時出現嚴重的打鼾，陣發性吸氣後呼吸暫停（一般10秒以上，嚴重時會超過1分鐘），還可能有憋氣、缺氧等症狀，嚴重者會有窒息瀕死的感覺。

★打鼾可導致高血壓、心律失常，甚至發生猝死，嚴重的危害健康！

★有心血管系統和呼吸系統疾病的患者，更應重視打鼾的危害，千萬別以為本來就有病，遇到身體發出危險信號時，仍不以為意。

● 如何預防

★多運動，保持良好的生活習慣。

★戒菸、戒酒，因為吸菸能引起呼吸道症狀加重，飲酒也會讓打鼾加劇、夜間呼吸紊亂、出現低氧血症，尤其睡前喝酒影響最大。

★不要喝濃茶、咖啡，也不要服用某些藥物，如鎮靜劑、安眠藥以及抗過敏藥物。

★心理暗示：睡前暗示自己睡覺時不要打呼，等精神放鬆後，即可恬然入睡。

★不戴假牙：不適合的活動假牙也會引起打鼾，所以睡前應該拿下，泡在清水中。

★側臥入睡：不要仰臥入睡，更不要把手放在胸前，右側臥的睡姿最好；同時，枕頭高度要合適，不要張嘴睡覺。

★診治疾病：氣管炎、咽喉炎、扁桃腺肥大等疾病，也會引起打鼾，及時治療這些疾病，有助於避免打呼。

流鼻血

■ 何時該去求醫？

★ 出血超過30分鐘或嚴重失血。

★ 經常鼻出血。

★ 患有高血壓。

★ 頭部受傷後鼻出血。

★ 鼻出血伴有頭痛。

■ 症狀

★ 鼻孔裡有血絲。

★ 鼻孔內有血液混同鼻涕一塊流出，或血液直接從鼻孔流出。

■ 什麼原因造成的？

★ 鼻腔內有一根或多根血管破裂所引起。

★ 鼻子或頭部受重擊或不斷打噴嚏、挖鼻孔或擤鼻涕，都可能造成鼻腔血管破裂，引起鼻出血。

★ 上呼吸道感染也會使鼻腔血管脆弱、破裂引起鼻出血；室內開放暖氣，可能會讓鼻黏膜乾燥，影響血管而導致輕度鼻出血。

★ 先天性毛細血管擴張、鼻中膈彎曲、鼻子外傷、鼻腔發炎，或是鼻腔、鼻竇或鼻咽部長腫瘤，引起鼻出血。

★ 高血壓或血栓性疾病、某些急性傳染病，也可能導致鼻出血。

★ 抽菸、酗酒、打牌、應酬，身體透支和不良生活方式，也會誘發鼻出血。

★ 營養不良，維生素C及鈣缺乏，都容易引發鼻出血。

★ 其他如磷、汞、砷、苯等中毒，或是登山、飛行、潛水時，氣壓迅速變化、婦女月經或妊娠期出現內分泌失調等，均可能造成鼻出血。

● 自然療法 ●━━━━━━━━━━━━━━━━━●

(芳香療法)

　　柏樹或臘菊精油有止血作用。可滴在棉花球上，塞住鼻孔。妊娠未滿20週的婦女，切記不要使用柏樹精油。

飲食療法

1. 飲食宜清淡，補充對止血有利的維生素A、E和C等，多吃新鮮蔬菜及水果，如芹菜、蓮藕、柑、橙、橘、蘋果、酸棗等。

2. 多吃富含粗纖維和水分的食物，補充足夠的植物油脂類食品，如黑芝麻、蜂蜜等。

3. 少吃或不吃辛辣和煎、炸食物，以免熱毒上攻或發炎狀況加劇。

中藥草療法

1. 拿一塊布沾稀釋過的金縷梅溶液，冷敷鼻子或頸背。

2. 以棉花球沾金盞花酊劑，塞住流血的鼻孔。

3. 地黃根1把，加水熬煮，當成茶，每天三次、每次喝1碗，連喝1個月。

生活療法

1. 壓迫法：用手指揉按患者前髮際正中線1～2寸的地方，或緊捏一側或雙側鼻翼，達到止血目的。

2. 導引法：雙腳泡溫水中，讓下肢血管擴張，有引血下行的作用。

3. 鼻子剛出血時，或在出血後，可在患者的額部和頸部進行冷敷；用於冷敷的毛巾，每隔2分鐘泡冷水1次。

4. 不吸菸、少喝高酒精度酒。

5. 出血時不可以用熱水洗臉。

6. 不要咀嚼硬物。

7. 盡量控制噴嚏和咳嗽，控制不住的，在咳嗽時捏緊鼻翼。

8. 蒜去皮、搗爛如泥。左側鼻腔流血，將蒜泥敷於右足底心（即湧泉穴位）；右側流血，敷於左足底心。敷1小時即可。

● 如何預防

★ 如果經常有鼻子出血的現象，多吃富含維生素C和類黃酮的食物，增強微血管壁。

★ 禁止挖鼻孔。

★ 高血壓病患要注意血壓的升降動態。

★ 接觸有害氣體時，應取得有效的衛生預防措施。

★ 有鼻出血，尤其因為季節時令變化而發作時，要注意工作與生活環境，不能過於乾燥、高溫及有灰塵。

鼻竇炎

■ 何時該去求醫？

★ 鼻竇炎蔓延至眼眶（眼眶蜂窩性
組織炎）。

★ 發炎症狀給眼睛和顏面神經帶來
危險。

★ 病情於7天內未見好轉。

★ 鼻竇炎1年內反覆發作多於3次，
並且每次發作之間的間隔時間逐
漸縮短。

■ 症狀

★ 有臉部腫脹感。

★ 眼球後方有受壓感。

★ 鼻塞，透過鼻腔呼吸困難。

★ 鼻涕倒流。

★ 鼻腔中有難聞氣味。

★ 有發燒和牙痛的可能。

■ 什麼原因造成的？

★ 鼻竇黏液產生系統發炎時，即是
鼻竇炎。最常見的原因是鼻腔內
的管道堵塞，鼻竇液不能排出、
氧氣濃度降低、鼻腔內的細胞趨
向鼻竇，促使鼻竇壁腫脹並充滿
膿液。

★ 上呼吸道受病毒感染也會引起鼻
竇炎。

★ 慢性扁桃腺炎和腺體增殖體肥厚
的病人，也會發生鼻竇炎。

★ 糖尿病、肝炎病毒感染，也會誘
發鼻竇炎。

★ 過敏、花粉症也常引起鼻竇炎，
但對灰塵、動物皮屑、食物、吸
菸和其他污染物的過敏反應也能
誘發阻塞性鼻竇炎性反應。

● 自然療法 ●─────────────────●

(芳香療法)

1. 吸入尤加利屬植物，松香或麝香
草等可使堵塞的鼻竇通暢，也可
把薄荷包或尤加利植物包放在鼻

子上，減輕症狀。

2. 用柑橘精油輕輕拭抹鼻道，或是
將薰衣草精油混於植物油中按摩
臉部。

按摩療法

1 按壓迎香穴，可以幫助減緩
疼痛、充血及鼻竇炎性腫
脹。用雙手的食指輕輕按壓
鼻翼兩側，沿顴骨向上施
壓，深呼吸並按壓1分鐘。

2 為減輕頭痛和充血，盡力按
壓合谷穴。右手拇指按壓左
側拇指、食指交界處。按壓1
分鐘，然後在另一手上重複
此動作（懷孕患者避免用這
種方法）。

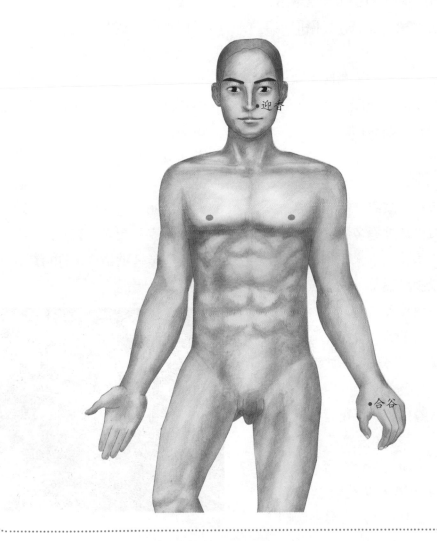

飲食療法

1. 多吃大蒜和洋蔥，減輕鼻黏膜充血腫脹。

2. 多吃新鮮水果和蔬菜，以攝取維生素C和生物類黃酮。

3. 多吃貝類和堅果，以攝取鋅；全穀類和豆類，以攝取維生素B；葵花子、種子油等，以攝取維生素E。

4. 將蜂巢沖洗乾淨，撕成塊狀，放於口中嚼爛，吐渣、咽液。每天3次，每次嚼幾小塊即可。

中藥草療法

1. 喝丁香茶可減輕一些症狀。

2. 為了減少鼻腔過多黏液生成，可將接骨木花、小米草、金針等的一種或幾種藥草，加水煮沸，將蒸氣輕輕吸入鼻中。

3. 在半公升的水中加入1湯匙乾春黃菊或西洋蓍草，加熱產生蒸氣，以鼻吸入。

4. 採集新鮮白色菊花花瓣，洗淨、陰乾後，取150公克花瓣，放進瓷碗中，加入適量蜂蜜，上籠蒸約十幾分鐘，菊花瓣全部爛熟後，再放150公克花瓣到碗裡，繼續蒸十幾分鐘，即可取出，放冷後用竹筷將花瓣與蜂蜜攪勻，以消毒棉籤沾菊花蜜塗在鼻腔黏膜上，每天3～4次。

5. 扁豆30公克、淮山30公克、芡實30公克、白米60公克。以上材料煮成粥，每天吃1次。

6. 準備鮮蒲公英70公克、蒼耳子15公克、白米60公克。先將蒲公英、蒼耳子加500毫升水，熬煮到剩300毫升，濾渣取藥汁，再用藥汁與白米一起煮成粥。

7. 熱水裡放100公克新鮮大薊根，把2顆雞蛋煮熟，吃蛋、喝湯。

8. 魚腥草30公克、栀子10公克、紅豆50公克一起煮；紅豆爛熟時，加入適量紅糖稍沸，即可起鍋，吃紅豆、喝湯。

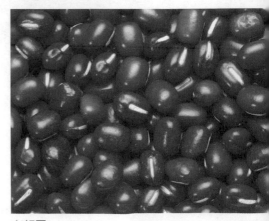

↑ 紅豆。

生活療法

1. 熱水和醋混合後，放入蒸氣機裡，以蒸氣溫潤充血、阻塞的鼻子；喝一杯茶或咖啡，以蒸氣舒緩充血腫脹的鼻竇。

2. 在鼻子上，用熱毛巾或熱敷袋壓敷，讓鼻竇開放。

3. 喝充足的水。

4. 200公克白蘿蔔、50公克大蒜，一起搗爛後，濾渣取汁，然後在混和汁裡，加入鹽0.5公克。每天4～5次，每次以0.6毫升白蘿蔔蒜汁滴入鼻孔內，左邊不通滴左邊，右邊不通滴右邊；一個月內即可明顯改善病情。

5. 在蒜汁、蔥汁中加入少許牛奶，（比例視個人耐受度而定，以不會感到灼痛爲宜）滴入鼻腔內，即可改善症狀。

6. 100毫升的小瓶裡，放兩湯匙鹽，以開水稀釋；用牙籤捲小棉花球，沾鹽水、清洗鼻孔，然後把藥棉暫時留置在鼻孔內，頭上仰或身體平躺，再用食指和拇指按壓鼻　子兩側，並用力吸吮，讓鼻子裡的棉球釋出鹽水、流入鼻腔內，再流入咽喉部。早晚各洗鼻一次，一段時間後，鼻炎即可好轉。

7. 熱水沖泡綠茶，以冒出的蒸氣薰鼻子，每天堅持早晚各1次，每次約20分鐘，一星期後見效。

8. 鼻涕擤乾淨後，將食用香油滴入鼻內，每天3～5次，每次5滴左右，效果不錯。

● 如何預防

★盡力減少鼻竇感染的機會。

★避免接觸過敏物質，過敏物質包括床上的塵蟎和食物、動物毛屑、乳製品和大麥。

★避開吸菸人群，在清掃房間時要戴上口罩。

★注意營養均衡，盡量少吃甜食。

★吃有益健康的食物，尤其要多吃富含維生素B、C與類黃酮的食物，以增強免疫力。

氣喘（哮喘）

■ 何時該去求醫？

★ 第一次氣喘發作。氣喘是一種慢性疾病，如治療不當會變得十分嚴重。

★ 醫生開的治氣喘藥無效，需要更換另一種藥；或可能處於氣喘嚴重階段。

★ 氣喘發作時有窒息感，說話困難、鼻翼煽動、肋間皮膚內陷、口唇或指端皮膚變得灰白、青紫，這些都是嚴重缺氧的表現，應馬上急診治療。

■ 症狀

★ 焦慮不安或煩躁。

★ 胸部感到緊悶感增加，但卻不覺得疼痛。

★ 輕至中度的呼吸短促。

★ 呼吸時，能聽到微弱但清晰可辨的喘息音或哨笛音。

★ 咳嗽，有時伴隨呼吸短促。

■ 什麼原因造成的？

★ 氣喘並非單一病因引發，每次發作，可能都是不同的單一誘因或多種原因合併作用；過敏是首要病因，50%～90%的氣喘病人有過敏症，而最常見的過敏原或致敏物質是花粉、草類、灰塵、黴菌、吸菸和動物皮屑；人體吸入這些物質後，成為觸發元素，引起組織胺和其他體內化學物質釋放，引起過敏反應或氣喘發作。其他致敏原還包括化學煙霧、含阿斯匹靈的藥物，如保泰松、伊得妥及其他非類固醇類消炎藥。

★ 肺部感染也會引發氣喘，例如，細支氣管炎，一種常侵犯2歲以下小兒的呼吸道病毒感染，就是引起小兒氣喘發作的常見病因。

★ 成人也可會因為上呼吸道感染，如支氣管炎誘發氣喘。

★ 運動、精神緊張、環境惡劣、空氣污染，也可引起氣喘。

● 自然療法 ●

芳香療法

尤加利、海索草、洋茴芹、薰衣草、松樹和迷迭香等精油，都有助於舒緩呼吸，減輕鼻腔充血。哮喘輕度發作時，將單一種或幾種精油滴浸在手帕或物品上，透過鼻腔吸入，有助平緩呼吸。鼻塞時，也可將精油滴入裝滿熱水的水盆中，把毛巾浸濕後蓋在口鼻，透過鼻腔吸入蒸氣。

飲食療法

1. 蛋黃10個與冰糖100公克拌勻，加入米酒500毫升，放入大瓶中密封，放置10天後取出。每晚吃1次，每次飲用的量根據個人酒量而定，可長期服用。

2. 60公克山藥搗碎、薏苡仁60公克、柿餅30公克切小塊。薏苡仁煮至爛熟，將山藥、柿餅加入煮成粥，隨意食用。

3. 綠茶15公克、雞蛋2顆，加水1碗同煮，蛋熟後去殼再煮，至水煮乾時，取蛋食用。

瑜伽療法

1 跪姿、向後伸直左腿，深呼吸、挺直軀幹，背部輕輕彎曲，規律的呼吸、放鬆；保持姿勢20～30秒鐘，換另一腿重複一遍。

2 放兩前臂於地板上，肘伸直位於肩前方，吸氣使胸脯向上挺起，伸直上臂，盆骨靠近地面，保持15秒，深呼吸然後慢慢放鬆。

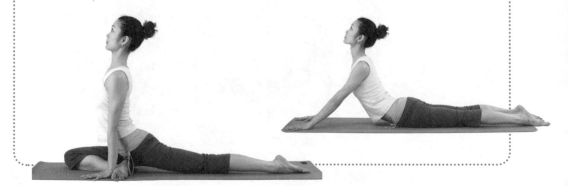

1 採用坐姿，先刮後頭部督脈的風府、啞門縱向穴區帶，再從風池斜刮至肩井、肩髃的兩側縱向帶。

2 背部諸肋骨間隙，按照自然生理弧度，由內向外刮拭；手法適宜輕，避免傷害骨膜及皮膚。

3 刮板點按天突穴：輕柔地由兩側鎖骨頭、胸骨上窩中央凹陷處，沿鎖骨邊緣向兩肩輕輕刮拭。再刮前胸中正線任脈，由胸骨柄至胸骨劍突、膻中穴區帶及其旁邊兩側、約0.8時之縱向區帶。

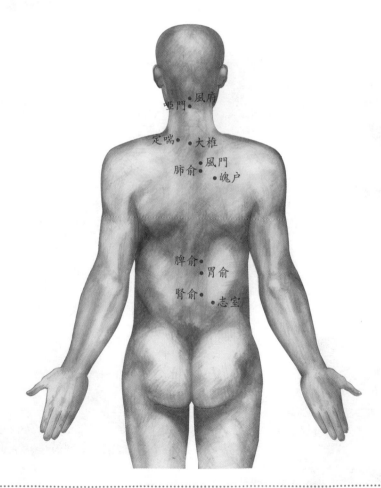

（注：進行刮痧治療前應該向中醫師諮詢，確認自身是否屬於「肺虛證者」、「脾虛者」、「痰熱阻肺者」、「外寒內飲者」等體質）

4 刮拭手部尺澤、內關、魚際穴
區帶。刮足部足三里及豐隆穴
區帶。

5 肺虛證者可以加刮魄戶、脾
俞穴區。脾虛者可以加刮脾
俞、胃俞、中脘、足三里、
陰陵泉穴區作爲補法。

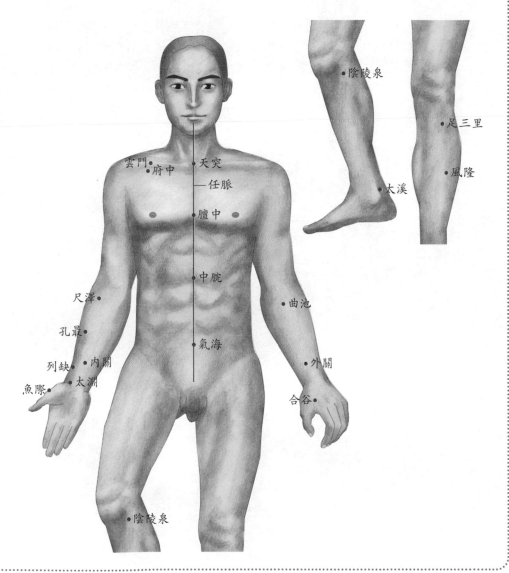

6 氣喘發作期，可以加刮大椎、定喘穴，並輕刮天突、膻中、中府穴及尺澤穴區帶。氣喘緩解期可以刮拭風門、肺俞、腎俞、志室及腰部穴區帶，以及手前臂之太淵穴區帶，及足部的足三里穴區帶。

7 痰熱阻肺者可以刮雲門、孔最穴區，或刮背部的大椎，手部外側的曲池至合谷穴區。外寒內飲者可以取風池、大椎、外關、尺澤、陰陵泉穴區。

8 咳嗽者可以加刮列缺穴區；痰多者可以加刮豐隆穴區；陰不足者可加刮太溪穴區；陽不足者加刮氣海穴區。

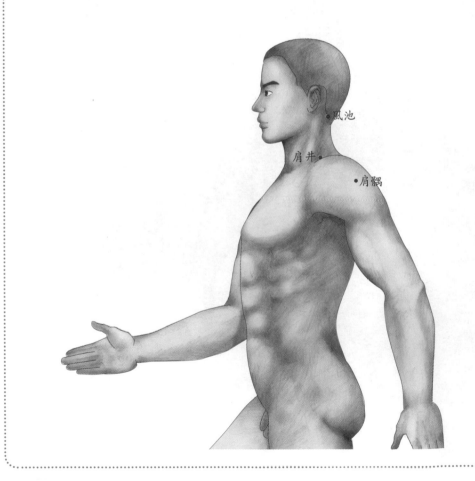

對哮喘的誤解

★氣喘不能運動？

其實氣喘者跟其他人一樣，可以運動，而且特別需要運動。不過，前提是氣喘病人需要在醫生的指導下做適宜的運動。由於濕潤可以幫助改善呼吸，所以許多醫生建議氣喘病人去游泳。值得注意的是游泳池中可能有引發過敏反應的致敏物質，容易引發氣喘。

★氣喘影響成長？

大概有一半的氣喘病人在2～10歲發病，所以許多人認為氣喘是一種影響成長的疾病。但是許多病例是在30歲左右才發病，患者已經成人，因此，哮喘並不會影響到成長。

● 如何預防

★ 學會確定發病誘因。對每天會接觸或造成影響，且影響長達數個月的環境、精神因素詳細記錄，當氣喘發作時，回頭看記錄，找出哪些因素是發病的原因。

★ 在家中使用醫生給的「尖峰呼氣流速計」，觀察肺功能變化情況。注意：當呼氣能力減低時，要有面對的心理準備，以降低氣喘發作的嚴重度。

★ 避免亞硫酸鹽含量高的食物及飲料，如：啤酒、葡萄酒、白葡萄酒、葡萄汁、檸檬汁、葡萄、鮮河蝦、水果乾（杏、和蘋果）和罐裝蔬菜、馬鈴薯、玉米、未成熟水果及糖蜜等。一些營養學家建議避免用能刺激過量黏液生成的食物，如乳製品。

★ 每日服用複合B族維生素（50～100毫公克）和鎂（400～600毫公克）有助於減少氣喘發作的頻度和嚴重程度。

喉嚨痛

■ 何時該去求醫？

★ 體溫高於38℃，並無其他感冒跡象，顯示為咽喉的鏈球菌感染，需要治療。

★ 可能有流感症狀，幾天內未見好轉，可能是傳染性單核白血球增多症。

★ 聲音嘶啞超過一週以上，並伴有流鼻涕。

★ 喉嚨痛伴隨吞吐和呼吸困難，可能是咽喉感染或膿腫。

■ 症狀

★ 打噴嚏和咳嗽。

★ 聲音嘶啞。

★ 流鼻涕。

★ 輕度發燒、疲勞。

■ 什麼原因造成的？

★ 喉部組織感染引起喉嚨痛，經常為病毒感染，包括：普通感冒、流行性感冒、麻疹、天花、皰疹等等。

★ 細菌感染，如百日咳，也能引起喉嚨痛。

★ 骯髒或乾燥的環境中，會引發咽喉粗糙疼痛；過度用嗓或抽菸、喝酒，也會喉嚨痛。

★ 過敏症狀、持續性咳嗽、慢性鼻竇炎的人也會引起喉嚨痛。

● 自然療法 ●

(芳香療法)

　　用尤加利精油和薄荷精油各2滴的綜合液，外塗咽喉和胸部；或用2茶匙含蔬菜油和杏仁油的油膏亦可。

(飲食療法)

1. 將1湯匙的蜂蜜泡1杯溫水喝。

2. 1大杯溫水中加入1湯匙威士忌，含漱喉嚨，有助於舒緩喉嚨痛。

3. 在1大杯溫水中擠入數滴檸檬汁，喉嚨痛的時候來漱口。

中藥草療法

1. 洋甘菊茶（chamomile）：將1茶匙乾燥的洋甘菊粉，泡入1杯熱水中、過濾，待微溫後漱口。

2. 喝甘草根茶，或把甘草根用開水煮沸、熬汁，可以不定時喝。

生活療法

1. 每天攝取足夠的維生素C，增強抗體。

2. 充足的休息，喝足夠的水。

3. 使用阿斯匹靈或鎮痛藥物，以減輕疼痛。

4. 吸食鋅劑，每4小時大約吸23毫公克。鋅可以減輕喉嚨痛或其他感冒症狀。

5. 熱敷喉嚨，有助於減輕疼痛。

6. 為減輕疼痛可以試著吸入蒸氣。在水杯中放入熱水，將口鼻靠近杯口吸蒸氣；為防蒸汽散失，可用大毛巾包住頭及水杯，持續5～10分鐘，可每天做幾次。

7. 1茶匙食鹽加入約0.5公升的溫水（接近生理食鹽水的濃度），每小時漱口一次，但不要咽下。

● 如何預防

★ 小心預防罹患感冒，因為患者亦容易出現喉嚨發炎。

★ 如果喉嚨痛反覆發作，則需每個月更換牙刷，避免細菌孳生。

★ 不要抽菸，也要避免吸入二手菸。

★ 少吃辛辣、煎炸、刺激性的食物，例如薯條、鹽酥雞等油炸食物。

★ 遠離灰塵、髒空氣或過敏原。

★ 盡量不要用口呼吸，用鼻子呼吸才能幫助阻隔細菌。

★ 避免高聲呼叫或大聲說話，以免傷及聲帶。

★ 喉嚨發炎高峰期時，少到人多的地方。

咳嗽

■ 何時該去求醫？

★乾咳超過一個月。

★輕微的咳嗽持續7天未癒，或3天之後有加劇現象。

★慢性咳嗽加劇。

★咳嗽的時候，伴有咽喉疼痛，整天有黃綠色的痰。

★咳嗽伴有發燒。

★吸菸引起的咳嗽發生變化。

★服藥之後發生咳嗽。

★咳嗽帶血。

★咳嗽的同時胸部疼痛。

★咳嗽引起呼吸困難。

★嬰兒咳嗽。

■ 症狀

★嗓子乾澀、禁不住咳嗽。

★連續高頻率的咳嗽，並且持續好幾分鐘得不到控制。

★咳嗽帶有各種顏色的痰，如白色、清亮、黃綠色、粉紅色或帶血絲。

★咳嗽帶有黏液，並且呈現濃、稀薄或呈泡沫狀等不同的黏稠度。

★咳嗽伴隨嗓子腫脹、疼痛。

■ 什麼原因造成的？

★上呼吸道感染，例如罹患感冒、流感或支氣管炎。

★空氣中的某些物質，如花粉和灰塵過敏引起哮喘；哮喘會使支氣管變窄，引起咳嗽。

★冬季天氣乾燥，也可能引起咳嗽的現象。

★空氣嚴重污染，會引起咳嗽。

★吸菸可能引起慢性支氣管炎，就會產生長期咳嗽和濃痰。

★肺部細菌或病毒感染，如肺炎或肺結核，會咳嗽並有濃痰，還會疼痛。

● 自然療法 ●

芳香療法

1. 在熱水或蒸氣機中，加入幾滴尤

加利樹油或薄荷油,讓患者吸取蒸氣。

2. 將上述香精油滴在手帕上或者紙巾上,嗅散發出來的香氣。

3. 將3滴雪松木油、2滴薄荷油及1滴白千層油,加在2茶匙不含香精的乳液中,按摩胸部和喉嚨,可舒緩喉嚨痛。但懷孕未滿20週的婦女不可以使用雪松木油和白千層油。

4. 若是感冒或咽喉疼痛所引起的咳嗽,睡前可以將2滴尤加利樹油滴在手帕上,放置於枕頭下,或將精油滴在薰香爐中,薰蒸空氣,利用精油的香氣減輕晚上的咳嗽。

飲食療法

1. 服用止咳飲料,如檸檬汁。

2. 將蜂蜜以熱水沖服,可以止咳。

3. 多喝開水,最好是熱開水。

4. 蘿蔔切片,加糖醃漬,放幾小時後就會滲出汁液,每天喝;感冒時,可以祛痰,平時可增強免疫力、加強呼吸道的抗菌能力。

5. 生洋蔥切片、淋上蜂蜜,放置一夜,讓洋蔥汁滲出;翌日取洋蔥汁,每2小時喝2茶匙。

✚ 兒童的咳嗽

　　兒童如果罹患哮喘,常會劇烈咳嗽,並伴隨呼吸困難的問題。尤其常發生在夜晚,冬天更加嚴重,讓家長非常擔心。

　　這種病是由病毒或者細菌引起,並沒有致病的危險。要改善症狀,最好的方法是讓小朋友呼吸蒸氣,利用濕潤的空氣,緩解呼吸道的不適;如果家中備有醫療或美容使用的噴霧製造機當然最理想,如果沒有,也可以放一壺熱水在爐子上持續沸騰,使空氣中充滿蒸氣,或幫小朋友洗熱水澡,都會讓患者感到輕鬆。

　　如果蒸氣沒有作用時,小孩仍然呼吸困難、嘴唇發紫的狀況,應立即送醫急救。

1　輕鬆的站著，兩腳分開與肩同寬，膝蓋彎曲，頭部輕鬆的豎直。

2　雙手平行向前伸、手掌向上，好似托球或大而輕的物體。

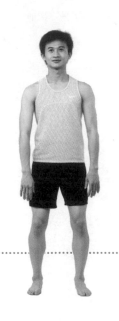

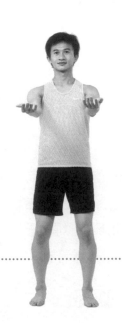

6. 用3～4瓣大蒜代替洋蔥，用上述的方法取汁，每2小時喝1茶匙。

7. 用乾淨的布包上煮熟的蔥、擠出汁液，加入適量蜂蜜飲用。

中藥草療法

1. 咳嗽有痰時，可以喝用百里香、蜀葵、毛蕊花所泡的熟茶，有袪痰止咳的作用。

2. 黃耆或靈芝可減輕咳嗽；若有咳嗽時，可吞服以黃耆或靈芝製成的膠囊、酊劑、茶劑，或將藥材直接加在食物中烹煮。

3. 百合200公克，以適量蜂蜜拌勻，入鍋蒸軟；放涼後，可以隨時取百合1片含在口中或飲用蒸出的湯汁，可有效改善肺臟壅熱、煩悶咳嗽。

3 吸氣時，慢慢將雙手舉到頭頂上，手掌向上，手臂伸直，翹首望天。

4 呼氣時將手放下到手兩側，膝蓋微屈。每天重複做六次，用於加強對咳嗽的地抵抗力。

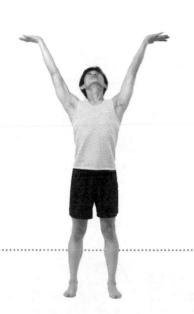

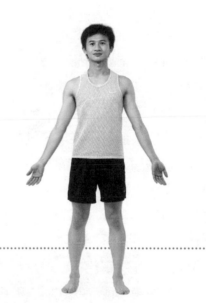

● 如何預防

★ 不吸菸。

★ 堅持在禁菸的地方工作。

★ 避免去空氣品質不好的地方。

★ 盡量不要去人多的公共場所。

★ 保持均衡的飲食，多吃富含維生素C的食物，如柑橘類水果。

★ 多做規律的運動。

★ 學會正確的處理壓力的方法。

流行性感冒

■ 何時該去求醫？

★ 發燒持續超過3～4天，出現呼吸短促或出現胸痛症狀。

★ 出現乾咳、咽喉痛、鼻充血等症狀，而且已罹患癌症、糖尿病、愛滋病或其他疾病，身體免疫系統功能下降。

★ 如果罹患某種嚴重疾病，例如：慢性心臟病、腎臟疾病、呼吸系統損害、囊性纖維化症或慢性貧血，同時伴有全身疲勞、無力等症狀。

★ 得到流行性感冒已經一個禮拜，卻沒有痊癒，或症狀在3、4天後加劇。

★ 咳出很多黃綠色的痰。

■ 症狀

★ 發燒：常在38℃～39℃之間，但偶爾可高達41℃，有時會出現寒顫交替。

★ 咽喉痛。

★ 乾咳。

★ 肌肉痠痛。

★ 全身疲勞、無力。

★ 鼻充血、打噴嚏。

★ 頭痛。

★ 胸痛和呼吸困難。

★ 頸部僵硬、劇烈頭痛、畏光、發皮疹、神志不清或嚴重關節痛。

★ 痰中帶血。

■ 什麼原因造成的？

★ 流行性感冒是透過吸入空氣中含病毒的小水滴，或是透過空氣接觸受到已感染患者污染的物品傳播。一般感染病毒會在1到4天出現症狀。

★ 人畜密切接觸為病毒的突變和傳播創造了有利的條件。

● 自然療法 ●━━━━━━━━━━━━━━━━━━━━━

芳香療法

1. 在溫水中加入茶樹精油、檸檬精

油各1滴，攪勻後漱口，避免受病毒感染。

2. 如果鼻充血或胸部充血，呼吸不順，可在蒸氣機中加入幾滴精油（尤加利或胡椒、薄荷），讓口鼻吸入濕熱的蒸氣，就可緩解症狀。不過哮喘患者不適合使用蒸氣，可以在手帕上滴精油，然後罩住口鼻，讓患者吸入也可改善症狀。

飲食療法

1. 食用富含維生素C的新鮮水果和蔬菜，如柑橘、草莓及甘藍；不睡覺時，每隔2～3小時服用1000毫克維生素C；多吃瘦肉、魚和五穀雜糧，增加鋅的攝取。

2. 多喝不含酒精及咖啡因的飲料，包括水、果汁、大麥茶和草藥茶；喝一點黑醋栗汁也可以減輕咽喉疼痛，還可以攝取其中的維生素C以對抗感染。

3. 吃一些無刺激性的澱粉類食品，如：麵包、香蕉、蘋果醬、軟乾酪、米布丁、煮熟的穀類或馬鈴薯等。

4. 蘆薈中含有蘆薈酊和蘆薈苦素，

有很強的消炎、殺菌、抗病毒功效；每天早、晚各一次，生食蘆薈鮮葉6克，並用蘆薈汁滴入鼻中，就能緩解流感症狀，服用4～5天即可痊癒。但蘆薈性寒，一次不宜超過9克，否則可能引起中毒。

中藥草療法

1. 每天喝3次紫椎花茶，或服5次、每次200毫克的紫椎花補充劑。

2. 喝接骨木花、薄荷、西洋蓍草熬煮的茶，能退燒和止痛。

3. 將板藍根、連翹、銀花以溫開水沖泡成茶，每天喝五次，提升身體機能，增強免疫力。

按摩療法

按摩鼻翼：兩手微握拳，以屈曲的拇指背面上下往返按摩鼻翼兩側，直到鼻翼呈局部紅、熱。每天上、下午和晚上各按摩15～30次，可改善鼻部血液循環，促進黏膜細胞分泌，並通過鼻子裡的纖毛「定向擺動」，將感冒病毒、有害的代謝物排出體外。

1 俯臥地上，全身放鬆：下顎內縮，額頭觸地，雙手貼近胸旁，手心貼地；雙腿併攏，腳背貼地。

2 吸氣，慢慢抬起頭部，頸部往後仰，把肚臍、下腹貼地，雙手彎曲放鬆，成「半蛇」狀。

3 繼續吸氣，雙手臂略伸直，將上身舉起，放鬆肩、頸，肚臍，下腹貼地，眼睛向上凝視天花板。

4 雙手臂放鬆，慢慢把身體放下，讓下巴先著地，額頭再觸地。

5 臉轉向左側（右臉貼地），雙手平放身體兩側，左腿微彎，調勻呼吸，休息30秒之後，再重新做動作。如此重複5～10次。

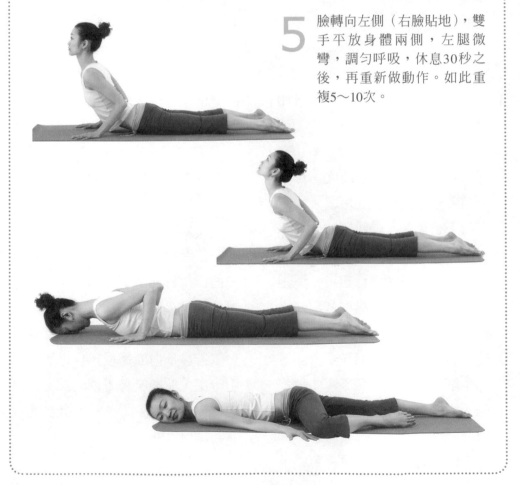

生活療法

1. 每4小時服用2片阿斯匹靈、乙醯氨芬或布洛芬以減輕發燒、頭痛、和渾身痠痛。

2. 如果喉嚨痛、發癢，在一杯溫水中加1茶匙鹽，調勻後漱口，然後吐掉，不要咽下。

3. 在身體疼痛部位熱敷，促進血液循環，減緩不適。

4. 避免喝含酒精的飲料，因為酒精會使身體缺水、降低抵抗力，容易引起併發症。

5. 流感初期，患者站立或採用坐姿，兩手臂自然下垂，然後用力向背後靠，使兩塊肩胛骨靠攏、並保持幾秒鐘，直到冒汗。隔一段時間重複幾次，讓汗出透，感冒不適的感覺就會逐漸消失。

● 如何預防

★ 預防流行性感冒，最有效的方法是在每年秋天注射該菌株的疫苗。

★ 戒菸，因吸菸會損害呼吸道；戒酒，因酒精會降低抵抗感染的能力。

★ 避免與病患睡在同一個房間裡，因為病毒很容易會透過空氣傳染。

★ 避免去人多且擁擠的地方，並與咳嗽、打噴嚏的人保持距離。

★ 保持溫暖和乾燥，有利於身體抵抗流感和其他病毒侵襲。

★ 培養健康的飲食習慣。

★ 每天做有氧運動，增加血液中的含氧量。

★ 每天服用多種維生素和礦物質，包括 β-胡蘿蔔素、維生素C和E，以及類黃酮、硒和鋅。

★ 要合理安排時間休息，不要太累或太緊張。

★ 每天吃生大蒜或吃大蒜精、蒜頭製的健康食品。

感冒

■ 何時該去求醫？

★ 患者臉部和耳朵疼痛，或發高燒超過2天。

★ 嚴重咳嗽，有痰，胸中鬱悶。

★ 頭或胸部有壓迫感，咳出黃綠色的痰，持續兩天以上。

★ 咽喉劇痛，而其他感冒症狀在一兩天中並未出現。

★ 不足兩個月的新生兒出現感冒症狀時。

★ 呼吸道黏膜充血會導致呼吸困難，或呼吸時胸部出現哨聲。

★ 體溫達到或超過39℃，可能患有肺炎或嚴重感冒發燒。

★ 在接觸某些刺激物（如花粉、貓毛、香水等）後，突然出現感冒症狀。

■ 症狀

★ 打噴嚏、鼻塞、流鼻涕以及咽喉疼痛。

★ 疲勞、頭痛、發燒，有時頸部的淋巴腺也會腫大。

★ 頭部、胸部充血，伴隨流鼻涕、呼吸困難。

★ 夜間乾咳、打寒顫、眼灼熱且充滿分泌液、全身疼痛、疲勞。

■ 什麼原因造成的？

★ 大多是病毒侵犯鼻咽喉部所引起。感冒病毒的傳播途徑，其一是感冒患者在咳嗽或打噴嚏，將病毒散發到空氣中，患者吸入飄散在空氣中的病毒，或接觸被病毒污染的表面，如把手、電話，進一步轉移到鼻、口腔而傳播。

● 自然療法 ●

芳香療法

1. 將尤加利樹（又稱桉樹）油、野百里香油、丁香油或茶樹油加進1碗熱水中，吸其蒸氣以減輕鼻塞。也可將每種精油各10滴加到浴缸中浸浴。孕婦禁用丁香。

2. 大桉、冬青、薄荷的新鮮葉子或幾滴萃取物放在大碗中，倒入熱開水，等蒸氣冒出後，用一塊毛巾蓋住頭部和大碗，形成一個蒸氣帳篷，讓口鼻得以吸入蒸氣，進行治療。草藥蒸汀可減輕口鼻黏膜充血；氣體溫度超過40℃時，還可以殺死感冒病毒。

飲食療法

1. 每2小時服用250毫克含類黃酮的維生素C，一天的量不宜過多，最多服2,000毫克。

2. 一天四次，每次服25毫克鋅，至多服用一星期。

3. 每2小時吃半瓣大蒜，或是2顆大蒜膠囊。

4. 雞湯不僅可減輕感冒症狀，使患者感到舒適，而且在清除呼吸道病毒方面，也有較好的效果。經常喝雞湯可增強自體抵抗力，預防感冒的發生。在雞湯中加一些調味料，如胡椒粉、生薑，或用雞湯煮麵條，都可以治療感冒。

5. 用鮮薑或乾薑煮成薑茶，加一些蜂蜜調味，可以祛寒，治感冒。

6. 先將葡萄250公克洗乾淨、去皮，加入米醋浸泡2小時，然後食用。每天吃2～3次。

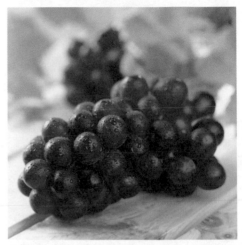

↑ 葡萄。

7. 生薑3公克、黑糖10公克、醋3公克、茶葉3公克放入茶杯中，用沸水沖泡，加蓋燜5分鐘，每大喝3次，可以取代茶飲。

8. 取3～5根蔥，用熱水浸泡後，盡可能將其切碎，然後將蔥末用紗布包裹起來，擠出汁液以適量的開水調勻，睡覺前飲用即可。

中藥草療法

1. 取板藍根、大青葉各50公克，野菊花、金銀花各30公克，用沸水沖泡飲用；以上藥物對流感病毒有較強的殺滅作用，並且可預防流行性腦炎、肝炎等。

2. 將1茶匙奧勒岡或百里香加進1杯熱水中沖調草藥茶。如症狀持續不退,每天喝3次。

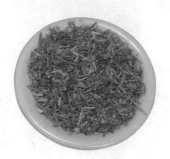

⬆百里香。

3. 將絲瓜絡20公克、板藍根14公克、金櫻根12公克、南瓜藤14公克分別洗乾淨,放入鍋中,加適量的水,用大火燒開後再改用小火慢熬,去渣取汁,再加入蜂蜜適量,調勻即成。每天1劑,分3次喝。

生活療法

1. 吃清淡且富含維生素的食物,最好是蔬菜和雞湯。

2. 每天喝10杯水,可以補充出汗、流涕損失的水分,減輕鼻出血等。但不要喝含有糖分、咖啡因和酒精的飲料。

3. 用芥末加水泡腳。把兩湯匙芥末粉加進一公升熱水中,將腳浸泡其中,能使血液流向腳部因而能減輕頭部和肺部充血。

4. 硬糖、鎮咳藥液可減輕喉炎。切記不要吃薄荷糖,它會造成咽喉乾燥。

5. 保持平衡的飲食、良好的營養對於感冒的控制和恢復很重要。可以適當服用一些營養品,以確保攝入足夠的維生素A、維生素B複合物、維生素C,還有鋅、銅離子。

6. 大蒜和洋蔥。取大蒜和洋蔥各50公克,切碎後放在大口瓶子裡,患者的嘴和鼻子交替對準瓶口,呼吸大蒜和洋蔥味,每天進行3～4次,每次10～15分鐘。此法各種感冒有非常好的療效。

瑜珈療法

1. 正坐。舉起右手,彎曲食指及中指,貼至掌心,將拇指放在右鼻孔上方;無名指及小指放在左鼻孔上。

2. 拇指輕壓住右鼻孔,由左鼻孔深深吸一口氣,吸氣之後,用無名指及小指輕壓住左鼻孔,然後放

開右鼻孔上的拇指，由右鼻孔緩慢將氣呼出。

3. 右鼻孔的氣呼出之後，隨即由右鼻孔深吸一口氣，吸氣之後，用拇指輕壓住右鼻孔，然後放開左鼻孔上的無名指及小指，由左鼻孔緩慢將氣呼出。

4. 重複上述呼吸方法10～20次。

● 如何預防

★ 預防感冒的關鍵是注重營養均衡的飲食，食用含豐富維生素C和類黃酮、糖分較低的食物，加強並維持抵抗力，增強免疫系統。

★ 避免各種令免疫力下降的因素，如緊張、睡眠不足、攝取過多咖啡因和酒精等。

★ 講究衛生，常常洗手，因為感冒的病毒往往經由手接觸病毒，再進入口中。

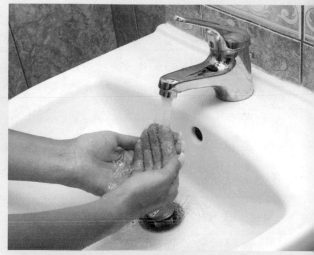

⬆ 經常洗手能把沾在手上的病菌洗淨，避免病從口入的危險。

★ 按壓法預防感冒：雙手放在耳後頸部上方的風池穴，用手掌來回摩擦30次。然後按壓手背拇指和食指間的合谷穴幾秒鐘，直到感覺有一點痛為止。每一雙手都按壓幾次。可能懷孕或者已經懷孕者，不可以使用此法。

★ 在流行性感冒發病季節，關好門窗，每1立方公尺的空間，用醋5公克，加水10公克，以火加熱薰蒸，使空氣中有較濃的酸味，病毒不易孳生。每晚薰蒸1次，每次30分鐘，連續薰蒸3～5個晚上。

★ 有規律、中等運動量的運動（如步行45分鐘，一週5次），可以提高身體免疫力。

肺氣腫

★輕度活動後，出現規律的氣息短促的症狀，例如：爬一層樓梯就氣喘吁吁，懷疑是由肺氣腫或其他疾病引起。

★不明原因的體重下降。可能與肺氣腫相關，也是癌症的特點。

★咳嗽伴隨痰量異常，尤其是痰的顏色變深並變稠厚的時候。

★輕度的咳嗽持續幾個月不減緩。

■ 症狀

★慢性支氣管炎併發肺氣腫時，在原有咳嗽、咳痰等症狀上，出現逐漸加重的呼吸困難。

★最初只在運動、勞力工作、爬上樓或登山、爬坡時有氣息急促現象；隨著病變的發展，在平地活動時，甚至在靜止休息時，也感到呼吸急促。

★支氣管分泌物增多，通氣功能障礙增加，有胸悶、呼吸急促，嚴重時可出現呼吸功能衰竭的症狀，如紫紺、頭痛、嗜睡、神志恍惚等。

★咳嗽、咳痰、呼吸急促為主要症狀，常伴有食欲減退、體重減輕；嚴重時，可能併發生心臟衰竭及水腫。

■ 什麼原因造成的？

★「肺氣腫」是由於細支氣管長期發炎，管腔狹窄阻礙呼吸，以致引起肺泡的過度膨脹、損害和肺功能減退。

★慢性支氣管炎、支氣管哮喘、矽肺病和肺結核都可誘發。

★病因還包括：抽菸、感染、環境因素、大氣污染及遺傳因素。

● 自然療法 ●

芳香療法

將尤加利、茴香、薰衣草、松

木和迷迭香等精油，挑一種或幾種混合後，滴幾滴在手帕或薄綿紙上，透過鼻孔吸入。或是用2茶匙植物基礎油，混合上述任何一種精油按摩胸部。

飲食療法

1. 注意營養，提高身體抵抗力；適當選用蛋白質含量較高又有豐富維生素的食品，如乳製品、蛋類、肉汁。

2. 平素飲食宜清淡，不宜過鹹；定時定量、多吃蔬菜水果、少食海鮮，如海蝦、黃魚、帶魚等。

3. 核桃仁50公克、蘿蔔子（研粉）、冰糖各10公克。將冰糖先熬化，再加入核桃仁、蘿蔔子粉拌勻，製成糖塊，含在嘴裡，舒緩呼吸道。

中藥草療法

1. 生石膏30公克、杏仁泥10公克、多瓜仁20公克、鮮竹葉10公克、竹瀝（毛竹、石竹、淡竹等新鮮竹莖加熱後，自然瀝出的液體，甘寒而滑，用來瀉火、滑痰、潤燥）20～30公克。將生石膏、杏仁泥、多瓜仁、鮮竹葉（洗淨），放入砂鍋熬煮後，濾汁去渣，再分數次調入竹瀝水，每天分2次飲用。

2. 沙參12公克、麥多、五味子、杏仁、玉竹、貝母各9公克，一起用水熬煮，然後濾渣取汁，每天1劑，分2次飲用。

3. 白米60公克、川貝5～10公克，砂糖適量。先以白米60公克、適量砂糖一起煮粥，起鍋前，調入川貝母粉末5～10公克，再滾2～3次即可起鍋，溫熱服食。

4. 五味子250公克、水煮蛋10個。將五味子加水熬煮半小時，等冷卻後，與雞蛋一起放入大瓶中浸泡10天；每天早上吃1個五味子蛋，以糖水或熱黃酒佐餐。

生活療法

1. 戒酒戒菸，避免吸入煙塵、有害氣體。

2. 進行耐寒訓練，提高機體的防禦能力，增強呼吸道免疫力及避免感染。耐寒訓練應從夏天開始，慢慢增加在戶外活動的時間；天氣轉冷後，也要堅持訓練。盡量

1　將指尖放在肩上，吸氣，同時將雙肘在胸前併攏，再來抬高雙肘，然後往雙臂兩側，以手臂畫圈方式放下來，手臂畫圈的同時呼氣；重複做數次。

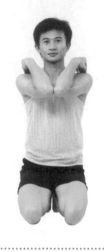 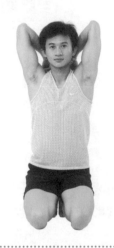 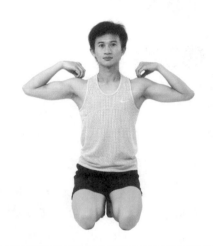

延遲穿大衣、戴口罩的時間；但應注意隨氣候變化，及時增減衣服，防止感冒。

3. 慢性呼吸衰竭病人進入康復期後，可做腹式呼吸。病人利用胸腔呼吸肌進行氣體交換的能力已達到極限，必須充分調動腹部、橫膈膜輔助呼吸功能，提高吸氧量和有效通氣量，才能彌補通氣不足，減輕症狀。具體方法：

　• 呼氣：雙手輕按腹部，腹壁逐漸下陷，同時將嘴唇縮成口哨狀，使氣體緩慢呼出。防止氣道過早關閉，保證肺內氣體充分排出。

　• 吸氣：吸氣時雙手仍置腹部，但應使腹壁逐漸膨出，同時將口閉攏，讓空氣自鼻逐漸吸入，使吸入的空氣經過加溫、濕化和過濾，減少對氣管粘膜刺激。

　• 做深而慢的呼吸，使呼氣時間比吸氣時間稍長，以保證肺內氣體充分呼出，並減少體力消耗。根據體力，在作腹式呼吸時，可站、坐或臥。

2 坐在凳子上或站立時，用雙臂做胸部打擊動作，同時向後伸展雙臂。推拳，手臂下移至臀部以下，同時將雙肩向後拉。然後，背後的手仍是握拳狀，吸氣同時盡可能抬高手臂。呼氣放下手臂，同時鬆拳。重複做數次。

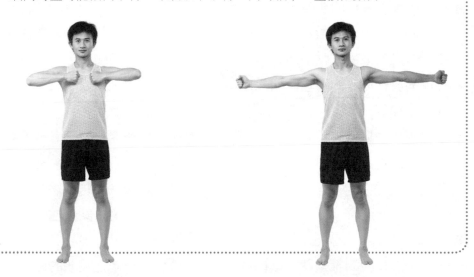

● 如何預防

★ 注意氣溫變化，防止感冒。感冒流行季節不到公共場所，以免感染。一旦被感染，應及時治療。

★ 經常開窗通風，保持室內空氣新鮮，避免吸入煤油、油煙等各種刺激性氣體。

★ 多參加室外活動，如散步、做呼吸操（腹式呼吸和縮唇呼氣）等，有益健康。

★ 補充營養，特別是多吃高蛋白飲食。疾病緩解期可用「扶正固本」的中藥，以提高身體免疫力。

★ 哮喘病人應避免接觸誘發因素，如花粉、塵蟎，也要避免進食魚、蝦、海鮮等。

★ 生活要有規律，避免過度緊張及疲勞。

心肌梗塞

■ 何時該去求醫？

★ 有心肌梗塞發作的明顯表現。

★ 心絞痛或者胸痛的最初與既往相似，但是對治療反應不佳。

★ 心絞痛發作頻繁、持續時間長或者程度加劇。

★ 當你服用阿斯匹靈預防心臟病發作時，出現大便變黑或柏油狀的糞便。

■ 症狀

★ 胸部中央持續的壓迫性、壓榨性或燒灼樣疼痛，可放射至頸部、一側或雙側上肢及下頜。

★ 呼吸短促、頭暈、噁心、寒顫、多汗、動脈微弱。

★ 皮膚濕冷、灰白、重病病容。

★ 昏厥（昏厥是大約十分之一心肌梗塞病人病情發作的唯一表現）。

■ 什麼原因造成的？

★ 心肌梗塞是指心肌的缺血性壞死，在冠狀動脈病變的基礎上，發生冠狀動脈血供急劇減少或中斷，使相應的心肌嚴重而持久地急性缺血所致。

★ 冠狀動脈性心臟病（冠心病）大多會引起心肌梗塞。冠心病是指冠狀動脈壁脂肪、鈣化斑沈積引起的動脈粥狀硬化性疾病，血管逐漸變窄，供養心肌的血流逐漸減少，身體在阻塞的動脈周圍形成側支血管網進行代償。

★ 高血壓、高血脂、肥胖、吸菸及慣於久坐的生活方式，緊張、勞累和情緒激動也是心肌梗塞的觸發因素。

★ 情緒上的危機、營養過剩、運動過度或者舉重等因素，也可能誘發潛在的病源。

★ 氣候急遽變化，如低溫、大風、陰雨也是急性心肌梗塞的誘因。

● 自然療法 ●

飲食療法

1. 多吃水溶性的食物，有助於降低血膽固醇的含量。如大麥、豆類、糙米、水果、葡萄糖甘露醇、關華豆膠（Guar Gum，是從關華豆的種子所提煉出的膠質，吸水後會膨脹形成黏稠液，加熱會變稀，但不會形成固體）、燕麥。

2. 食用根莖類蔬菜，如胡蘿蔔，也有助於預防心肌梗塞的發生。長期食用這些蔬菜可以降低血脂及凝血活性。

3. 多吃山楂，因為山楂具有擴張冠狀動脈、改善心肌代謝作用，有助於預防心肌梗塞發作，而且加速病人心肌梗塞後的恢復。

4. 食用低溫壓縮的植物油（指製造過程中未曾加熱超過43℃的油品，這是酵素開始毀壞的溫度），例如：橄欖油、花生油、葵花子油、大豆沙拉油、亞麻仁油、櫻草油、黑醋栗油等等，均含不飽和脂肪酸，屬於多不飽和脂肪，是很好的食用油。

5. 吃一些富含鎂的食物，如堅果、

➕ 心肌梗塞的應急措施

　　如果出現心肌梗塞的先期症狀，千萬不要驚慌，首先應讓病人立刻臥床，保持安靜，避免精神過度緊張，然後給予舌下含服硝酸甘油，或立即請醫生上門，就地診治，同時做好送往醫院的準備。

　　交通工具必須平穩舒適。病人應避免走動，情況相對穩定時，以擔架運送；運送途中可持續或間斷使用硝酸甘油等擴冠藥。症狀嚴重、心電圖變化時，按心肌梗塞處理。梗塞先期症狀出現即得到及時處理的病人，有的可免於急性心肌梗塞，有的即使發生心肌梗塞，梗塞範圍也較小，症狀較輕，併發症少，易於康復，存活率明顯提高。

豆類、魚和深綠色蔬菜，有助於預防心肌梗塞的發作。

中藥草療法

1. 用約3公升的水加1杯大麥，煮沸3小時，作為經常性的飲品。
2. 將九香蟲10公克、五靈脂10公克、延胡索10公克、香附10公克、丹參12公克、三七粉3公克、木香6公克以水煎煮後服用，每天1劑，分2次服用。

生活療法

1. 參加體育訓練之前，應該先測定體力耐受程度。
2. 有規律的有氧運動，可預防及促進病人心肌梗塞恢復的作用。每週至少要有三次認真的體能運動，每次不少於20分鐘，但也不宜超過50分鐘。開始時要先暖身，如舉臂、伸腿等。運動結束時，要做一些放鬆活動，不應立即停止活動，更不應該在運動過

 心肌梗塞的先兆

急性心肌梗塞病人約70%有先兆症狀，主要表現為：

★ 突然明顯加重的心絞痛發作。

★ 心絞痛性質程度較以往重，使用硝酸甘油不易緩解者。

★ 疼痛伴有噁心、嘔吐、大汗或明顯心動過緩者。

★ 心絞痛發作時出現心臟功能不全，或原有的心臟功能不全因此而加重者。

★ 心電圖示 ST（ST Segment）段一時性上升或明顯壓低，T波倒置或高尖，或伴有心律失常。

★ 老年冠心病病人突然不明原因的心律失常、心衰、休克、呼吸困難或暈厥等。心肌梗塞先兆症狀多在發病前1週出現，少數病人甚至提前數週，約40%的病人發生於梗塞發作前1～2天，有的病人可不止一次。

後立刻上床休息，否則容易引起
頭暈，對心臟不利。

● 如何預防

★ 與朋友及家人保持聯繫。研究顯示，社會關係孤立的人比較容易發生
心臟病。控制憤怒及敵意的情緒，這些情緒都會使心肌梗塞的危險性
增加。

★ 對心肌梗塞危險因素進行綜合評定，並儘早改變你的飲食習慣；如果
你存在心肌梗塞高危因素，應定期檢查，避免出現無症狀缺血。

★ 養寵物有助於減輕精神壓力，預防心肌梗塞。

★ 將食物中的鹽分、糖及飽和脂肪酸維持在最低水準以控制血壓、控制
體質及降低血脂。

★ 盡量減少維生素D的攝取，這類食品容易促成動脈堵塞。

★ 應該避免均質化的產品，例如牛奶及其他乳製品（homogenization，
牛奶為促進消化吸收、防止「乳油層cream line」的乳油狀成分在牛
奶表面蓄積，製造商會以細碎乳脂肪中的脂肪球，使牛奶呈安定化的
狀態，稱之為均質化）。這類產品往往含有黃嘌呤氧化酶，會破壞動
脈及導致動脈硬化。

★ 絕對不做劇烈運動，不搬抬過重的物品。

★ 喝酒、咖啡、可樂、香菸及其他刺激性物質，均應戒除。

★ 避免食用精緻調味的食物。

★ 不要在飽餐或飢餓的情況下洗澡，水溫最好與體溫相當，水溫太高可
使皮膚血管明顯擴張，大量血液流向體表，可造成心腦缺血。

★ 要注意氣候變化，在嚴寒或強冷空氣的影響下，冠狀動脈可發生痙
攣，繼而引發血栓、引起急性心肌梗塞。

心律不整

■ 何時該去求醫？

★ 反覆出現的不規則心跳並產生明顯不適。任何長時間或逐漸加重的心律失常，都應深入檢查，以確定其嚴重程度。

★ 當服用治療某一類型的心律失常的藥物時，出現新的不規則心臟搏動。一些抗心律失常藥，實際上有可能加重原來的心臟疾病。

★ 服用抗心律失常藥物時出現頭暈、嘔吐、噁心、視力模糊、耳鳴、腹瀉、食欲下降或意志喪失等副作用。更換藥物，常可停止發生這些症狀。

■ 症狀

★ 心跳不規則，忽快忽慢。

★ 心跳過快或異常快速心臟搏動。

★ 反覆出現心悸症狀，心悸是一種不舒服的心跳感覺，表現為頭部強烈的搏動感、心臟突然跳動或顫動感、重擊感、敲打感、或心臟的奔跑感。

★ 胸部不通、疲勞、暈厥、出汗、呼吸短促、意志模糊或頭暈。

★ 心跳過緩或異常心臟搏動緩慢。

★ 心跳嚴重不適、伴有腹瀉、食欲下降、疲勞、呼吸短促、頭暈或意識喪失等症狀。

■ 什麼原因造成的？

★ 任何破壞心臟肌肉或瓣膜結構，以及改變心臟電活動的病變，都會干擾正常的心臟搏動。可以想像很多類型的心臟病都可以引起心律失常，尤以嚴重的冠狀動脈性心臟病最為多見；冠心病可導致心肌組織形成疤痕；先天性心臟畸形、心肌病、心瓣膜疾病及其他疾病，如肺臟疾病和甲狀腺功能亢進等，也可引起心律失常。電休克、嚴重胸部外傷等外因，同樣可引發心律失常。

★ 自主神經功能不佳，也可引起心律失常。

★ 快速將某些化學物質或激素注射到血液中，同樣可擾亂心臟節律。許多藥物包括：咖啡因、尼

古丁、酒精、古柯鹼，以及吸入性氣霧劑，也可引起心律加快或其他不規則心律。

★ 身體處於休克或焦慮狀態時，血中腎上腺素升高，導致心律增快等心律異常表現。

● 自然療法 ●

芳香療法

　　柑橘精油藥浴有助於減緩輕微的心悸症狀，亦可用幾滴橘花精油或者橙花精油在薰香器中，緩解緊張與壓力，減輕心悸症狀。

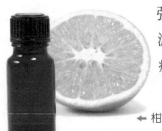

← 柑橘精油。

飲食療法

1. 從大豆、麩糠、深綠蔬菜和魚類中攝取鎂；並多吃含鉀的水果和蔬菜。
2. 每天堅持飲用一杯綠茶。
3. 多吃山楂。
4. 先將3個雞蛋打入碗中，加食醋60公克、適量紅糖調勻後飲服。日服1～2次，連服數日。
5. 服用蜂蜜可以增強心肌收縮，促進心血管舒張和改善冠狀血管的血液循環。服用方法：第一週日服50～75公克，第二週改為25～40公克，第三週減為20～25公克，病癒後即停止，否則容易引發高血糖。
6. 用糯米60公克、桂圓肉20公克、適量白糖。加水熬煮成粥，空腹食之。
7. 不時多吃花生、核桃、栗子、松子、瓜子、蓮子等堅果類，不僅營養豐富，還可以有效的預防心臟病。

中藥草療法

1. 將川七切成薄片（乾川七片，用溫水泡軟再切），直接嚼碎用溫開水服用，每次5～10片，早晚各服一次。
2. 以沸水泡枸杞，取代茶水，隨時飲用。

1 趴在地板上，將雙臂放於地面，手掌向下，肘部直接位於肩下。吸氣並推動你的前胸盡可能舒服的遠離地板，注意不要抬起肘部。做幾次深呼吸，然後放鬆、呼氣。

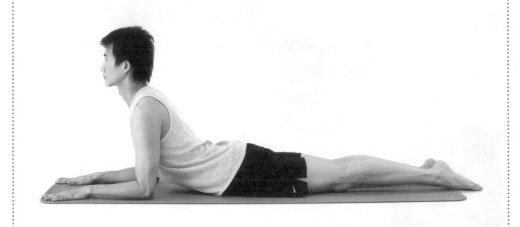

生活療法

1. 心跳加快的時候，喝幾口溫開水，有意識的往食道中加壓，症狀就會得到緩解。

2. 在起身或下蹲時心跳加快，有意識地閉目休息片刻，對症狀會有所緩解。

3. 取白米100公克、酸棗仁20公克（炒黃研末），加水煮成粥，空腹食之。

● 如何預防

★ 限制飲用咖啡、尼古丁及其他刺激性飲料，它們可使心律加快。如果你有心跳過速病史，就更應該避免飲用這些物質。

★ 無機鈣、鎂和鉀在調節心臟活動中有著關鍵性作用。當身體缺乏這些物質時，就會出現心律失常的症狀（但是過量也會引發一些問題，特別是鈣）。

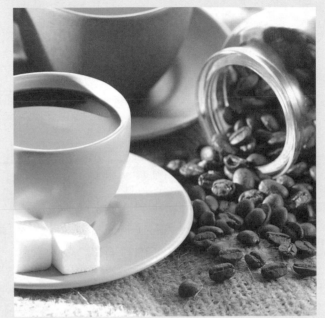

↑ 咖啡因含咖啡因，會引起心悸，有心律不整的患者最好避免飲用。

★ 靜脈內使用鎂劑可以糾正心跳過速及其他一些心律失常。

★ 透過運動、靜心或其他任何適合於你的方法來減輕壓力。如果你有心臟病，一定要採取適當措施控制它，這樣也可預防和控制心律失常的發生。

★ 控制激動，情緒過於激動，會使心跳加快、血壓升高。

★ 鹽可以增加全身的血容量，從而加重心臟的負擔，應該少吃鹽。

★ 不能過急的飲用飲料，一次喝大量的水、茶、湯、果汁、汽水的時候，都會迅速增加血容量，加重心臟負擔。

★ 不要吃大量的刺激物，如：辣椒、生薑、胡椒、菸、酒、濃茶，會興奮神經，刺激心臟。

心絞痛

★一次發作超過15分鐘，這可能就是冠狀心臟病突發。

★你認為這可能是你的第一次心絞痛發作，需要儘早診斷。

★心絞痛發作變得更劇烈、更頻繁、持續時間更長，而且不可預測，有不穩定心絞痛的症狀。

★正在服用 β-受體阻斷劑和有明顯副作用。

★正在服用硝酸鹽藥物並感到疲勞、頭暈、虛弱。

★服用鈣通道阻斷劑並注意到一些副作用，例如胃痙攣、脈搏緩慢、心律不整、頭痛、便秘、腫脹疲勞或呼吸短促。

■ 症狀

★胸部感到壓迫感、壓迫窒息感、悶脹感、劇烈的燒灼樣疼痛。

★疼痛在費力時發生，但在休息時消失。

★心絞痛發生時，也可能伴或不伴有虛弱、面色蒼白、出汗、呼吸短促、憂慮、心悸、氣短、噁心、頭暈或有瀕死恐懼感，會出現血壓波動或心律、心率的改變的情形。

■ 什麼原因造成的？

★心絞痛主要原因是冠狀動脈疾病、冠狀動脈粥狀硬化形成的阻塞所導致。

★心絞痛也可能源自於使心臟負擔過度加重的疾病，如：貧血、主動脈瓣疾病、心律不整、甲狀腺功能亢進。

★心跳加快導致心絞痛。

★精神刺激和暴露於寒冷環境之中，兩者都有可能。

★勞累、激動、受寒、飽食、吸菸、肥胖、高血壓、高膽固醇、糖尿病和心臟病家族的歷史都可能導致心絞痛。

● 自然療法 ●

飲食療法

1. 心絞痛營養療法的主要目的是改善心臟的血流和心臟的能量代謝，以減少心臟需氧量。飲食給予高維生素、低熱量、低動物脂肪、低膽固醇、適量蛋白質、易消化的清淡飲食。

2. 少量多餐，多吃蔬菜、水果，避免過飽及刺激性食物與飲料，禁菸酒。

3. 成熟的青柿子1000毫升、蜂蜜2000公克；將柿子洗淨去柿蒂、切碎搗爛，用消毒紗布絞汁；將柿子汁放入砂鍋內，先用大火後改小火煎至濃稠時，加蜂蜜再熬至黏稠，關火、冷卻、裝瓶。每天喝3次，每之以1湯匙柿子汁以開水沖飲。

4. 香蕉50公克，蜂蜜少許。將香蕉去皮研碎，加入等量的水中，加入蜂蜜調勻，當做平日的茶飲，多喝有益。

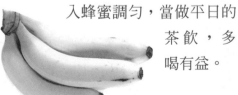

↑ 香蕉。

中藥草療法

1. 丹參30公克以白酒500公克浸泡。每次飯前飲服10毫升，每日2～3次。

2. 銀杏葉5公克，切碎，用開水燜泡半小時。每日一次，代茶而飲，效果不錯。

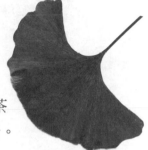

↑ 銀杏葉。

3. 生山梔15公克、川七粉3公克，以沸水浸泡半小時，替代茶飲，每日1劑，連服數日。

生活療法

1. 如果在夜間有頻繁的心絞痛發作，試著將床頭向上傾斜10～12公分，可減少從靜脈回流心臟的負擔。

2. 如果你在躺著時感到心絞痛發作，趕緊起身坐在床沿，並將腳放於地板上。

3. 大量進餐後，至少休息一小時，醫界已知餐後過度用力，會引起心絞痛發作。

1 壓迫心包經間使穴，幫助平靜神經並減少不安。將拇指放於手腕中心，距離腕皺褶兩指寬的兩個前臂骨之間。用力壓1分鐘，3～5次後；再另一手臂。

2 壓迫脾經三陰交穴有助於調節血壓。壓點距離距骨內側上方4指寬，靠近脛骨的邊緣。用你的拇指輕壓1分鐘，然後換另一側腿，已懷孕的人不要按壓。

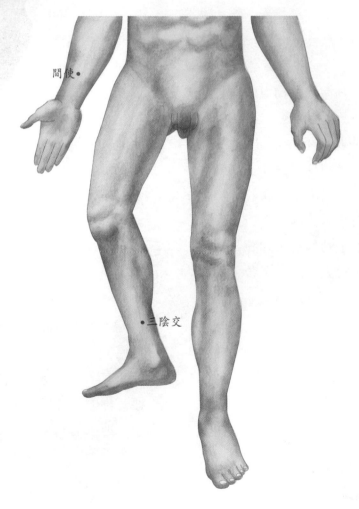

間使•

•三陰交

4. 不要服用避孕藥，因為與雌性荷爾蒙與增加血凝塊的危險。

● 如何預防

★ 適當的低脂、低膽固醇飲食，將有助於阻止動脈的脂肪沉積。

★ 勤於運動，體重不會超重，發生動脈粥狀硬化機率比較少。

★ 學會控制情緒，而不是讓情緒控制你，因為內在緊張的人更加可能發生心絞痛。

★ 注意充分休息，每天最好保證8～12個小時睡眠。

★ 注意飲食：要少吃動物性脂肪和乳類製品，避免暴飲暴食，保持標準體重。

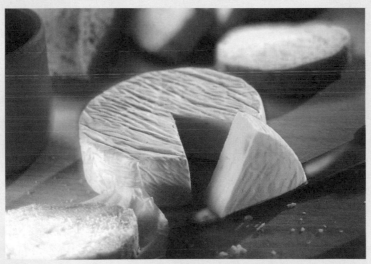

↑ 乳製品。

★ 忌菸，不要飲用咖啡，適量飲酒。

★ 避免過度勞累，如過多的步行，特別是上山、爬坡等，更不能進入2000公尺以上的高山。

★ 注意節制性生活。

高血壓

■ 何時該去求醫？

★ 高血壓患者不論任何緣故突然感到不適。

★ 頭暈、昏厥、異常疲倦或是劇烈頭痛。

★ 呼吸急促、神志不清、胸口或手臂疼痛。

★ 突然四肢無力或感覺有異。

★ 服用降血壓藥後，會出現嗜睡、便秘、頭暈或性功能喪失等等副作用。

■ 症狀

★ 在突然站起來或突然坐下時，出現眼花、頭暈、神志不清。

★ 大量出汗、肌肉頸攣、虛弱、心悸、頻尿，可能已罹患續發性高血壓。

★ 頭痛、胸痛或胸部發緊、鼻腔出血、麻木或刺麻感。

■ 什麼原因造成的？

★ 吸菸、酗酒、肥胖，經常坐著不動以及生活緊張，都可能導致高血壓。

★ 隨著年齡增長，血管壁彈性減退而變形，或罹患某些動脈疾病，都會造成血壓升高。

★ 遺傳、妊娠期間都會引起血壓升高的現象。

★ 腎臟疾病是導致續發性高血壓的最常見病因，多為腎臟腫瘤或其他引發腎上腺分泌過量的疾病。

★ 不健康的生活方式是高血壓病的重要病因之一。

★ 高血壓病屬身心疾病範疇，精神創傷、大悲、大怒、心理失衡、過度緊張，都會使血壓升高。

● 自然療法 ●

(芳香療法)

1. 在浴水中加入5～6滴佛手柑、乳香、德國春黃菊或羅馬春黃菊油沐浴。

2. 用伊蘭、薰衣草、和馬鬱蘭油各3滴，與1湯匙荷荷芭油混合成按摩油，按摩身體。

飲食療法

1. 輕度高血壓患者，可斟酌服用鈣、鎂和鉀、山楂（草藥）、精氨酸及牛黃酸等補充劑，輔助處方藥物。

2. 蜂蜜可促使血管舒張、改善動脈血液循環；正確服用蜂蜜可使血壓降至正常。高血壓患者可在每天早晨空腹飲蜂蜜30～50公克，3個月後有顯著療效。

3. 雞蛋1顆、醋60公克。先將雞蛋打入碗中，加醋攪勻、煮熟。有降壓功用，適用於高血壓病。早上起床後空腹吃，7天為一療程，可連續數個療程。

4. 香蕉50公克、茶葉、蜂蜜各適量。將茶葉放入杯中，用開水泡好；香蕉搗碎，加到等量茶水中，再加適量蜂蜜，即可代替茶喝，有助於降血壓。

5. 每天最少吃5份蔬菜（不包括馬鈴薯）和水果。這些蔬菜提供豐富的營養物質，包括：維生素B_6和C、鎂和鉀，對維持良好的動脈、心臟功能是不可或缺。蔬菜和水果還能提供纖維和天然水楊酸鹽，可以減少高血壓所引起的心臟病。

6. 選擇全穀類食品，不吃精緻食物，以增加纖維的攝入。

7. 每星期吃3次具有較多脂肪的魚，其中的ω-3脂肪酸可以降低血壓。

8. 減少脂肪攝取總量，尤其是飽和脂肪酸，但要攝取必需脂肪酸。脂肪較多的魚、堅果、種籽、冷榨的橄欖油和葵花子油，都含有必需脂肪酸。

9. 多吃高鈣的食物，若乳製品補充鈣，應選擇低脂肪的。

10. 降低鈉的攝取量。食物盡量清洗，不吃含鹽的加工食品。

11. 少吃含碳酸鈣的食物，例如亞硝酸鈉醃製的魚和肉，以及含有麩胺酸的食物（味精）。

12. 使用超市或藥店出售的代鹽，鈉含量低，但有高濃度鉀和鎂，可幫助減低血壓。

13. 每天生吃大蒜，或吃大蒜膠囊或藥片。

14. 每人每天吃鹽量應嚴格控制在2～5公克，即約1小匙。其中，還應包含醬油中所含的鈉，因為3毫升醬油相當於1公克鹽。鹹（醬）菜、腐乳、鹹肉（蛋）、醃製品、蛤貝類、蝦米、皮蛋、以及茼蒿菜、蘿蔔、空心菜等蔬菜含鈉均較高，應盡量少吃或不吃。

中藥草療法

1. 服用含有山楂或橄欖酸鈣的藥品，茶劑或酊劑均可。每天1～2次，喝1杯藥茶或服幾滴酊劑（用不同濃度的乙醇做溶媒，將藥材浸出有效分或用浸膏稀釋而製成的澄明液體製劑），連續1～2個月。

2. 取人參10公克、蓮子10公克、冰糖30公克，一起加水熬煮至蓮子變軟後，吃蓮子、喝湯，每天1次，連吃3天。

3. 陳皮15公克、核桃仁20公克、甘草6公克，加水熬煮後，每天吃2次，連服3天。

4. 銀耳、白糖、醋各適量；先將銀耳泡發，去除雜質、蒂頭、泥沙，再以開水沖洗，掰成小塊放在盤內，加白糖醋拌勻，佐餐食用，對高血壓、蕁麻疹等有不錯的療效。

生活療法

1. 接受太陽的天然紫外線照射，可有助降低血壓。紫外線可讓人體產生維生素D，改善身體對鈣的吸收和放鬆動脈，使血壓下降。每天接觸陽光15到30分鐘即可，但不要在早上10點到下午3點之間曬太陽。

2. 盛熱水和冷水各一盆，把雙腳泡在熱水中3分鐘，再泡在冷水中1分鐘。重複這個步驟3～4次，對降低血壓有益。

↓ 冷熱水交替泡腳可以促進血液循環，對降低血壓很有幫助。

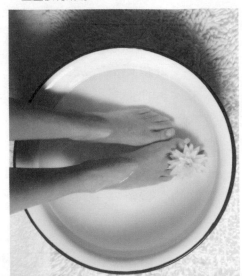

關於血壓的小知識

血壓以兩個數值來表示，分別是收縮壓（血液由心臟進入主動脈時的壓力的最高值）和舒張壓（心室舒張讓靜脈的血液流入時所產生的壓力），通常以收縮壓作為分子，舒張壓作為分母，做為測量值。一般來說，低於140/90都不會視為高血壓。然而每個人的血壓都會隨著年齡而變化；血壓也會因飲食、體重、活動量、情緒，以及測量時的緊張程度而改變。

● 如何預防

★ 定期測量血壓，是早期發現症狀性高血壓的有效方法。

★ 許多研究證明，攝取的鹽量與高血壓發生率成正比。具有低鈉飲食習慣的人，幾乎不發生高血壓

★ 戒菸。長期吸菸，會使小動脈持續收縮，久之而久之，動脈壁變薄、硬化、管腔變窄，形成持久性高血壓。

★ 控制體重，超重給身體帶來許多副作用。胖的人高血壓的患病率，是體重正常者的2～6倍；但只要體重降低，就可以讓血壓正常化。

★ 積極運動、放鬆緊張情緒。慢跑、散步、游泳等，都對穩定血壓有很多好處，但運動與休息要有適當調配。

★ 及時控制臨界高血壓。當血壓在187～213／12～127kpa（140～160／90～95mmHg）之間，稱為臨界高血壓；臨界高血壓大多沒有症狀，但必須予以重視。如果有臨界高血壓的時候，首先要用非藥物療法。

★ 保持良好放鬆的自然心態。心情愉快、放鬆，可降低高血壓。

★ 飲食安排應少量多餐，避免過飽。

貧血

■ 何時該去求醫？

★呼吸急促。

★一直服用補鐵劑並感到想嘔吐、血便、發燒、黃疸、嗜睡或有疾病的發作。

★嬰兒手或足部腫脹，並且表現有貧血症狀。

★生病的兒童發燒達40℃或更高，表示有細菌感染現象，或有疾病發作；病症表現為易受驚嚇或昏睡等神經疾病症狀。

★生病兒童的腹部壓按呈板狀，並且表現有貧血跡象。

★有惡性貧血症狀，這種疾病可能損傷脊髓。

■ 症狀

★感覺虛弱、疲乏和全身不適，可能有輕微貧血。

★嘴唇發藍、皮膚蒼白或發黃，牙齦、指甲床、眼瞼或手掌皺折處蒼白。

★容易疲勞、頻繁呼氣、昏厥和頭暈等。

★舌頭有燒灼感。

★舌頭異常光滑，活動時平衡感紊亂、四肢震顫、慌亂、緊張或記憶力下降。

★頭痛、失眠、食欲減退、注意力不集中或不規律的心跳。

★關節、腹部或手臂及腿部的嚴重疼痛發作。

★易發生感染。

★陰莖異常勃起，一種疼痛性的持續勃起。

■ 什麼原因造成的？

★由於血液循環的紅血球數量減少，或者血紅蛋白數量不足，人體器官和組織缺乏足夠的氧供應，引起貧血。

★貧血是最常見的血液疾病，主要病因是缺鐵；當體內沒有儲存足夠的鐵，原發性紅血球不成熟，就發生貧血。

★飲食不當。

★遺傳基因也引發貧血，如溶血性貧血。

★由胃潰瘍、痔瘡或胃腸腫瘤引起的慢性失血。

★酗酒過度也可能引起貧血。

★當身體缺少葉酸或維生素B$_{12}$。

★女性在經期的時候，身體大量失血，引起缺鐵，也會產生貧血的症狀。

★妊娠婦女或哺乳的女性，由於胎兒發育或奶水的生成，使體內含鐵的量降低，也可能引起貧血。

★因其他原因失血過多，也會引起貧血。

★紅血球有遺傳缺陷，也可能透過感染導致紅血球過早破壞，引起溶血性貧血。

★地中海貧血是一種遺傳性疾病，起源於人體不能產生足量的血紅蛋白。

● 自然療法 ●

芳香療法

1. 檸檬、迷迭香精油都可改善貧血，可將精油滴在手帕上，深深吸入。

2. 可使用按摩吸收法，洗澡後塗抹上述兩種精油中的一種，緩慢的以圓形手法按摩，吸入肌膚。

飲食療法

1. 進餐時可喝1杯檸檬汁、柳橙汁或其他富含維生素C的飲料，因為身體中的維生素C有利於鐵的吸收。

2. 多吃肝臟、家禽、水生貝類動物、洋蔥、大蒜、豆類、堅果、種子、綠色蔬菜和西洋菜、荷蘭芹、香蔥葉、香菜等植物。

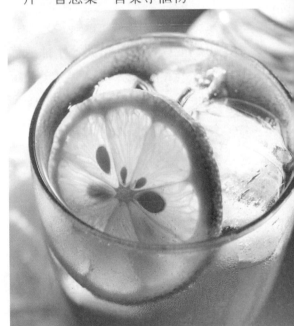

↑檸檬汁。

3. 身體葉酸低，可增加檸檬汁、蘑菇、綠色蔬菜、蛋類、牛奶、麥芽和釀酒的酵母等的攝取。

4. 用餐的時候不要喝茶、咖啡、可樂、可可及葡萄酒，因飲料中所含的丹寧會阻礙身體吸收鐵。

5. 新鮮豬血200公克加水適量煮熟；稍涼後加入米醋15公克，每天空腹吃一次。

中藥草療法

1. 紅棗500公克去核、搗成泥狀；當歸45公克、白芍30公克、皂礬45公克、白朮30公克、陳皮15公克、厚樸30公克、檳榔45克一起研磨成粉，加紅棗泥、水揉成約10公克的丸形。每天吃3次，每次吃一粒，有滋養血液、健脾、行氣、利水的療效。

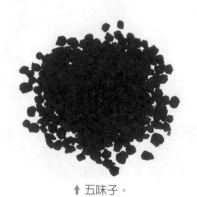

↑ 五味子。

2. 首烏30公克、雞血藤30公克、熟地30公克、當歸30公克、炒白朮27公克，炒穀芽30公克、炒麥芽30公克，陳皮18公克、五味子18公克、大棗15枚，所有藥材一同入鍋，加水濃煎成500毫升；每天3次，每次喝50～60毫升。

生活療法

1. 日常起居有規律，適當運動但不

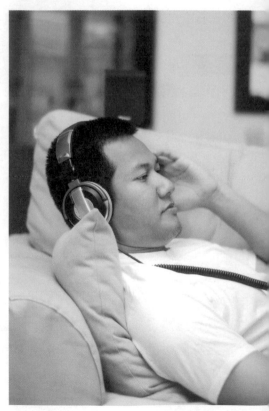

↑ 養成聽音樂、閱讀的興趣，可怡情怡性，保持樂觀的心境。

要太勞累。公共場合、人群密集的地方少去。

2. 對待疾病要有正確認識，保持樂觀情緒，遇事不急、不惱，花適當時間看娛樂性的節目和書籍，聽娛樂性的廣播、輕鬆的音樂。

3. 保持室內空氣新鮮，要常通風換氣，尤其在冬天。

4. 準時用餐；省略或延遲用餐，可能會引起頭痛。錯過一餐，會引起肌肉緊繃；當血糖因缺乏食物而降低時，腦部的血管會收縮，因此，再度進食時，會使血管擴張進而引發頭痛。

● 如何預防

★ 多吃動物肝臟、瘦肉、魚、蛋黃、果脯、豆製品等食物，可以增加鐵的吸收。

★ 多吃洋蔥、大蒜、豆類、堅果、種子、綠葉蔬菜和西洋菜，荷蘭芹、蕁麻、香蔥葉、香菜及蒲公英葉等植物。

★ 維生素C可幫助腸胃吸收鐵。每頓飯喝1杯柳橙汁或其他富含維生素C的飲料。

★ 少吃菠菜與大黃，因為其中所含的草酸會妨礙鐵的吸收。

★ 進餐時不要飲用含咖啡因的茶、咖啡或可樂，因為咖啡因妨礙鐵的吸收；濃茶中含有的鞣酸，也具有同樣的作用。

★ 乾酪、蛋黃、海產、肝臟、全穀類食物、綠色蔬菜、杏、櫻桃以及無花果乾中，含有豐富的銅，可幫助吸收鐵。

★ 盡量減少喝茶、咖啡、可樂、可可以及葡萄酒。

★ 服用海帶補充劑，內含豐富的礦物質，可以幫助身體吸收鐵。

★ 如感到乏力，可以喝一些野燕麥或甘草的茶劑或酊劑。

★ 考慮每天服用多種維生素，攝取適量的維生素和礦物質。

糖尿病

■ 何時該去求醫？

★ 感到噁心、疲勞和極度口渴，排
　尿頻繁，有腹痛，並比正常人呼
　吸深、快，呼吸可能帶有甜味，
　聞起來類似指甲去光劑。

★ 感到疲勞或虛弱，覺得心跳加
　速、顫抖、並出汗過多。

★ 感到暴躁、飢餓或突然出現疲
　倦、嗜睡。

■ 症狀

★ 極度口渴、食欲旺盛。

★ 尿量增加（有時頻繁至每小時1
　次）。

★ 體重急劇減輕。

★ 疲勞。

★ 噁心，可能伴隨嘔吐。

★ 視線模糊。

★ 女性出現反覆陰道感染，並可能
　出現停經。

★ 男性出現陽痿。

★ 出現真菌感染。

■ 什麼原因造成的？

★ 由於胰臟分泌胰島素不足或缺乏
　所致。由於不能利用血液中的葡
　萄糖，所以透過消耗脂肪和肌肉
　提供能量。

★ 過量攝食，引起血中葡萄糖突然
　升高，胰臟不能分泌足夠胰島
　素，將多餘的糖轉化為能量。

★ 免疫細胞錯殺了產生胰島素的細
　胞，也可能有遺傳因素。

★ Ｉ型糖尿病，也稱為胰島素依賴
　型糖尿病或幼年型糖尿病，是由
　於胰島素不足所導致的。

★ Ⅱ型糖尿病，也稱為非胰島素依
　賴性糖尿病、成人型糖尿病或穩
　定型糖尿病，是由於身體對胰島
　素反應性下降所導致的。

● 自然療法 ●

芳香療法

1. 尤加利樹精油和檸檬精油據說能

282

夠影響胰臟；可在洗澡水中加入一點尤加利樹精油、檸檬精油，或2種精油混合使用。

2. 將5滴尤加利樹精油與檸檬精油，以及4茶匙葡萄籽油或甜杏仁油混合，當作按摩油使用。

飲食療法

1. 少量多餐，例如，1天吃5～6餐，將食物平均分配進食，要比每天吃3大餐，更容易控制血糖的濃度。

2. 每星期吃3份多魚油，每天吃堅果類食物、5份蔬菜和水果。

3. 菠菜根100公克洗淨、切斷；發好的銀耳10公克與菠菜根用水煮成茶，早晚各喝1次。或用新鮮菠菜根250公克，加雞肉10公克、白米50公克煮成粥食用。

4. 半斤苦瓜洗淨、去籽、切碎，放入砂鍋中，加水煎半個小時後，取汁、分成2杯，午飯、晚飯前各喝1杯，每天喝。

5. 海帶以溫水洗淨、涼水發泡；洗去黏液後，切成段，放進開水中汆燙一下即可撈起，放點蒜末、米醋、麻油拌勻，即可食用。

6. 綠豆100公克洗乾淨；200公克帶皮的南瓜去籽、洗淨後切塊；與綠豆放入鍋中，加水直至淹過南瓜，再開火煮熟即可。

7. 每天吃生大蒜、煮熟洋蔥，或喝適量的洋蔥汁，可以加強循環系統，降低血糖。

8. 秋葵、桃子有助於穩定血糖，並在高複合碳水化合物飲食中提供纖維。

9. 補充鉻元素對糖尿病人有很多好處，鉻不僅可以降低血糖，增加葡萄糖耐受性，還能降低胰島素、抑制血膽固醇濃度。

10. 肌醇、複合維生素B可以減緩手足四肢的麻木、針刺感，並能預防糖尿病患者出現末梢神經病變。

11. 維生素B_6有助於減輕糖尿病神經病變的嚴重程度，維生素B_{12}可幫助治療糖尿病神經病變。

12. 錳元素有助於身體對葡萄糖的代謝。

13. 鋅元素有助於增加葡萄糖耐多性，而鉀元素可改善糖尿病患者利用胰島素的能力。

按摩療法

糖尿病患者的自我按摩，以胸腹部、腰背部、上下肢等部位的經絡、穴位為主。一般先以順時針按摩30～40次，再逆時針按摩30～40次的方法進行。左右手交換進行或同時按摩。

1 按摩腎區。早上起床後及臨睡前，採坐姿，兩腿下垂，腰部挺直，兩手掌置於腰部腎俞穴，上下加壓摩擦腎區各40次，再採用順時針旋轉、逆時針旋轉摩擦各40次（以局部感到有溫熱感為佳）。

2 按摩腹部。早上起床後及臨睡前，睡或坐姿，雙手疊掌，將掌心置於下腹部，以臍為中心，手掌繞臍順時針按摩40圈，再逆時針按摩40圈。按摩的範圍由小到大，由內向外可上至肋弓，下至恥骨聯合。按摩的力量，由輕到重，以患者能耐受、自我感覺舒適為宜。

3 按摩上肢。按摩部位以大腸經、心經為主，手法以直線做上下或來回推按；可在手三里、外關、內關、合谷等穴位上各按揉3分鐘。

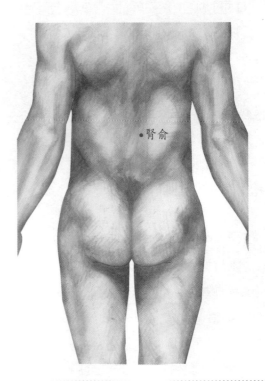

•腎俞

4 按摩下肢。按摩部位以脾經、腎經為主，手法以直線做上下或來回推按；可在足三里、陽陵泉、陰陵泉、三陰交等穴位上各按揉3分鐘。

5 按摩勞宮穴。將食指彎曲或借助按摩棒來按揉，左右手交叉進行，各操作10分鐘，每天2~3次，不受時間、地點限制。

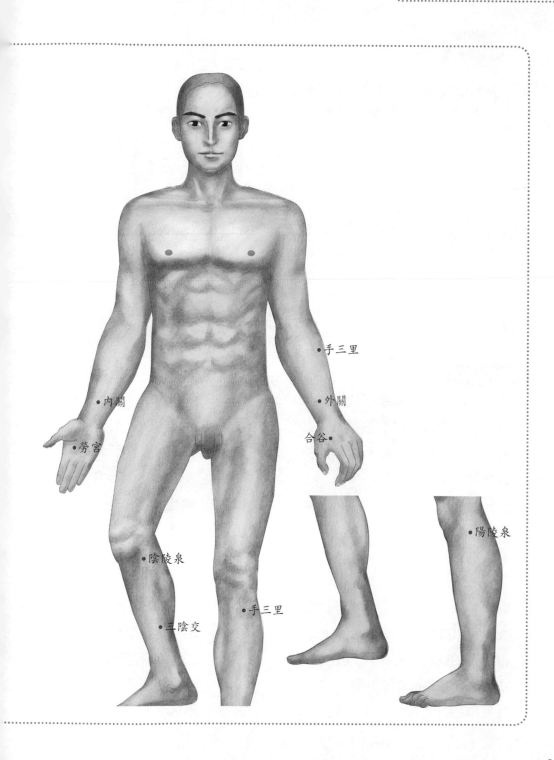

6　按摩湧泉穴。左右腳交叉進行，
　　各操作10分鐘，每天早晚1次。

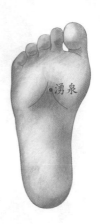

●湧泉

中藥草療法

1. 桂皮可減少糖尿病患者的胰島素
   需要量，盡可能每次進餐時，都
   食用1/4杯桂皮煎劑，以幫助控
   制血糖水準。

2. 每天喝蒲公英根茶，可刺激胰島
   素分泌。牛蒡草、根也是傳統治
   療藥物，可以控制血糖濃度。

3. 將玉米鬚100公克、綠豆50公
   克，用水熬煮成茶，每天喝3
   次，可以降低血糖。

4. 服用西伯利亞人參，可以調節新
   陳代謝、控制血糖濃度。

5. 月見草油含豐富γ亞麻油酸，可

以減輕糖尿病引起的神經痛。

6. 山桑子可增強血管，糖尿病患者
   通常血管較脆弱、視力出問題，
   這是糖尿病的併發症。

7. 間斷性的服用蘆薈鮮葉，能淨化
   血液，軟化血管，促進血液循
   環；用蘆薈的葉子擠汁按摩麻
   木、疼痛的部位，不適就能得到
   緩解。

生活療法

1. 運動可以增加身體組織的鉻元素
   含量，被身體用來調整血葡萄糖
   和膽固醇水準。

2. 可以適量運動減輕體重，若屬於胰島素依賴型糖尿病或成人型、穩定型糖尿病，應避抬重物的運動方式，因為會增加血壓，並可能加重糖尿病引起的眼睛問題。

3. 糖尿病會加重牙周病病情，所以應加強口腔牙齒的護理。

 胰島素的作用你知道嗎？

　　胰島素幫助人體細胞將葡萄糖（主要來自碳水化合物）轉化為能量。若胰島素分泌不足，或不能發揮正常功能，就導致糖尿病。

● 如何預防

★ 由於肥胖與糖尿病之間存在著明顯關聯，所以如果體重超重了，減輕體重將可明顯降低發生糖尿病的機會。

★ 良好的運動計畫及營養均衡的飲食，均可明顯減少糖尿病所造成的不良後果。

★ 盡量少吃含糖食物。

★ 經常做增氧運動，也能降低患糖尿病的危險。

★ 如果工作環境會接觸石油等化學成分，應盡量避免接觸有害物，做好保護措施。

★ 盡量用母乳哺育嬰兒，比奶瓶哺育的嬰兒，罹患糖尿病的機率較低。

★ 戒菸，因為吸菸可明顯增加發生心臟疾患的危險性，尤其是對糠尿病患者。

肥胖

■ 何時該去求醫？

★ 經過多次減肥後，還是持續肥胖，就需要在專家的規範指導下進行長期、持久的減肥治療。

★ 如果經測定體重已經超過理想體重的20%，就需要查明是否已經處於高危險肥胖症狀，因爲可能導致高血壓、心臟病、糖尿病、膽囊疾病、呼吸疾病，以及乳腺、結腸、直腸癌等各種癌症。

★ 身體超重，並且發現性徵問題或出現明顯多毛現象，可能患有內分泌疾病或有內分泌腺體腫瘤。

■ 症狀

★ 體重超過理想體重的20%。由於年齡、性別、活動量等因素影響，理想體重的精確測定方法需請教營養學家或醫生。

■ 什麼原因造成的？

★ 某些疾病，包括：糖尿病、甲狀腺等，都可能引起肥胖。

★ 遺傳因素。

★ 缺乏足夠運動。

★ 不規律的飲食習慣。

★ 不好的生活模式，包括：吸菸、喝酒、慣於久坐等。

★ 看電視也會誘發肥胖。

★ 有些藥物，如：普通的雄性荷爾蒙、黃體素、胰島素和類固醇等，都可能引起體重增加。

● 自然療法 ●━━━━━━━━━━●

芳香療法

把雪松木油和迷迭香油各4滴，柏樹油和印度薄荷油各3滴，與5茶匙的冷榨植物油（日常的食用油，如菜籽油）混合、調配成按摩油，每天2次，按摩身體脂肪累積的部位。注意：懷孕未滿20週的孕婦不可以使用雪松木油、柏樹油和迷迭香油。

瑜伽療法

1 仰臥在地板上、雙腿併攏、手臂放在身體兩側。吸氣，盡量抬高雙腿，然後呼氣，放下雙腿。如此重複10次。如果腹部或背部肌肉較弱，抬腿時，以手掌下壓用力，膝關節也可稍彎曲。初學者可以每次抬一隻腿；由於做這個動作時，下背部要平貼地面，如果有腰背痛，不要練習這個姿勢。

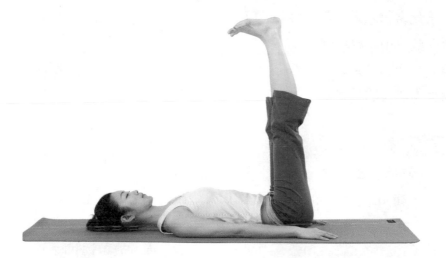

2 兩腿分開站立、膝關節彎曲、雙手置於大腿上，盡量呼氣，接著屏氣，收腹擴胸，然後放鬆腹部。再連續收放腹部10～18次，直到感覺需要吸氣為止。正常呼吸一次之後，再重複練習。

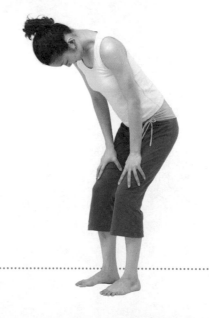

1. 不吃精製、加工高熱量食物。

2. 每天喝6～8杯水,代替果汁、牛奶等軟性飲料。

3. 在一天的中間時段進食主食,可延長燃燒、攝取熱量的時間。

4. 碳水化合物和雞、魚、蔬菜,可幫助長高但不會發胖。

5. 每天食用1～2茶匙啤酒酵母,可減低對甜食的愛好。

1. 每天喝1杯蒲公英茶。在0.5公升水中,加50公克切碎的新鮮蒲公英葉煎茶。

2. 乾荷葉10公克、綠茶10公克一起煮成茶,每天喝、連喝3個月後,體重會明顯降低。

3. 菊花、山楂、金銀花各10公克,加水煮成茶,每天喝(煮之前,山楂要先拍碎)。

4. 山楂10公克、決明子15公克、陳皮與甘草各10公克,以滾水沖泡,燜10分鐘,即可飲服,每天喝3次。

5. 白茯苓粥:將白茯苓磨成粉,每次取茯苓粉15公克和白米60公克、少許冰糖一起煮成粥;早晚吃一碗,可以治療老年肥胖症。

6. 荷葉粥:新鮮荷葉1張、洗淨,白米60公克、冰糖適量。先荷葉加水煮湯,取出荷葉後,以湯汁煮白米,成稠粥狀時,加冰糖略煮;早晚食用一碗。

● 如何預防

★ 避免久坐的活動,如看電視。

★ 平時養成多吃高纖、低脂食物的習慣。

★ 避免以食物犒勞自己的習慣。

★ 請醫生定好運動計畫,每天堅持做運動。

★ 每天3～4次有節制的飲食,並把主餐放在中午吃。

衰老

■ 何時該去求醫？

★因年紀漸老而感到沮喪。

★身體出現無法以自然療法護理的疾病。

■ 症狀

★頭髮開始灰白，皮膚出現皺紋、肌肉失去彈性、身材臃腫，神志失常、視力衰退、關節僵硬等，都是衰老的常見跡象。

■ 什麼原因造成的？

★由於細胞分裂速度減慢，身體機體逐漸老化損壞，腦細胞不斷減少，身體長期受自由基及環境有害物質傷害，均可能引起衰老。

★衰老是極其複雜的整體性退化過程，是很多因素共同作用的結果。其中，最受人們重視的包括遺傳及人為環境。

★遺傳，對人體的衰老進展有重大影響，不論在基本體質或心理素質的形成上，均奠定重要的基礎，成為衰老的內因。

★環境，是指外因對人體衰老的影響，例如：社會制度、福利待遇、科學技術等；還有老年人的生活環境、生活方式、疾病等，凡對健康有影響的外在因素，均與衰老有關。

● 自然療法 ●━━━━━━━━━━━━━━━━●

芳香療法

在2茶匙甜杏仁油、葵花油或不加香料的乳液中，加入2滴天竺葵油、2滴薰衣草油、2滴檀香油及2滴依蘭油，調配成按摩油，可緩解身心壓力。

飲食療法

1. 多吃富含軟骨素的食品；軟骨素主要存在於雞皮、鮭魚頭部以及雞的軟骨內。

2. 多吃富含硫酸軟骨素食物；主要有魚、蝦、動物肝臟、蘑菇、木

耳等。

3. 多吃優格和肉皮；優格中的酸性

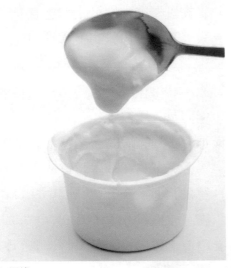
↑優格。

物質有助於軟化皮膚的黏性表層，除掉死去的舊細胞。多吃肉皮，則可使儲水功能變低的組織細胞得到改善。

4. 可適量服用含有β-胡蘿蔔素、硒、維生素B_{12}、C及E等抗氧化劑的營養補充劑，維持正常的身體功能。

5. 大蒜：每天吃1瓣大蒜，或吃大蒜精膠囊，可增強免疫功能，促進血液循環。

6. 綠茶：每天喝1杯綠茶，綠茶中含有抗氧化劑，能防止血液過分濃稠。

✚ 防衰老的10種食物

★蘋果：含有纖維素、維生素B和維生素C，可調節人體生理功能。

★礦泉水：可使皮膚柔軟潔白，有助於消化解毒。

★胡蘿蔔：富含維生素A，可使人頭髮保持光澤，皮膚柔軟。

★脫脂牛奶：含有維生素D和鈣，使人的骨骼和牙齒強健。

★貝類：含有維生素B_{12}，有助於保持皮膚光澤。

★雞肉：含有無脂蛋白和維生素B，有利於增加皮膚彈性。

★菠菜：含有維生素和鐵質，有助於保持皮膚和指甲的美觀。

★麥芽：富含維生素E和蛋白質，有助於頭髮的生長。

★橙橘：有助於增加皮膚彈性，減少皺紋。

★金槍魚：含有大量維生素D、鈣和磷，有助於牙齒和骨骼的健康。

中藥草療法

1. 銀杏：每天喝1杯銀杏茶，能改善頭腦功能（特別是記憶力），並可促進血液循環。
2. 人參：每天喝些人參茶或服用人參粉，可以提高性欲，也能防止血液過分濃稠。

生活療法

1. 每週至少5天、每天花半小時做適當運動，可改善心、肺、皮膚、眼睛和其他身體組織的功能，使人精神飽滿，心情愉快。
2. 可以選擇游泳、走路、打網球、舞蹈、太極拳等運動來增進身體各部分的活力。

● 如何預防

★ 老年人應繼續保持良好的免疫機能，預防常見的老年病如老人癡呆、心血管疾病、骨質疏鬆和關節炎等。

★ 經常運動、飲食營養均衡、不沾染不良嗜好，多參加社交活動和發展興趣，對保持身心健康意義重大。

★ 曬太陽能幫助身體製造維生素D，使骨骼保持強壯。但不要在上午10點到下午3點曬太陽，也不要長時間曝曬，避免紫外線的傷害。

★ 腦筋如同身體，用得越多，越能保持效率。多參加有啟發性的討論會、閱讀報刊雜誌、玩拼字遊戲、下棋、玩橋牌、可防止腦神經細胞退化、減緩衰老速度。

★ 維持良好的人際關係及和諧的家庭生活，隨時保持愉悅的心情，就能延年益壽，增加身體內荷爾蒙的分泌，令人感到生活更有意義。

★ 應盡量減少生活中的壓力，大量的壓力會加快老化，也容易引起其他疾病。

★ 練習瑜伽或太極拳，可增進身體靈活性，減少老年人常有的身體疼痛症狀。

★ 美滿的性生活能讓人延年益壽；性交時可以放鬆情緒、運動肢體，身體因性高潮而分泌的荷爾蒙，也有擴張血管的良好作用。

嘔吐

■ 何時該去求醫？

★嘔吐伴隨發燒下腹部疼痛，而且惡臭和尿痛。

★嘔吐伴隨眼部劇烈疼痛。

★有時吃得過飽、進食辛辣或可能受污染的食物，過量飲酒或吃了以前未曾碰過的食物後，會有腹瀉、嘔吐、噁心、以及持續48小時發燒。

★嘔吐後，不能減緩的劇烈、反覆腹痛，沒有食欲。

■ 症狀

★嘔吐、發燒、頭痛、噁心、睡眠不正常和意志不清、可能步履蹣跚等。

★排白色糞便、尿色暗。

★嘔吐物有像大便的惡臭味道，伴隨便秘。

★嘔吐物帶血或有咖啡色的物體。

★燒心、吞咽困難、呼吸短促。

★噁心伴隨虛弱出汗、臉色蒼白、虛脫等。

■ 什麼原因造成的？

★消化道器質性梗阻：食管、胃或腸道的內容物往前推進時受阻，被迫在消化道內逆流，以至嘔吐。例如先天性消化道發育畸形，（不同部位閉鎖或狹窄）；較大的小孩子則多為後天性腸扭轉、套疊、腸阻塞（如常見的蛔蟲阻塞腸道）；嘔吐的同時，伴有其他消化道阻塞的症狀（如腹脹、便血、無大便）。

★消化道感染性疾病：由於炎症對於胃、腸刺激，可呈反射性嘔吐，常伴有腹痛、噁心、腹瀉、腹脹（如腸炎、胃炎、闌尾炎）。

★消化道功能異常：是很常見的嘔吐原因。如果是因為各種全身性感染、代謝障礙等所導致，常伴有發熱、食欲減退、噁心、腹脹等其他感染的中毒症狀。

★腦神經系疾病：不同病因所發生顱內高壓症狀，腦膜刺激症、顱內腫塊，會引起中樞性噴射性嘔

吐，嘔吐前多半不會覺得噁心，而是有其他神經性症狀（如頭痛、嗜睡、昏迷、驚厥）。

★ **各種中毒**：包括毒物對胃腸道局部刺激及毒物作用，影響中樞神經系而導致嘔吐。

★ 由於特殊氣味情況引起，如長時間乘汽車或碰到感覺心裡緊張的情況。

★ 劇烈頭暈引起嘔吐。

★ 焦慮、驚恐、震驚和偏頭疼、內耳感染、梅尼爾氏症等也會使人嘔吐。

★ 吃得太飽或污染的食物、喝酒過量或服用以前未曾用過的藥物，也會引起嘔吐。

● 自然療法 ●

飲食療法

1. 馬鈴薯100公克、生薑10公克、新鮮橘子汁30毫升、佛手20公克。將馬鈴薯、生薑、佛手榨汁，加入新鮮橘子汁調勻，燙溫後喝，每天喝1次。

2. 白蘿蔔500公克、蜂蜜150公克。將蘿蔔洗淨，切成丁，放在沸水內煮沸即撈出，把水瀝乾，在陰涼處曬半天，再放回鍋中，加蜂蜜以小火煮沸；起鍋、等冷卻後，即可裝瓶備用。飯後食用。

3. 生薑、醋、紅糖各適量。將生薑洗淨切片，用醋浸醃24小時，同時取3片薑，加紅糖適量以沸水沖泡片刻，當作茶飲。

4. 小米100公克、大黃瓜300公克、生薑10公克、鹽2公克。黃瓜去皮、去瓢，洗淨，切薄片；米洗淨、薑洗淨拍破。砂鍋加1公升的清水，先把米以大火煮滾，再改小火慢燉，等到米熟爛時，加入黃瓜片、生薑再煮至湯稠，再加鹽調味，作為正餐主食。

中藥草療法

1. 將山楂肉15公克、烏梅3粒，放入砂鍋加水煎湯，起鍋前調入15公克白糖，當作茶飲用，每天煮1～2劑。

2. 熟性香料如丁香、肉桂和小豆蔻等能幫助消化。可用一種或多種

刮痧療法

1 以拇指直推膻中穴1～3分鐘；接著用兩拇指，自中脘至神闕向兩旁各推30～50次；然後順、逆時針按腹部各1分鐘；再以拇指端按揉足三里、內關穴各約1分鐘。

2 患者仰臥，以中指先按後揉中脘穴1分鐘；然後將雙手拇指分別放于劍突兩側、季肋處，然後向兩旁分推1～3分鐘；先掐後揉內關穴1分鐘。

3 以拇、食、中三指，捏拿脾俞、胃俞穴處肌肉，各15～20次，再以拇指各按揉1分鐘，再換另一邊。

4 患者坐或俯臥，家人一隻手固定患者頭部，用另一隻手的食、中二指，自上向下，直推頸後髮際正中至大椎處，1～3分鐘。

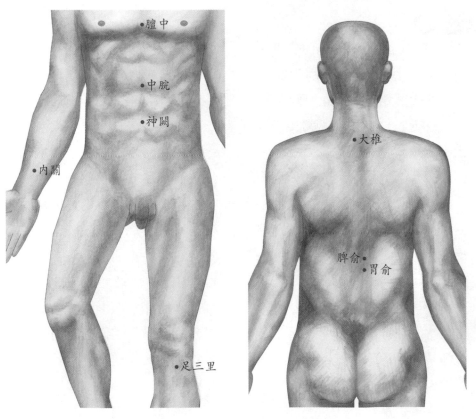

296

香料泡茶，在噁心時使用。

3. 佛手10公克、生薑2片，加水煮滾後取汁，加入適量白砂糖調味，趁溫熱喝下。

4. 白茯苓、姜半夏、陳皮、蒼朮、厚樸各10公克；藿香2.5公克、砂仁1.5公克、烏梅3粒、生薑3片。所有藥材一起入鍋，加水煮成湯；每天1劑可理氣和胃，降逆止嘔。

5. 神曲15公克、丁香1.5公克，一起放在藥杯裡，用沸水沖泡，當作茶飲。

6. 枇杷葉10～15公克（新鮮葉子則需30～60公克）、白米100公克、鮮蘆根60公克、冰糖少許。鮮蘆根洗淨切段，枇杷葉用布包好，與鮮蘆根一起放進鍋裡煮滾，濾渣取汁後，再與米煮粥，起鍋前加冰糖，再煮片刻即可。

7. 橘皮3～5公克、白米50公克。將橘皮曬乾，磨成細末；米放入砂鍋，加水煮成稀粥，最後再加橘皮末稍煮片刻，等待粥變得濃稠即可關火；每天煮一鍋，早晚各取一半量，加熱後食用；5天為1療程。

● 如何預防

★ 如果嘔吐是因為暈車，可用預防治療。

★ 如果是孕婦孕吐，則切忌空腹，可能會加重嘔吐感。最好少量多餐或吃蘇打餅、喝杯薑茶（可加點蜂蜜調味），可預防噁心或減輕已有的情況。

★ 細嚼慢嚥可預防餐後出現噁心嘔吐，但不要吃的過飽。

★ 注意個人和廚房衛生，能減少因感染而造成消化問題。

★ 如果吃了某種食物後會引起嘔吐，可能是這種食物過敏。最簡單的預防辦法，就是以後不吃這種食物。

噁心

■ 何時該去求醫？

★ 莫名噁心超過12小時，或發病前吃過未煮熟的食物。

★ 懷疑噁心是藥物引起的。

★ 最近去過熱帶國家。

■ 症狀

★ 腹部感到嚴重不適，並有嘔吐的欲望。

★ 出現嚴重頭痛、頭暈、高燒、劇烈腹瀉、嗜睡、畏光或胸痛等等症狀。

★ 噁心並伴有嘔吐，嘔吐物中帶血絲或有咖啡渣樣的黑色物質。

■ 什麼原因造成的？

★ 噁心常常因消化系統紊亂所引起，而吃得過飽、食物太油膩、食物過敏，常常是消化紊亂的主要原因。

★ 噁心的誘因，還包括焦慮、驚恐、震驚和偏頭痛。

★ 內耳平衡機制失衡引起頭暈目眩，也會使人噁心。

★ 動脈硬化、腦供血不足、梅尼爾氏症、普通感冒、胃腸炎等，都會引起頭暈噁心。

★ 環境、天氣等原因也可造成噁心、頭暈等症狀．

★ 懷孕婦女很多時候會出現噁心症狀，尤其是在早晨。

● 自然療法 ●

(飲食療法)

1. 吃清淡食物，不要吃油膩食物並減少吃甜食，如蛋糕、乳酪等。

2. 將米醋加入溫開水中沖服，也可以減輕噁心的症狀。

3. 先將糯米淘洗乾淨，與3～5公克生薑一進放入砂鍋內煮滾，再加連鬚蔥白5～7根，等粥快煮好時，加適量醋略煮即成；每天吃一次。

4. 先將生薑30公克洗淨、切片，放進大瓶子裡，用醋浸泡24小時；每次取用3公克，以沸水沖泡，加入適量紅糖，加蓋子燜片刻，泡成茶，常喝有益。

按摩療法

1. 按壓內關穴，可以減輕眩暈引起的噁心。

2. 感到噁心時，可用手指用力上下摩擦心窩，2～3分鐘後，症狀會有所緩解並消失。

3. 按壓足三里穴。

4. 按壓足底胃反射區（請參考p77，腳底反射區分布圖）。

5. 按壓足底脾反射區（請參考p77，腳底反射區分布圖）。

中藥草療法

1. 減輕焦慮引起的噁心，可喝春菊茶，有鎮靜、助消化等作用。

2. 熱性香料，如丁香、肉桂和小豆蔻等，能幫助消化、促使毒素從大便中排出。可用上述一種或幾種泡水喝，在噁心時飲用。

✚ 針對噁心原由的療法

★ 胃冷噁心（進食即想吐）：用白豆蔻仁3枚搗成細末，吃的時候，喝溫酒水吞下，幾次後即有療效。

★ 突然噁心：取白蔻仁細嚼，可以緩解症狀。

★ 反胃噁心，藥食不下：用荊三稜（炮）1兩、生丁香3分，一起研成細末。每次吃1錢，喝開水服下。

● 如何預防

★ 細嚼慢嚥可預防餐後出現噁心。

★ 吃了某種食物後感到噁心，可能是對這種食物過敏，以後避免再吃。

★ 對孕婦來說，防孕吐，最好少量多餐，早上起床先吃點薑餅或喝1小杯薑茶。

★ 注意個人和環境衛生，減少因污染而造成的消化問題所引起的噁心。

★ 避免緊張和激動引起的噁心，練習呼吸與放鬆技術，使自己在需要時能夠鬆弛身心。

飲食異常

■ 何時該去求醫？

★ 異常飲食習慣持續超過4週。

★ 體重持續嚴重下降或上升。

★ 濫用瀉藥、利尿劑、催吐劑。

★ 出現貪食症或拒絕進食的情況。

■ 症狀

★ 拒絕正常飲食，狂吃、狂吐、只吃少量食物或只進食某一、兩種食物，嚴重時會危及生命。

★ 體重下降、煩躁不安、虛弱疲乏、頭髮稀少、皮膚乾燥是神經性厭食症的特徵。

★ 暴飲暴食後催吐，或使用瀉藥防止消化食物和吸收養分是貪食症的特徵。患者的體重也許正常，但不斷大吃大喝和嘔吐會造成疲勞、蛀牙、長期咽喉痛、腹痛、腸胃發脹、消化不良，以及各式各樣的新陳代謝問題。

★ 在不飢餓時也想吃東西，大吃大喝是強迫進食的一種類型，也就是在短時間內吃大量東西。

★ 挑食或者食量少，對飲食行為有罪惡感、焦慮和抑鬱、不願意跟家人一同進食。

■ 什麼原因造成的？

★ 食欲是由下視丘的神經傳輸物質控制，這些化學物質的效率受血糖、脂肪酸和激素影響，而這些又受焦慮、抑鬱，以及維生素B和鋅影響。

★ 血糖濃度急劇升高，胰臟因此分泌過多胰島素，使血糖值大幅下降，導致強迫性進食產生。

★ 食物過敏也能導致強迫性進食或體重波動。

★ 青少年以瘦為美的思想主導，主觀上拒絕食物。

★ 脾胃不好等多種內科疾病，也會造成飲食異常。

★ 精神創傷、持續心情抑鬱、對性方面的煩惱等其他心理問題都可能導致進食障礙或暴飲暴食。

● 自然療法 ●

飲食療法

1. 避免吃太膩、太甜的食物，盡量吃清淡食物，多喝水。

2. 用餐前半個小時，喝1杯胡蘿蔔西洋菜汁，能讓人胃口大開。作法：將4根胡蘿蔔與一把西洋菜榨汁，並加上等量的水，稀釋後飲用。如果覺得味道太苦，也可以增加胡蘿蔔的比例。

3. 用餐前喝1杯溫薑茶，也可以開胃，促進食欲。

中藥草療法

1. 將75公克山楂片切碎，放在炒鍋中，炒到變黏時，關火並倒入75公克白酒拌勻，待涼倒入瓶中封存；每天早晚空腹時，各取出一半的藥液，加入半碗水，以小火煮10分鐘、仙楂片融化時，再放入適量的紅糖拌勻。連吃1個禮拜，可以治療厭食症。

2. 仙楂100公克、麥芽100公克、砂仁10公克、陳皮20公克、梔子10公克、乾薑20公克、高良薑20公克。所有藥材加水熬汁；每天分3次喝，可治厭食。

3. 焦神曲4.5公克、焦仙楂4.5公克、焦麥芽4.5公克、雞內金1.5公克、枳殼3公克。所有藥材一起研成細木，與500毫升水一起熬煮到剩100毫升。每天1劑，分3次喝。病情嚴重時，用量可加倍，治消食導滯。

4. 沙參10公克、麥冬10公克、扁豆

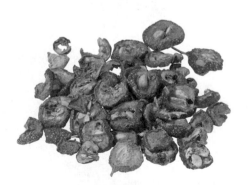

↑仙楂。

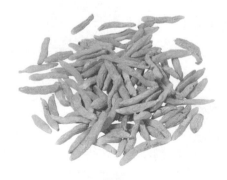

↑麥冬。

10公克、玉竹10公克、天花粉10公克、仙楂7.5公克、麥芽7.5公克、雞內金7.5公克、百合15公克。所有藥材加水熬汁；每天1劑，分2次喝，可滋補胃陰，增進食欲。

2. 患者也可以嘗試給自己制定一個詳細的計畫，包括每天的進食和運動，嚴格地執行這個計畫，一步步實現「理想體重」，逐漸恢復正常飲食。

生活療法

1. 如果是心理問題導致的進食障礙，可以藉由心理暗示的方法進行治療。產生進食障礙時，下意識的告誡自我：「生活中還有比減肥（或者其他引起心理問題的原因）更重要的事情！」逐漸擺脫個性中幼稚和不完善的方面，以更成熟、更健康的心態面對整個生活。

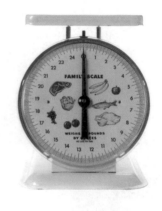

↑ 替自己制定正常的飲食計畫，幫助自己改善飲食異常的情況，並達到理想體重的標準。

● 如何預防

★ 增加自我控制能力，藉以控制欲望和行動，或避免沈溺於不健康的嗜好中。

★ 經常進行放鬆運動，調整端正心態。

★ 使人感到能控制自己的生活，並以此替代不正常的飲食習慣。

★ 盡量把食物做得色香味俱全。

★ 請家人或者朋友陪同吃飯，逐步形成規律的飲食習慣。

食物中毒

■ 何時該去求醫？

★ 出現頭暈、疲乏、噁心、腹痛、肌肉跳動、心律不齊、昏迷、血壓下降等食物中毒症狀，應該立即就症。

■ 症狀

★ 以腹痛、腹瀉、噁心、嘔吐為主要症狀。

★ 腹瀉時，糞便多為稀便或呈黏稠狀。但嗜鹽桿菌導致的食物中毒，不僅會出現黃水樣或洗肉水樣的糞便外，還可能排出類似細菌性痢疾的膿血黏稠糞便；腸熱菌（Enteric Fever Group）食物中毒患者，會排出黃色粥狀便、黑色或綠色稠便。

★ 大量食用發芽的馬鈴薯，也會中毒，表現的症狀為：口內搔癢或燒灼感、上腹痛、噁心、嘔吐、腹瀉，以及重者體溫升高、昏迷、抽搐、呼吸困難等。

★ 食用被有機磷等農藥污染的蔬菜、瓜果後，會出現頭暈、疲乏、噁心、腹痛、肌肉跳動等症狀，嚴重者出現昏迷、抽搐、大小便失禁，瞳孔縮小等症狀。

★ 食用含有亞硝酸鹽的食物後，短則10～15分鐘，長則1～3小時就會出現食物中毒的現象。表現為嘴唇、指甲及臉色出現紫紺、心跳加快、頭暈、頭痛、乏力、呼吸短促、噁心、嘔吐，嚴重者還會併有呼吸困難、心律不齊、昏迷、血壓下降等症狀。

■ 什麼原因造成的？

★ 生熟、葷素食材產生交叉感染；貯存不當；食品未煮熟；食物受細菌感染；進食未加熱處理或是沒有清洗乾淨、徹底消毒的生鮮食品。

★ 化學性食物中毒的常見原因：農藥引起的食物中毒。蔬菜沒有經過浸泡、加熱等消毒處理，或是食品中含天然有毒物質，如豆漿未煮透，內含的胰蛋白抑制物沒有徹底去除；食用有毒蘑菇、發

芽馬鈴薯、河豚等有毒食物。

★飲食結構不合理：吃貝類、不新鮮的海產品；飯食喝冷水、空腹喝奶等。

● 自然療法 ●

中藥草療法

1. 綠礬1兩、甘草2兩，加水熬煮後飲用。

2. 生甘草100公克、綠豆100公克，加水煮成茶飲，每天1劑，分2次喝，直到痊癒。

3. 紫蘇30公克、生甘草10公克，加水煮成茶，可以解魚、蝦、蟹等引起的食物中毒。

生活療法

1. 一般食物中毒：食鹽100克炒焦，泡水，灌飲，並用手指入喉嚨催吐，吐後再灌飲，至吐盡為止；也可用生白蘿蔔500克，搗汁每次服100克，每日2次。

2. 魚、蝦、蟹引起的食物中毒：可以取食醋100毫升加開水200毫升稀釋後一次服下；此外，還可用紫蘇30克、綠豆15克、生甘草10克，加水一次煎服。

3. 若是誤食了變質的飲料或防腐劑，可以用鮮牛奶或其他含蛋白質較多的飲料灌服。

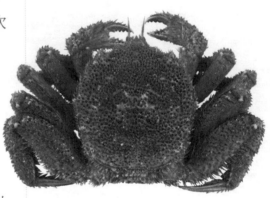

↑蝦、蟹等甲殼類的海鮮，有時會引起食物中毒，食用時要特別小心。

穴位療法

1 爲減緩噁心症狀，可以試壓間使穴；按壓1分鐘後換另一隻手。

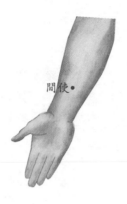

間使●

● 如何預防

★ 不要採摘、撿拾、購買、加工和食用來歷不明的食物、死因不明的畜禽或水產品，以及不認識的野生菌類、野菜和野果。

★ 購買、食用包裝食品時，查看有沒有生產日期、保存期限和生產單位，不要購買散裝的酒類和植物油。

★ 維護自家水塔及管線清潔，確保乾淨用水。

★ 妥善保管有毒、有害物品，包括農藥、殺蟲劑、殺鼠劑和消毒劑等，不要存放在食品儲存區，或食品加工經營場所，避免被誤食、誤用。

★ 加工、貯存食物時，要做到生、熟食分開；隔夜食品必須加熱煮透後，方可食用。

★ 養成良好的個人衛生習慣，在烹調食物和進餐前，要注意洗手；接觸生魚、生肉和生禽肉之後，必須再次洗手。

★ 平時一定注意養成良好的飲食習慣。

★ 家庭中應該備用兩個砧板，分別處理生、熟食。

脹氣與脹痛

★ 長期脹氣，尤其是突然加劇。

★ 腹部脹氣伴有嘔吐或者發燒。

★ 腹部脹氣伴有嚴重的腹痛，有可
　能罹患闌尾炎。

★ 腹部脹氣伴有右上腹痛，有可能
　患有膽結石或胃潰瘍。

★ 持續的腹部脹痛超過3天，可能
　患有嚴重的腹部疾病。

★ 胃腸脹氣伴有體重減輕、排淺色
　大便，可能患有吸收障礙，即腸
　道無法消化脂肪。

★ 胃腸脹氣伴有下腹部疼痛，但在
　排氣或排便後減輕，可能患有大
　腸激躁症。

■ 症狀

★ 腹部脹氣和疼痛。

★ 打嗝、吐氣。

★ 腹部發脹，使衣服繃緊。

★ 排氣。

■ 什麼原因造成的？

★ 進食很快、吞入空氣，以致引起
　脹氣。

★ 喝飲料、嚼口香糖、戴假牙時，
　都可能吞入空氣，引起脹氣。

★ 精神緊張時有吞氣的習慣，也會
　引起脹氣。

★ 有些食物，如豆類、蔬菜、水果
　等部分被消化的食物進入小腸，
　細菌可能透過發酵作用，產生大
　量氣體。

★ 乳糖不適症也會引起腹脹。

★ 胃腸道感染，也會引起脹氣。

★ 食物過敏。

★ 便秘。

★ 水腫。

★ 婦女月經週期之前，因為荷爾蒙
　的改變，導致水腫，會引起腸胃
　發脹。

★ 有時心、腎、肝臟疾病、卵巢囊
　腫或其他腸胃疾病，都會引發腸
　胃發脹。

● 自然療法 ●

芳香療法

1. 將3滴黑胡椒油與3湯匙葵花子油混合，餐後塗在肚子上，以順時針方向輕輕塗抹。

2. 把薄荷油4滴、杜松果油和黑胡椒油各2滴，與0.5茶匙無香味的潤膚液混合，以順時針方向，慢慢塗抹在肚子上。

3. 在洗腳水中加入3滴黑胡椒油和3滴茴香油，然後泡腳。

4. 用2茶匙麥芽油或葡萄子油，與2～3滴肉桂、薑、丁香或薄荷油調勻，然後按摩腹部。（已懷孕或想懷孕的婦女，不可以使用芳香療法）

飲食療法

1. 慢慢增加飲食中的維生素。

2. 避免進食大豆、豌豆及發酵食品，如乳酪、優酸乳及酒類。

3. 少吃油膩食物。

4. 避免同時吃蛋白質及糖類混合的食物。

5. 多吃富含維生素E、B_6、鎂和必需脂肪酸的食物。

穴位療法

1 按摩氣海穴、合谷穴、三陰交穴及足三里穴。

2 進行腳底按摩，刺激胃的反射區以促進胃消化；刺激膽囊區 促進儲存膽汁分泌；刺激腸反射區促進腸道蠕動；刺激胰腺反射區促進消化酶的分泌。

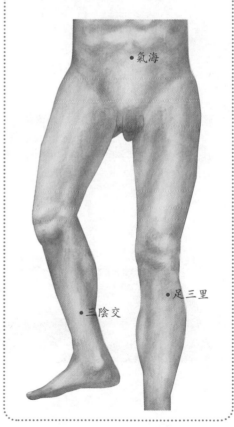

6. 第一天只吃打碎的蘋果或蘋果泥、只喝礦泉水或薄荷茶。第二天，午餐和晚餐增加蔬菜湯或蒸蔬菜。接下來的2天，可吃一些白米飯或加香料煮的飯、帶活性嗜酸乳酸桿菌的酸乳。之後恢復正常飲食。

中藥草療法

1. 橘子皮4公克、生薑4片、紅棗8粒（去籽）、綠茶1包、水適量。除綠茶包外，將所有材料放入鍋中，以中火熬煮5分鐘，濾出湯汁後，加綠茶包略泡一下，即可飲用。

瑜珈療法

1 仰臥在地上，背部與肩部放鬆，雙腿舒適的自然張開，雙手伸直，掌心朝上。如果覺得這種姿勢使腰部不舒服，可將膝蓋彎起。

2 閉上眼睛，精神集中於身體的感覺。感覺自己的身體與地板接觸，以及腹部隨著每次呼吸而緩慢起伏。

3 任由腦海中的雜念隨生隨減，嘗試不要去想它，心中只注意呼吸時空氣進出身體的狀態。

4 默默呼吸數次，注意呼吸時空氣進出肺部的感覺。吸氣時想像空氣帶入一股能量，使身體變得輕盈。吐氣時腹部下沈。持續練習5分鐘。

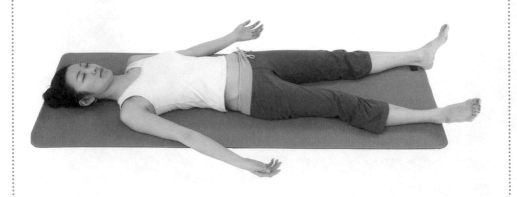

2. 麥芽10公克、綠茶1包、水適量。將麥芽放入鍋中，以中火熬 煮5分鐘，濾出湯汁後，加綠茶包略泡，即可飲服。

● 如何預防

★ 養成規律的運動習慣，刺激消化，促進氣體的吸收和排出。

★ 吃飯時不要狼吞虎嚥、不要說話，讓唾液中的酶幫助消化。

★ 避免攝入產生氣體的物質，不要吞入過多的空氣。

★ 盡量消除緊張，可以減少氣體的產生。

★ 不要喝含二氧化碳的飲料。

★ 不要吃太飽，並且盡可能不要同時吃很多種食物。

★ 對乳糖不適者，可以用豆奶代替牛奶。

★ 不吃加工的肉食，如火腿、香腸、罐頭牛肉、燻肉等。

★ 不吃酵母萃取物和鹹點心。

★ 不要以鹽水煮蔬菜。

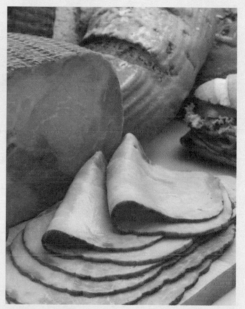

↑ 容易脹氣的人最好少吃火腿、香腸等加工類食品。

★ 在家烹煮食物時，不加鹽或含鈉調味料；用餐時也不要在食物中加鹽或含鈉調味料。

★ 吃飯時不要喝水。液體會稀釋胃酸和消化酶，延長食物留在胃部的時間。尤其是飯後吃水果，水果會在胃中發酵，導致脹氣。

★ 吃澱粉類的食物（諸如麵條和馬鈴薯等）時，不要同時吃蛋白質類的食物和水果。

消化不良

★任何腹痛持續超過6小時，可能意味著闌尾炎、胃潰瘍、膽結石或其他疾病。

★持續的嘔吐、吐血、黑色和血樣大便或是，嚴重的上腹痛、疼痛放射到頸部及肩部、氣短或感覺到疲勞。

★反覆發作的消化不良，有腹痛、發燒、尿色深，意味罹患膽結石、胃潰瘍或肝病。

★當進食乳製品後，出現消化不良的情況。

■ 症狀

★燒心。

★腹脹或打嗝。

★腹部產生壓迫感和腹痛，放射到胸部。

★輕度噁心、嘔吐。

★反覆發作的消化不良，伴有腹痛、發燒、尿色深等症狀。

■ 什麼原因造成的？

★隨著年齡的增大，消化器官的功能下降。

★肥胖和吸菸。前者可增加腹部壓力，後者增加胃酸分泌量，並使食道與胃之間的括約肌鬆弛。

★是由腸、胃或食道受了輕微刺激後，中止或減慢收縮的結果。

★進餐過快：導致消化液分泌減少，不能使唾液中的消化酶充分混合。

★吃的太多：漲滿的胃要排出空氣比較緩慢，容易造成胃酸逆流。

★對食物敏感：吃了某些致敏食物，如小麥或牛奶，可能導致消化不良。

★腸胃產生太多氣體：吃了很多油膩的食物之後，立刻吃水果，就可能發生這種情況。

★吃未成熟的水果。

★喝含糖碳酸飲料：飲料中的糖和碳酸，可能引起胃腸氣脹和腸胃發脹。

★精神緊張：緊張損害消化能力，

因為緊張時，壓力荷爾蒙（如腎上腺素或可體松）上升，使血液消化系統流向肌肉，引致胃部肌肉收縮使胃部加速裝滿。

★餐後不久就運動。運動也會使血液由消化系統流向肌肉。

★服用非類固醇類消炎藥，如阿斯匹靈或伊普芬等，可能刺激胃壁內膜。

★吸菸。尼古丁中的化學物質會刺激食道，削弱賁門的活門作用，導致胃酸逆流。

● 自然療法 ●

飲食療法

1. 先用適量花生油將豆腐200公克煎香，加少許鹽調料，再倒入約50公克米醋，稍煮片刻即成。溫熱空腹食用，每天吃2次，連續服用5～7天為一療程。

2. 先將白糖20公克加入約20公克醋中，待糖溶解後備用。食欲不振者用每天喝糖醋汁1次。喝汁之後，要喝大量水稀釋；呃逆者慢慢飲下糖醋汁，另取少許醋塗抹口鼻處。

3. 取新鮮蘑菇500公克，大棗10粒，用適量的水熬煮40分鐘，

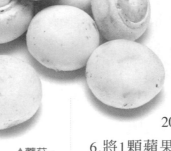
↑蘑菇。

然後取汁，分4次飲用，早晚空腹為宜。

4. 多食用白蘿蔔。白蘿蔔中含有能分解食物中的澱粉、脂肪等成分的糖化酵素，能促進人體消化、吸收；另外，白蘿蔔中還有芥子油，它可以促進人體胃腸蠕動，從而增加食欲。

5. 將金桔600公克沖洗乾淨，晾乾，拍鬆或切瓣，放入大瓶子中，加入蜂蜜120公克、1500公克白糖，密封、浸泡兩個月後，即可開封食用。每天服用2次，每次取汁15～20公克飲用。

6. 將1顆蘋果沖洗乾淨，去皮、搾

汁，再與10公克梅酒、10公克蜂蜜混合均勻後備用。每天1劑，分早晚2次吃。

7. 消化不良的時候，用薑末泡熱水飲用，即可有很好的療效。腹部脹氣、噁心嘔吐的時候，可以用生薑煮湯喝，或在紅糖水中加入生薑汁，都有止吐、消脹的效果。如果將生薑與橘皮各6公克一起煮，效果更好。

中藥草療法

1. 牛蒡乾250公克洗淨，加水煮沸後，再放入枸杞，以小火煮10分鐘，去雜質，早晚飲用，有助於消化。

2. 雞內金30公克，神曲、麥芽、山楂各100公克，一起研成細未，以水沖泡飲用，每天吃3次，每次1.5～3公克，。

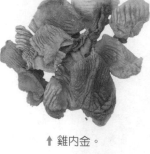

↑ 雞內金。

生活療法

1. 戒菸，特別是在飯前不要抽菸。
2. 對於偶爾發作的消化不良伴隨燒心，可使用抗酸藥或鉍鹽（Bismuth Salicylate）。
3. 進食後先休息片刻，如果馬上運

✚ 胃酸太多或太少是怎麼回事？

★胃酸過多：容易引起消化性潰瘍。胃酸分泌多，可能是先天體質造成，也可能是吃了很油膩的食物造成的；食物太油膩會延長胃的排空時間。懷孕時，因為子宮膨脹，使胃部受到擠壓，或賁門（食道與胃之間）無力，不能把胃關緊時，都可能是胃酸逆流的原因。

★胃酸太少：胃酸不夠或胃酸太稀，不能好好消化食物，特別是蛋白質，會導致消化不良和其他有關問題。導致胃酸過少的原因，包括：遺傳、長期緊張、食物咀嚼不夠、食物過敏、用餐時喝水太多、缺乏維生素B、老化或自身免疫細胞的攻擊。

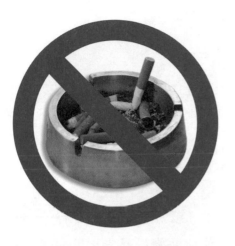

↑香菸中的尼古丁成分會刺激食道，影響進食，為健康著想，最好能戒菸。

動會減少胃的供血，因而導致消化不良。

4. 如果常嚼口香糖，要暫時停止，觀察是否與消化不良的症狀有關。因為嚼口香糖時，常會咽入大量氣體，導致消化不良。

● 如何預防

★ 控制體重。

★ 不要吃得過飽（特別是高脂食物）或飲酒過量；不吃容易引起消化不良的特定食物，並戒菸。

★ 兩餐之間不要相隔超過4小時；每天定時吃營養豐富的早餐，晚餐至少在睡前3小時吃。

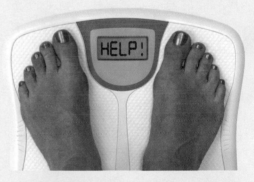

↑避免暴飲暴食，並控制好體重，不讓消化不良影響健康狀況。

★ 每餐最多只喝1杯水。

★ 吃營養均衡的食物，其中應富含鋅及維生素B和C。

★ 若有讓身體不舒服的食物，不要勉強繼續吃，或每次只吃少量。

★ 有效的處理緊張與壓力。

胃潰瘍

■ 何時該去求醫？

★腹痛反覆發作，並伴隨噁心、嘔吐、腹瀉等症狀。

★急性劇烈的腹痛半小時以上；如果本身已有胃潰瘍的毛病，有併發胃穿孔的可能性。

■ 症狀

★上腹痛、慢性、週期性、規律性的腹痛。

★腹痛伴有噁心、嘔吐、嗝氣、腹鳴、腹瀉和便秘等症狀。

★其他可能症狀是燒心、吐酸水、噯氣、食欲喪失、體重減輕、貧血；偶爾嘔吐，但嘔吐後就會使疼痛緩和下來；解便時，排出黑色或柏油樣大便。

■ 什麼原因造成的？

★胃潰瘍有遺傳因素，尤其是男性，當親屬有病史時，發病率高於一般人，有時可見到家族中的數代成員都有消化性潰瘍。

★某些食物對胃黏膜會產生物理的或化學性的損害。營養不良、暴飲、暴食都可誘發胃潰瘍病。

★一些藥物，如阿斯匹靈、消炎痛、保泰松、糖皮質激素等，已被列為導致胃潰瘍的物質。其中阿斯匹靈是最主要的致潰瘍藥物，許多解熱鎮痛藥及治療感冒的藥物中均含有阿斯匹靈成分，長期大量服用，會引起胃潰瘍。

★某些疾病，如胃泌素瘤、原發性甲狀腺功能亢進症、肺氣腫、肝硬化、腎功能不全及小腸切除過多者，也容易罹患潰瘍病。

★肺氣腫的病人，由於局部黏膜的抗酸能力降低而引起胃潰瘍。

★胃泌素瘤分泌大量胃泌素，刺激胃壁細胞，引起大量胃酸分泌，損傷胃黏膜，導致胃潰瘍形成。

★持續強烈的精神緊張、憂慮和沮喪等情緒，長期過度的腦力活動，缺乏應有的調節與休息，對胃潰瘍的發病和病情加重有一定影響。

★吸菸也是胃潰瘍形成的原因，並且可以使已有的潰瘍加重。

★地理環境和氣候季節的變化，對胃潰瘍也有一定的影響。調查顯示：本病的發病率有顯著的地理環境差異，如在美、英等國，十二指腸潰瘍比胃潰瘍多見；而在日本則相反，胃潰瘍的發生率比十二指腸潰瘍的發生率高。氣候季節的變化也與胃潰瘍的發病明顯相關，好發於秋末春初。

● 自然療法 ●

飲食療法

1. 吃飯時佐橄欖油，能治療並防止胃潰瘍帶來的疼痛。橄欖油可空腹食用，一般是早餐前食用，一湯匙即可，也可拌蔬菜沙拉。

2. 1個新鮮豬肚洗淨，加適量花生米及白米，放入大鍋內、加適量的水煮。煮熟後，加鹽調味，分幾次吃完。隔數日再煮一次，療程長短不限。

3. 花生米浸泡30分鐘後搗爛，加牛奶200毫升一起煮，沸騰後即可離火；放涼後加蜂蜜30毫升調勻，每晚睡前服用。

4. 鮮藕洗淨，切去一端藕節，注入蜂蜜後，蓋上藕節、用牙籤固定後，放入容器裡，上籠蒸熟，飲湯吃藕。另外再取一節蓮藕，切碎後加適量水，熬煮後，放涼再吃，可改善出血性的胃潰瘍。

5. 新鮮捲心白菜洗淨，切碎、搗爛絞汁，放入冰箱儲存備用；每天取出200公克，放至室溫，早、晚餐前各喝1杯；如果不習慣生飲的味道，也可以加適量麥芽糖；10天為一個療程。

6. 蛋殼烘烤至黃，研細末、過篩，每天服用2～3次、每次3公克，餐前食用為宜。蛋殼含碳酸鈣93％、碳酸鎂10％、磷酸鎂0‧5％、有機物5％，有制酸、止痛、收斂的作用。

中藥草療法

1. 柴胡12公克、白芍15公克、枳殼12公克、厚樸12公克、炒香附15

按摩療法

1 按腹法：患者取仰臥位、雙膝曲；兩手掌相疊、置於腹部，以肚臍為中心，在中、下腹部沿順時針方向摩動約5分鐘，以腹部有溫熱感為宜。用力宜先輕後重，然後擴大範圍按摩全腹部約2分鐘。

2 擦腰骶法：患者採坐姿，腰部前屈。兩手五指併攏，掌面緊貼腰眼，用力擦向骶部，如此連續反覆進行約1分鐘，使皮膚微熱，有熱感為宜。

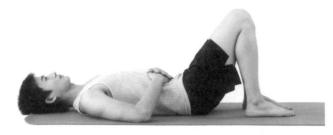

3 以上兩種自我按摩方法，每天做1～2次，連續治療24天，然後根據病情，可隔日治療1次，直到症狀消失。

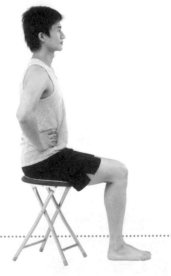

公克、佛手12公克、炒建曲15公克、甘草5公克，以水熬煮後飲用；每天1劑，分2次喝。

2. 黃芪30公克、海螵蛸20公克、白芍15公克、白芨12公克、甘松12公克、鹿角膠12公克、元胡12公克、甘草6公克，以水熬煮；每天1劑，分2次喝。

生活療法

1. 保持樂觀的情緒、規律的生活，工作與休閒要適當調配，以及避免過度的精神緊張。

2. 進食時注意細嚼慢嚥，避免急食；咀嚼可增加唾液分泌，稀釋和中和胃酸，並具有提高黏膜的保護作用。

3. 規律進食，維持正常消化。

4. 急性活動期以少量多餐為宜，每天進食4～5次即可；一旦症狀得到控制，應恢復一日三餐。

5. 避免過飽，少吃零食。

6. 急性活動期應戒菸酒，避免咖啡、濃茶、濃肉湯和辣椒、醋等刺激性食物，以及阿司匹靈等損傷胃黏膜的藥物。

● 如何預防

★ 情感因素對食欲、消化、吸收都有很大影響。因此保養脾胃，首先要維持良好的情緒。根據研究，不良情緒可導致食欲下降、腹部脹滿、脹氣、消化不良等，而良好的情緒則有益於胃腸系統的正常活動。

★ 飲食攝取是保養脾胃的關鍵。飲食應有規律，三餐定時、定量、不暴飲暴食。素食為主、葷素平均搭配，要常吃蔬菜和水果，以滿足身體需求和保持大便通暢。少吃有刺激性和難於消化的食物，如酸辣、油炸、乾硬和黏性大的食物，生冷的食物也要盡量少吃。

★ 注意冷暖、少吃生冷瓜果等，如感到胃脘部發冷，可服用薑茶。

★ 適當的體育活動，如散步、慢跑、打太極拳、做氣功等。適當的運動能增加人體的胃腸功能，加強胃腸蠕動、增加消化液分泌、促進食物的消化和營養成分的吸收，並能改善胃腸道本身的血液循環、促進新陳代謝，延緩消化系統的老化。還可在晚間睡覺之前，躺在床上用兩手按摩上下腹部，來回往復約40～100遍，可以助脾運、去積滯、通穢氣，對脾胃有良好的保健作用。

便秘

■ 何時該去求醫？

★ 便秘伴隨發燒、小腹瀉，大便爲稀薄便，可能爲憩室炎。

★ 便中帶血，可能由肛裂或者痔瘡引起，亦有可能爲大腸癌引起。當伴有排便習慣改變時，如大便變得細如鉛筆時，大腸癌可能性更大。

★ 服用新藥或維生素、微量元素等藥物後出現便秘，可能需要停藥或者改變劑量。

★ 和家人先後出現便秘，時間在2週左右，伴有反覆發作的腹痛，可能爲鉛中毒或其他嚴重疾病。

★ 年老、活動不便的人一週以上的便秘，可能由糞塊梗阻所致。

■ 症狀

★ 大便結塊堅硬，以至於排便困難、疼痛。

★ 成年人3天未解大便，兒童4天。

■ 什麼原因造成的？

★ 絕大多數便秘是由快節奏的現代生活方式造成的，如維生素攝食不足、飲水量過少、沒有足夠運動、有便意時沒有時間去排便。

★ 精神、心理因素亦可導致便秘

★ 持續性便秘常爲許多嚴重疾病的症狀，包括：大腸急躁症、憩室炎、大腸癌、糖尿病、帕金森病、多發性硬化症、憂鬱症等。

● 自然療法 ●────────────●

(飲食療法)

1. 每天食用30公克維生素。富有維生素食物包括：麩、粗加工的豆類、生的或炒製的乾果如炒豆、堅果。

2. 洋蔥若干，洗淨後切成細絲，一斤洋蔥拌進一兩半香油，醃半個小時後，一日三餐當菜吃，一次吃3兩，常吃有利大便通暢。

3. 除正常就餐時的飲食外，每天再

按摩療法

1 按壓足三里，可以促進消化，按壓持續1分鐘，然後換壓對側腿。

2 減輕便秘可按壓曲池。屈臂用拇指按壓該點1分鐘，然後換壓對側臂上。

3 按壓合谷也可以減輕便秘，用拇指或食指來擠壓左手的穴位1分鐘，然後換手按壓。孕婦慎用。

4 壓迫氣海可以減輕有便秘導致的腹痛。同一手的食指用力向內按壓，然後緩慢的深吸氣放鬆並呼吸。

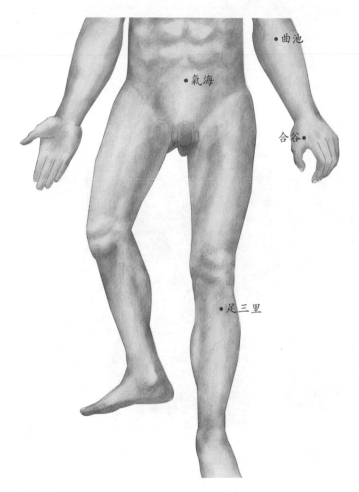

•曲池

•氣海

合谷•

•足三里

刮痧療法

1 採用俯臥姿勢，刮拭大腸俞、小腸俞、次髎穴區帶。

2 採用仰臥姿勢，輕刮天樞、腹結、關元穴區帶。

3 刮拭足部公孫、足三里穴等區帶。

4 刮手部支溝穴區。

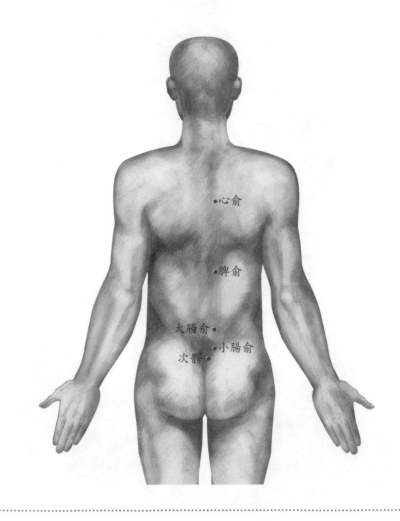

●心俞

●脾俞

大腸俞●
●小腸俞
次髎●

5 熱象者可以加刮太沖、曲池穴區。

6 血虛腸燥者可以加刮三陰交、照海穴區，或者以補法刮拭心俞、脾俞穴區。

7 腸胃實熱者可以加刮足三里、豐隆、內庭穴區帶。

8 肝氣鬱滯者可以加刮期門穴區帶。

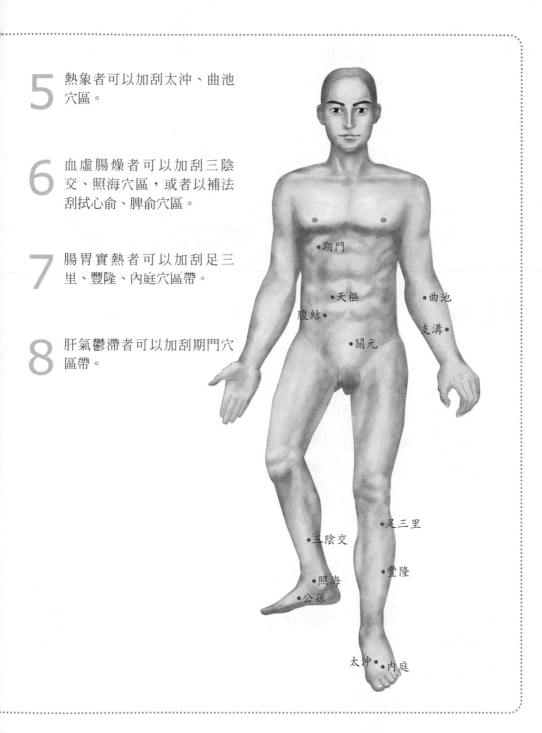

飲6～8杯水。

4. 將白蘿蔔150公克、紅蘿蔔50公克煮爛，加適量的冰糖，蘿蔔與湯同吃，能促使大腸通暢。

5. 核桃仁25公克、壓碎的黑芝麻25公克、松子仁10公克，以上食材加適量冰糖和少量白米煮成核桃芝麻粥，與早、晚餐一同吃下，有助於緩解便秘狀況。長期堅持，可使大便暢通。

瑜伽療法

1. 先喝兩杯溫水，然後仰臥在地上，一面吸氣一面抬起雙腿，如果需要，可以屈膝。

2. 開始吐氣時將腿伸得更高，使臀部完全離地，並用手支撐臀部，上半身與地面成45度角，腿應該盡量伸直。

3. 腹部用力呼氣，然後吸氣、放鬆。這樣連續呼吸40次，然後將腿放下，休息。再把整套動作做上兩遍，然後坐在馬桶上，雙腳離地，促使大便順暢。

（清晨便秘者適用，高血壓患者不可以嘗試。）

中藥草療法

1. 草決明100公克，微火炒（別炒糊）。每日取5公克，放入杯內用開水沖泡（可加適量糖），泡開後飲用，每日2～3杯，連服7～10天有效。血糖低者不宜飲用。

2. 將20～30公克枸杞搗爛，用開水沖服，每日一次。服用1～3次即可便通。

● 如何預防

★ 多吃新鮮蔬菜水果，少吃油炸、辛辣食物。

★ 隨時隨地飲水。

★ 適度運動。

★ 養成每日排便的習慣。

大腸激躁症

■ 何時該去求醫？

★左下腹痛、發燒以及排便次數的
　改變，可能已罹憩室炎，應及時
　就醫。

★大便中帶血。

★發燒或不明原因的體重減輕，可
　能意味著潰瘍性結腸炎或克隆氏
　症（Crohn's diseas，慢性腸道發
　炎的一種疾病，疾病成因不明，
　發病時會發熱、虛弱、體重下
　降、貧血，伴有進行性體衰；好
　發於20～50歲青、中年人）應去
　診斷。

★排便次數和形狀與平時不同，並
　可能帶有黏液。

■ 症狀

★進食後便秘或腹瀉持續數月之
　久，常伴有腹部絞痛、腹脹及胃
　腸脹氣。

★排便次數1天多於3次，或者1週
　少於3次。

★糞便外觀呈「羊糞狀」的小硬塊
　或稀軟便，嚴重時為水便並帶有
　黏液。

★腹瀉、便秘，或是腹瀉與便秘交
　互出現。

★噁心、胸痛、消化不佳等等胃病
　症狀。

★殘便感，排便不乾淨。

★排便急迫感。

★不舒服症狀只發生於白天，夜晚
　及睡眠時較不會。

★雖長期受腸胃症狀困擾，但體重
　並沒減輕，也沒有嚴重併發症。

■ 什麼原因造成的？

★作為消化過程的一部分，小腸透
　過同步和諧收縮，將食物向前推
　動，當蠕動不規則、不協調時，
　就會發生大腸激躁症。

★緊張、壓力過大、食物過敏也會
　引起大腸激躁症。

● 自然療法 ●

飲食療法

1. 多吃蔬菜水果，減少油脂及乳製品的攝取。其中，蔬果纖維可以增加糞便體積，保留水分，使糞便在腸道中加速通過，修正大腸習慣。

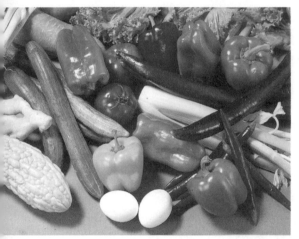

↑ 多攝取各類蔬果。

2. 100公克白米洗淨後，與20公克佛手柑和約500cc的水一起放入鍋內熬煮成粥，再適量加入冰糖調味，每天吃2次；以上為1人1次分量。

3. 在飲食中逐步增加新鮮水果及蔬菜、全穀類及麥麩。

4. 將1大匙麥麩與一杯果汁或水混合，每天飲用1杯。

5. 攝入可溶的纖維素，如車前子：1大匙車前子與1杯涼水混合後，每日飲用1杯。

6. 每天食用30公克維生素。富有維生素食物包括麩、粗加工的豆類、生的或炒製的乾果或堅果。

中藥草療法

1. 將佛手柑20公克、紫蘇葉10公克放入杯中，再沖入500cc熱水，約10分鐘後即可飲用，每日喝2次；以上茶飲可回沖1次。

2. 每天喝2～3杯春黃菊茶，能消除緊張，幫助消化道肌肉放鬆。

生活療法

1. 充分瞭解此病，修正生活心態，減少壓力與焦慮，開闊胸襟，充滿信心的面對生活競爭。

2. 改善生活習慣，減少菸酒或辛辣食物的攝取。

3. 親友可對患者進行適當的心理引導，使其保持心情開朗。

✚ 心理情緒因素與大腸激躁症

據一些研究指出，大腸激躁症患者罹患焦慮症或歇斯底里症的比率，是正常人的2倍，憂鬱症是3倍，而精神官能症則是6倍。急性壓力對腸道蠕動力的影響上，正常人與大腸激躁症患者並無不同，但是在長期壓力下，則會增加後者的蠕動力。總而言之，壓力、情緒及心理因素雖不是大腸激躁症的主要病因，但卻可誘發其發作。

● 如何預防

★ 確保每日攝入足夠的纖維素，不論從食品中獲得還是從保健品中獲得。

★ 如果吸菸，請戒菸，同時減少咖啡因的攝取量。

★ 有規律的運動，如散步20分鐘、打高爾夫球、網球或游泳，都有助於減緩緊張的情緒，對胃腸道疾病有很好的預防。

★ 沈著應對各種生活壓力。

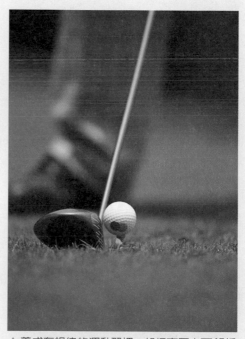

↑ 養成有規律的運動習慣，如打高爾夫可舒緩壓力與緊張的情緒，有益身心。

腹瀉

■ 何時該去求醫？

★反覆出現水瀉，並伴有嚴重的腹痛現象。

★腹瀉伴有嚴重腹痛，同時有嘔吐、排尿問題或身體嚴重不適等現象

★糞便黑色或便中帶血。

★2～3天後，腹瀉症狀沒有減輕，反而加重。

■ 症狀

★生活習慣並未改變，但是大便次數變的不正常，呈稀釋狀。

★水瀉或水狀的大便。

★大便次數增多，在吃或者喝咖啡後可能出現腹部疼痛。

★在緊張或憂慮時，出現大便次數增多或水樣便。

★解稀便，可能出現大便帶血。

★劇烈腸蠕動，同時焦躁不安、失眠、大量出汗。

★頻繁水樣便，伴有腹痛、疲乏、食欲不振。

★水便且呈黑色，肚臍周圍或者左側腹痛，可能伴有肛門處鮮紅色出血。

■ 什麼原因造成的？

★腸道受到感染引起食物渣滓太快通過消化道。

★食物中毒（細菌或者病毒感染）可能造成急性腹瀉。

★食物過敏（如乳糖不耐受）。

★吸收不良。

★誤吃了紅豆杉、顛茄或者金鏈花也會引起腹瀉。

★服用某些藥物的副作用，例如抗生素，會殺死腸道內的部分有益細菌。

★鉛、殺蟲劑或某些植物的毒素，也會引起腹瀉。

★長期和反覆出現腹瀉的情況，也可能是由於某些慢性病引起，如大腸過敏症候群、腸道炎性疾病、憩室病、甲狀腺亢進等。

★一些與緊張有關的疾病也會影響消化系統，引起腹瀉。

★腹瀉也可能是腸癌的徵兆之一。

● 自然療法 ●

飲食療法

1. 把適量的大蒜去皮搗爛，包入燒餅中，做為每天早上的點心，空腹食用，連吃3天。

2. 用適量的大蒜切片和1湯匙茶葉熬水，煮開1～2分鐘後，即可當茶喝。

3. 黑糖30公克、高酒精度白酒50公克，放到耐熱碗中，用火點燃白酒，邊燒邊攪，直到糖溶化為止，稍微放涼，即可喝。

4. 白胡椒4～5粒、金橘乾2個，放在碗中，倒少許高度白酒，將酒點燃，待酒精燃燒完畢後，趁熱吃掉。

5. 腹瀉的時候，沏1杯綠茶，將茶水倒入另外的杯中，加一大湯匙醋，將這杯醋茶喝下。茶可以繼續沖泡2次，連喝幾杯醋茶，有止瀉作用。

6. 將10公克的米炒黃，加入適量紅糖、水及15公克艾葉（新鮮葉子要加倍），煮沸幾分鐘，趁熱飲服，每日一次即可。

中藥草療法

1. 飲用薄荷或者洋甘菊茶，每天喝3次。

2. 用乾肉桂皮放在沸水中浸泡，製成肉桂茶，每天喝3次。

3. 每天喝2～3杯春黃菊茶，能消除緊張，幫助消化道肌肉放鬆。

4. 取雞冠花2兩、生薑3片、紅糖2湯匙，加250毫升水，大火煮沸，濃縮成200毫升左右的茶，分2次喝。

生活療法

1. 在肚臍凹處放些胡椒粉（黑、白胡椒均可），然後在肚臍上貼塊稍微大點的膠布，蓋住胡椒粉即可。對於消化不良所導致的肚疼拉稀有效，而腸炎、痢疾則不能用此法。

2. 將清涼油在尾骨與肛門之間溝槽內塗抹，並來回搓擦，直到皮膚感到微熱為止。同時在肚臍上塗少量清涼油相配合，對單純性腹瀉有一定療效。

按摩療法

1 兩手的食指到小指的四指併攏，對齊兩手指尖的姿態，以指尖按摩腹部，而後以感到舒暢的指壓緩慢地加力。

2 用掌心對準中脘順時針按摩1分鐘；或用指端或掌根在穴上按揉，約按揉2～5分鐘；或用四指按摩中脘，約5～10分鐘。

3 兩拇指在兩側脾俞上按揉，約按揉1～3分鐘。

4 用食、中二指端揉天樞，一側約按揉50次。

5 用拇指端按揉足三里，一腳約按揉1～3分鐘。

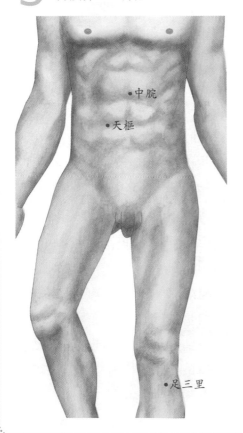

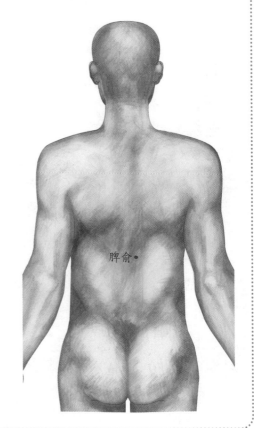

● 如何預防

★ 注意個人衛生，上廁所後和吃東西前，要用洗手乳或香皂洗手。

★ 到公共廁所，不要用烘乾機吹乾手，要用紙巾擦拭，因為烘乾機中可能孳生細菌。

★ 小心選擇與儲存食物，預防食物中毒。

★ 只購買新鮮的蛋，如果買盒裝的蛋，一定要檢查保存日期，有裂縫就不能吃了，而且蛋需要完全煮熟吃。

★ 不買過期的食物。

★ 不買邊緣突起或者有凹陷的罐頭。

★ 食物應該在保存期限內吃完。

★ 生肉應該完全煮熟，剩餘的飯菜要徹底加熱後才可以吃，尤其是雞肉更要小心。

★ 生、熟食要分開保存，在冰箱中要放在不同的儲存格中；煮熟的食物應該放在生的食物上面，避免讓生肉接觸其他食物。

★ 食物應該放在冰箱的冷藏格中解凍，不要放在室溫中解凍，除非包裝上另有說明。不要將已經解凍的食物再次冰凍保存。

★ 定期清洗冰箱、冷凍箱、廚房工作臺和廚房用具器皿等。

★ 經常清洗擦碗布、海綿及洗碗用具，並用漂白溶液（1茶匙含氯漂白劑加1公升水）消毒。

★ 患腸胃炎的病人，不要替別人端飯菜或者準備食物。

★ 如果覺得生活有壓力，應該檢討自己應付壓力的方法，學習如何減輕壓力。

痔瘡

■ 何時該去求醫？

★ 結腸息肉、結腸炎、克隆病、結腸直腸炎等所引起的肛門出血，應及時就醫診斷。

★ 出現慢性肛門出血或出血量較以往增多時，應就醫診斷。

★ 不明原因的腹瀉或者便秘，持續超過2星期。

★ 使用自然療法，但是症狀並沒有改善。

★ 肛門感到不適，或體重減輕。

★ 長時間直腸痛，或者在腸子蠕動的時候感到異常不適。

■ 症狀

★ 肛門出血。

★ 大便時觸痛或疼痛。

★ 肛門周圍有疼痛性腫脹，或是出現腫塊。

★ 肛門搔癢。

★ 直腸出血。

★ 肛門黏膜脫落。

■ 什麼原因造成的？

★ 痔瘡分爲內痔和外痔兩種。內痔長在肛門內，外痔是長在肛門口的小疙瘩或肉球。

★ 痔瘡通常是由於便秘引起的，用力排出乾硬糞便時，會增加肛門靜脈的壓力，導致靜脈膨脹。便秘也會使已經存在的痔瘡惡化，因爲排便的時候乾硬的糞便會摩擦膨脹的靜脈。

★ 痔瘡可能與遺傳有關。

★ 痔瘡也可能與腹壓引起的靜脈水腫有關。

★ 懷孕期間和剛分娩後的婦女也容易產生痔瘡。

★ 體重過重或者缺乏運動者，也容易患痔瘡。

★ 食物中缺乏纖維或常吃加工食品的人，更容易罹患痔瘡。

● 自然療法 ●

芳香療法

在浴水中加入6滴檸檬、薰衣草、迷迭香、柏樹和杜松果油，加強靜脈壁。孕婦不可使用杜松果油，懷孕未滿20週的婦女不可使用迷迭香、柏樹油。

飲食療法

1. 多吃新鮮蔬果、全穀類食物、堅果和種籽。漿果和櫻桃含有豐富的前花青素，是一種抗氧化劑類的黃酮，能增強靜脈，平時可以適量進食。

2. 服用維生素C、前花青素、芸香素及矽補充劑。

3. 取空心菜200公克，洗乾淨、切碎、搗汁。將菜汁放入鍋中用大火燒開，再用溫火煎煮，等變得濃稠時加入蜂蜜250公克，再熬煮到稠黏如蜜時停火；等冷卻後裝瓶備用。每天2次，每次取1湯匙蜜汁，以熱水稀釋後喝。

4. 將半塊老豆腐切成片，撒上2～3調羹白糖，略醃後放入鍋內，加上淹過豆腐的水，煮沸，改以小火熬煮幾分鐘即成。每天早上將事燉好的豆腐加熱，空腹時，連豆腐帶湯一次吃完。

中藥草療法

1. 將1湯匙金縷梅蒸餾液和4滴金盞花酊劑，加1杯水調和飲用。

2. 把1茶匙磨碎的拳參根，放進1杯水中，煮10分鐘，放涼飲用。

3. 用七葉樹和黑山楂提煉取液、製劑，用上述之1～2種藥草粉，加1到2茶匙核桃油，製成藥膏，晚上塗於患處，第二天早上用冷水沖洗乾淨便可。

生活療法

1. 若痔瘡疼痛厲害，可以躺下或者坐下、把雙腳抬高，使之高於臀部，每天如此休息2次，每次半小時。

2. 不要站立太久，常做至少20分鐘較激烈的運動，改善血液循環。

3. 取鮮薑適量切成薄片，放在容器內加水燒開；待薑水稍涼不燙手的時候，泡洗患處。每天洗3～5

1 平臥，從左側開始，用手指或手掌從肋骨向腳趾的方向撫摸，然後在胸廓下緣從右向左撫摸；最後，將指尖指向腳，在腹右側將手從骨盆方向拉向肋骨。可重複3～4次。

2 以拇指按壓位於小腿背面中央肌肉與筋交會處的承山穴，可以減輕痔瘡症狀。孕婦不可以使用這種方法。

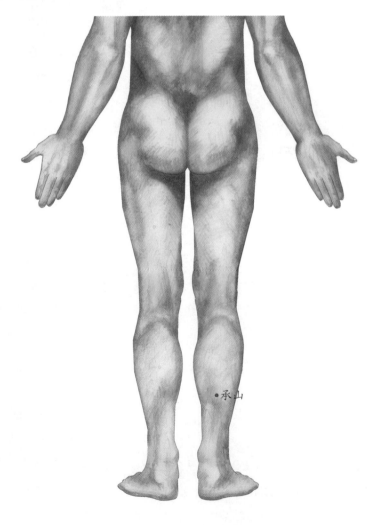

承山

次，每次泡洗3～5分鐘。

4. 將白蘿蔔切厚片，用水煮爛後將蘿蔔撈出，趁熱薰洗患處。每天洗1～2次，以5天爲一個療程。

5. 取十幾粒花椒，與 1 茶匙食鹽放入專用盆內，加入熱水適量，然後坐在盆子上，讓熱氣薰洗患部。每天洗一次，每次10分鐘左右，症狀嚴重者，可以每天早晚各薰一次。

6. 將兩個紅皮雞蛋煮熟，吃掉蛋白，留下蛋黃。將蛋黃弄碎放入鍋裡烤，直到蛋黃全部化成黑色的油後，裝入乾淨的小瓶內備用。痔瘡發作的時候，用棉花棒沾蛋黃油塗抹在患處。每天塗抹3次，連續使用一段時間，即可見療效。

7. 以無香料的肥皂和清水清洗肛門，可以止癢，然後以冷水沖洗乾淨。

8. 每天交替進行冷水和熱水坐浴，可改善血液循環。

9. 如果痔瘡劇烈疼痛，可用碎冰敷患處或以冰水噴淋患處幾秒鐘。

● **如何預防**

★ 定期運動，特別是從事需要久坐的工作時。運動有助於保持體重，減少便秘、增強肌肉強度、保持血液循環，會有預防痔瘡的作用。

★ 定期洗浴，使肛門保持乾淨。

★ 不要長時間坐在椅子上，並有應適當休息時間。

★ 多吃富含纖維的食物，盡量少吃加工食品，提供足夠的營養，維持靜脈健康，防止發生便秘。

★ 每天至少喝6大杯水，軟化糞便。

★ 從事需要用力的勞動時，要保持呼吸均勻、不要憋氣，否則容易引起腹壓升高，造成靜脈水腫。

肝炎

■ 何時該去求醫？
★感冒症狀持續或者出現其他更嚴
重的病症。
★朋友或家庭成員罹患肝炎，應即
時診斷是否被傳染。
★去過肝炎高發病地區之後，有可
能會被感染的疑慮時。

■ 症狀
★慢性肝炎主要表現爲：全身不
適、乏力、食欲減退、肝臟的部
位有不適感、疼痛發生，發燒、
失眠等。部分患者臉部顏色晦
暗、眼睛發黃、四肢或軀體可能
出現蜘蛛痣（類似於蜘蛛一樣的
紅痣，以手按，會有短暫褪色現
象）、手掌發紅（俗稱肝掌）。部
分患者還會出現脾臟腫大的現
象。病情嚴重時，黃疸加重、腹
水明顯、下肢浮腫並有一定的出
血傾向。
★急性肝炎主要表現爲：發病急，
許多患者有畏寒、發熱、全身乏
力、食欲不振、噁心、嘔吐、厭

油、腹痛、腹瀉、肝臟的部位疼
痛、尿色逐漸加深等症狀，隨之
皮膚、眼睛的鞏膜都出現黃色，
這些病徵大約在發病後2～3週達
到高峰，肝臟腫大擴及肋骨下1
～3公分，肝臟的部位有壓痛和
叩擊痛。

■ 什麼原因造成的？
★A型肝炎是由不正確的食品加
工、接觸患病家庭成員、在公共
場所共用餐具、生食在污染水中
生長的貝類等所導致。
★B型肝炎是傳播最爲廣泛的肝
炎。主要的感染途徑是透過性接
觸、輸血及靜脈吸毒者共同注射
針頭所傳播。
★C型肝炎主要的感染途徑是經由
血液或污染的針筒所傳播。
★E型肝炎主要的感染途徑是藉由
糞便污染的食物或水所傳播，透
過患者的口進入體內。
★長期飲酒，攝入環境中的毒物，
或誤用某些藥物也會引起肝炎。

● 自然療法 ●

飲食療法

1. 椰子汁50毫升、鮮生地汁50毫升（將生地洗淨後搾汁），再加開水500毫升調勻，可以代替水飲用，適合慢性肝炎患者。

2. 橘子1顆、荸薺10粒去皮。橘子洗淨後，連皮與荸薺一起搗爛，

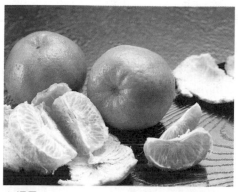

↑橘子。

以開水沖泡後飲用，每天喝1～2次，適用於急性肝炎。

3. 泥鰍剖半、切掉腸肚，加適量紅豆、瘦肉燉成一鍋湯，分數餐吃完，對瘟黃性肝炎伴有腹水患者，以及肝炎食欲不振的人都有極大助益。

4. 黃蜆500公克洗去泥沙，入鍋中加水、少許鹽煮成湯，連吃3～6

天，能補脾養肝、解毒。

中藥草療法

1. 芋頭500公克、當歸30公克。先將芋頭蒸熟、去皮，再與當歸同煮，加入適量白糖成為甜湯；因為芋頭養胃、補肝，當歸養血、化瘀，常吃對肝臟有益。

2. 新鮮的金銀花60公克、仙楂5粒（打碎）、冰糖少許，以開水沖泡，當做平日茶飲。金銀花清熱解毒，含有木犀草素、肌醇、皂鹼、鞣質等，對肝炎病毒、肺炎雙球菌、痢疾桿菌等多種病毒、細菌有抑制作用；仙楂含有多種黃酮類化合物、脂肪酶、內酯、糖類、鹼類、檸檬酸、酒石酸、仙楂酸、脂肪酶等，能強心、降低血脂，並有抗菌作用。

3. 大棗木耳湯：紅棗15粒、切開，白木耳15公克泡軟，一起煮成甜湯，常吃有益。

4. 現摘的新鮮柳樹葉15～30公克，以開水沖泡，加入適量白糖，當作茶飲。柳樹葉有清熱解毒的功

335

能，對肝炎初期效果最佳。

5. 紅棗16粒、茵陳30公克，一起用水煎煮成茶。喝的時候把茵陳去掉，吃紅棗、喝湯，對黃疸型A肝療效較好。

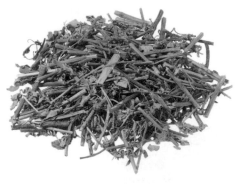

↑茵陳。

1. 患者的生活應配合生物時鐘的節奏，吃飯、睡眠、適量工作和活動，都要有一定規律，在大腦皮層就會形成相應的條件反射，讓內臟器官有條不紊地工作，促進肝臟功能恢復正常。

2. 睡眠充足：肝炎恢復期和慢性肝病患者，最好午休1小時，每天晚上要睡足8小時。但也不宜睡太久，否則會造成新陳代謝下降，影響營養吸收、氣血不暢、筋脈不舒服。

✚ 肝炎的自我調養與保健

★注意飲食及個人衛生，保護水源、保護環境。

★隔離患者、切斷病毒傳播途徑，保護容易感染的高危險群、防止病菌由消化道傳播出去。

★針對感染的高危險群，實施疫苗注射。

★患病期間的飲食，最好偏向清淡、高營養、高維生素，避免攝取過多的脂肪。

★注意休息，避免過度勞累，處於肝炎急性期時，需要臥床休息。

★戒菸、戒酒、戒濃茶，不飲用或少飲用各種碳酸飲料。

★恢復期可適當運動，但必須注意不要勞累。

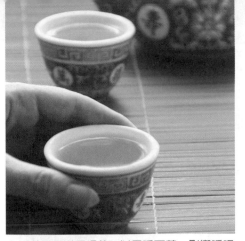

↑ 睡前最好避免喝茶，以免睡不著，影響睡眠品質。

3. 睡眠前不可以喝太濃的茶、咖啡或刺激性飲料。

4. 晚飯最好吃得清淡，不宜過飽或吃得太鹹。

5. 入睡前，用熱水泡腳。

6. 保持愉快的心情，正確對待疾病，積極配合醫生治療。

● 如何預防

★ 預防肝炎的關鍵是接受疫苗注射、保持良好的衛生習慣以及瞭解有關常識。

★ 喝水時，應該飲用沸騰殺菌過的冷熱水，食物一定要煮熟後再吃，吃水果最好剝皮。

★ 病人的生活用具、床具和衣服，要用肥皂及熱水清洗、消毒，避免被細菌傳播。

★ 定期接受免疫血清蛋白或疫苗注射。在接觸肝炎病毒後的48小時內，盡快接受免疫血清球蛋白治療，可以預防感染。

★ 避免接觸病人的血液或體液，可預防B型肝炎的傳播。

★ 不要與病人親密接觸，例如：共用刮鬍刀、剪刀、指甲刀、牙刷或針筒等。

★ 避免不潔的性生活，防止病毒經由性行為傳播。

★ 使用一次性的注射器，嚴格管控各種血液製品，防止血液傳染。

★ 病患家屬、感染高危群，應定期到醫院進行檢查，做到盡早發現、盡早隔離、及時治療。

★ 謹慎使用各種藥物，包括中藥或成藥，以防藥物對肝臟造成進一步的損害。

膽結石

■ 何時該去求醫？

★ 突發的腹痛，持續超過3小時，疼痛發作減緩後，仍然伴有上腹部痛，懷疑可能患有膽結石或者是膽道的感染。

★ 出現黃疸症狀，表示膽管被阻塞，導致膽汁回流入肝臟。

■ 症狀

　　當膽結石阻塞膽道的時候，可能患有以下症狀：

★ 有持續性上腹部輕重交替的疼痛，可放射到肩背部，伴噁心、嘔吐、面色蒼白、大汗淋漓。

★ 發作後還有發熱、黃疸等症狀。

★ 常有右上腹脹悶不舒服感，伴有呃氣、噁心、大便不調等症狀，吃油膩食物後，症狀更加明顯。

■ 什麼原因造成的？

★ 膽結石的主要成分有膽固醇、膽紅素、碳酸鹽及鈣、鎂、鐵等金屬元素，其中膽固醇和膽紅素為主要成分。結石的形成，其外在的原因是膽汁成分變異，膽汁酸鹽含量相對過少，而膽固醇及膽紅素等成分過多，造成膽汁酸鹽不足以溶解過多的膽固醇及膽紅素；久而久之，膽固醇及膽紅素逐漸釋出，並凝聚成石。

★ 而本質的內在原因是因為肝、膽代謝功能異常甚至紊亂，從而導致膽汁在分泌過程中出現比例失調現象；進一步惡化膽固醇及膽紅素在肝腸內的循環代謝與吸收，多餘的致石物質逐漸增多，成為結石形成的根本癥結。

● 自然療法 ●

(飲食療法)

1. 多吃新鮮蔬菜，雞蛋、酸乳、魚、甜菜等。盡可能喝純的蘋果汁，梨子汁及甜菜汁也有清肝的作用。

2. 避免各種動物性脂肪、肉類、油炸食物、辛辣食物、人造奶油、汽水、糖製品、巧克力等。

3. 酒類及刺激性食物或濃烈的調味品，均可導致膽結石，宜盡量避免。多補充纖維素，高纖維低脂肪的飲食，有利於膽汁中的膽固醇的溶解，高纖維的食物包括：全麥、蔬菜、豆類、麥麩等。

4. 也不能完全禁食脂肪，因為脂肪太少也容易促進膽結石的形成。多喝水，可以降低血液的黏稠度，也有利於膽汁的分泌。多吃金橘，金橘富含維生素和礦物質，可治膽囊炎、膽結石。

5. 新鮮葫蘆250公克，搗爛絞汁，以蜂蜜調服，每次1小酒杯，每天2次。或以水熬成茶喝。

6. 就寢前及起床時，服用3湯匙橄欖油，配一杯檸檬汁或葡萄柚汁，膽結石可從糞便排出。

中藥草療法

1. 草決明子15～30公克，煎湯代茶頻飲，既能潤腸通便，又可降低血膽固醇；每天1劑分3次喝。連續服用1個月為1個療程。

2. 蒲公英50公克洗淨、切碎，用水煮過後，取汁去渣，與白米100公克、冰糖適量煮成稀粥，每天早晚各吃1次，連吃1個禮拜。

3. 雞內金300公克，烘乾、碾細粉末，烏梅10個煮湯，取雞內金粉6～10公克，配烏梅湯服下，每天喝3次。

生活療法

1. 如果發生了膽絞痛，應上床休息，必要時服一些鎮痛劑，但不要吃東西，偶爾可少量飲水。

2. 可試用蓖麻油敷袋，放在膽囊部位敷一敷。

● 如何預防

★注意飲食。食物以清淡為宜，少吃油膩和炸、烤食物，高脂肪食物的攝取要適量。

★保持大便暢通。

★改變生活方式，經常運動，適時減肥。

★注意飲食衛生，防止腸道寄生蟲病和腸道感染。

★定期身體檢查，一旦發現結石應及時治療。

月經問題

■ 何時該去求醫？

★ 經血過多或者經期嚴重不規則。

★ 在兩次經期間又有出血現象。

★ 月經停止。

★ 經痛嚴重，每月持續多日。

★ 有不孕問題。

■ 症狀

★ 痛經，下腹部痙攣，一陣一陣的
　疼痛伴有腰疼和噁心。

★ 月經不規則。

★ 月經次數少。

★ 月經中斷、閉經。

★ 非經期出血。

★ 經血過多或者過少。

■ 什麼原因造成的？

★ 子宮收縮引起痙攣。

★ 體內的前列腺素濃度升高。

★ 飲食不健康。

★ 體重太輕，偏瘦。

★ 缺乏運動。

★ 激素分泌失調。

★ 骨盆發炎。

★ 子宮內膜異位也可能引起痛經。

★ 子宮息肉。

★ 子宮頸癌。

★ 子宮癌。

★ 閉經可能是停經或懷孕的信號。

● 自然療法 ●

芳香療法

1. 用葵花籽油或甜杏仁油，或在每
   湯匙葵花子油或者甜杏仁油中加
   3滴薰衣草油，按摩下背部。

2. 在熱水中加入甜馬鬱蘭和鼠尾草
   油各4滴，羅馬春黃菊油3滴，把
   毛巾浸入水中後擰乾，然後敷於
   痛處。

3. 行經期間，每晚用玫瑰、羅馬春
   黃菊、鼠尾草油2滴，甜馬鬱蘭
   油4滴，與兩湯匙甜杏仁或者橄
   欖油混合，按摩腹部。

飲食療法

1. 每天喝充足的流質，多飲水。
2. 多吃蔬菜水果和全麥類食物。
3. 少吃或不吃以白麵粉、糖和飽和脂肪製成的食物。
4. 食用富含鋅的食物。
5. 黑糖100公克、生薑15公克、紅棗100公克以水煎煮，當茶水飲用，能治療痛經及經閉。
6. 生理期前兩三天，將芝麻炒熟、研成碎末，放入茶中並趁熱食用，可有效防治生理期間疼痛。
7. 每晚睡覺前喝一小杯紅葡萄酒，可以幫助提前來的月經恢復正常週期。
8. 黑木耳30公克、紅棗20粒，煮湯服用，每日1次，可以有效治療月經過多。

中藥草療法

1. 生地12公克、白芍12公克、女貞子12公克、旱蓮草12公克、大薊15公克、小薊15公克、炒槐花9公克、茜草9公克、炒蒲黃6公克等藥材，以水煎服，每日1劑，日服2次。
2. 白芍30公克、白朮30公克、當歸30公克、丹皮9公克、三七根末9公克、生地9公克、甘草6公克、黑芥穗6公克、柴胡3公克等以水煎服，每日1劑，日服2次。

生活療法

1. 洗一個溫水澡。
2. 躺在床上，把包好的熱水袋敷在下腹部或者下背部。
3. 用熱毛巾敷下腹部2～3分鐘，然後冷敷30秒，重複兩、三次。

● 如何預防

★ 經常進行游泳和其他可以活動全身的運動，能預防經期腹部疼痛。

★ 預防便秘。

★ 努力維持與身高相符的體重。

★ 在行經前一週，特別注意要吃有營養的食物，以防止子宮壁的前列腺素分泌失衡。

★ 選擇富含必需脂肪酸、鈣、鎂、鋅和維生素B、C、E的食物。

刮痧療法

1 採用仰臥，輕刮氣海、關元、中極穴區。

2 採用俯臥，刮腎俞、胞肓、次髎、膀胱俞穴區帶。

3 刮足部內側血海、地機、三陰交穴區。

4 刮手部外側合谷及內側神門穴區。

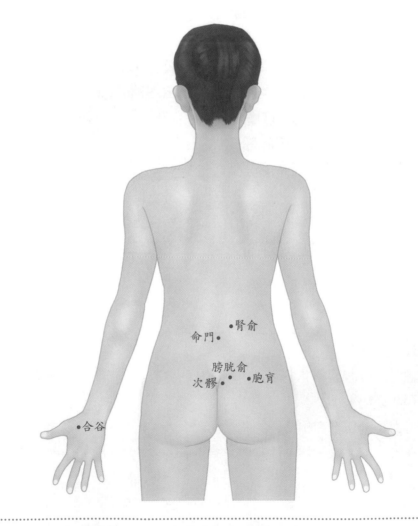

（注意：刮痧前應該向醫師諮詢瞭解自己的體質狀況）

5 虛證者可以加刮命門、足三里穴區。

6 肝腎不足者可以加刮太沖、太溪穴區。

7 寒濕凝滯者可以加刮水道、陰市穴區。

8 氣滯者可以加刮期門、太沖穴區。

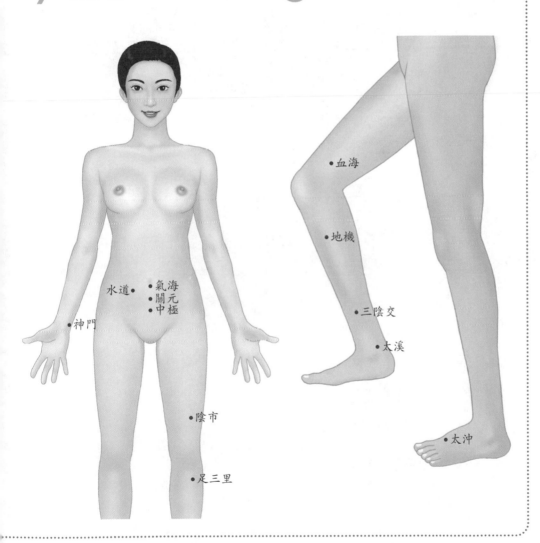

1 在行經的前一週，每天按摩腹部和腰部，以鬆弛肌肉預防絞痛。

2 側身蜷臥，請朋友以一手輕按腹部，另一手以逆時針方向畫圈的動作按摩下背部。

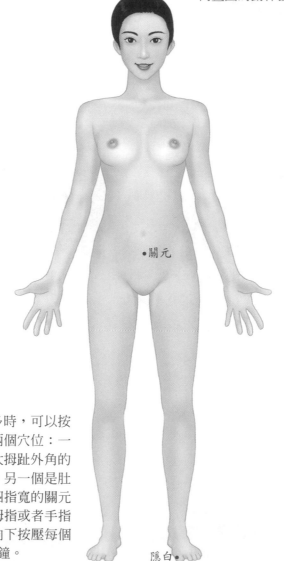

●關元

隱白●

3 經血過多時，可以按壓下述兩個穴位：一個在腳大拇趾外角的隱白穴，另一個是肚臍以下四指寬的關元穴，用拇指或者手指用力的向下按壓每個穴位2分鐘。

瑜伽療法

1 坐在地上，背部挺直，雙膝彎曲，腳掌互抵，腳跟靠近身體。

2 雙手握住雙腳，慢慢抬起與壓下膝部數次。

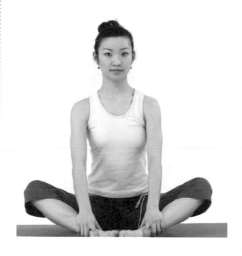

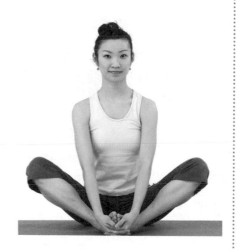

3 接著，臀部慢慢向前彎曲，保持背部挺直。保持這個姿勢兩分鐘，感到雙腿拉緊。

4 放鬆，呼氣，身體再向前傾一點。吸氣時保持這個姿勢。可重複練習。

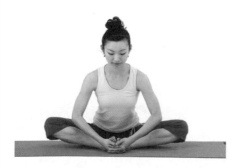

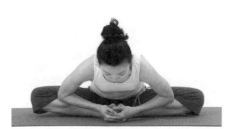

子宮內膜異位

■ 何時該去求醫？

★如果懷疑患有子宮內膜異位，明確診斷對於治療是必要的。

★月經期劇烈疼痛，下腹有沈墜感，尤其是排出大血塊時，應該及早就醫。

■ 症狀

★月經期前、經期或經期剛過時出現的劇烈腹痛。

★月經期下腹有沈墜感，尤其是排出大血塊、經期持續超過7天。

★造成不孕症狀。

■ 什麼原因造成的？

★通常在月經期，脫落的子宮內膜通過子宮頸和陰道排出體外；但是經血逆流的時候，子宮內膜碎片逆流進入輸卵管，也可能因此進入腹腔而形成子宮內膜異位。

★脫落的內膜透過血管或者淋巴系統到達其他組織。

★患有免疫系統疾病的婦女，由於妨礙身體清除異位組織的能力，才發展為子宮內膜異位。

★月經週期過短或經期延長的婦女，更容羅易患子宮內膜異位。

● 自然療法 ●━━━━━━━━━━━━━━●

（飲食療法）

1. 在人體中普遍存在一些荷爾蒙物質，稱為前列腺素，有多種不同的組合，在身體的不同部位，發揮不同的協調作用；如果在月經期間，前列腺素F2 α 濃度升高，會使子宮收縮作用過強，血管受擠壓，子宮肌遂缺血、缺氧，而加重經期絞痛。女性平時可以多進食富含天然抗前列腺素食物，包括青花魚、沙丁魚、鮭魚、金槍魚等魚類，或選擇補充魚油和鱈魚肝油的方式攝取，有助於減輕症狀。

2. 每月補充多種維生素、多種微量元素，包括維生素B複合物（50

按摩療法

1 透過按壓位於內踝上方的三陰交穴，而減輕腹絞痛症狀。妊娠中的婦女不能按壓這個穴位。

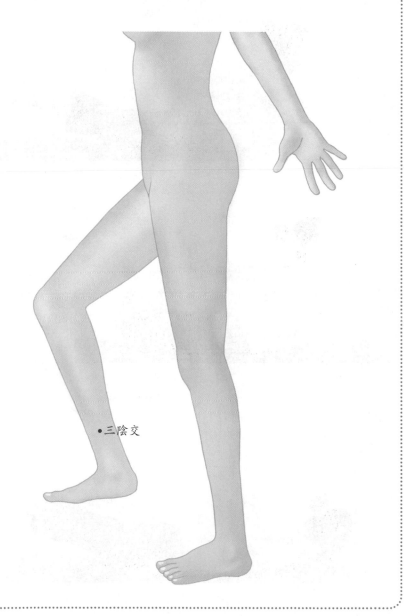

• 三陰交

1 腹部朝下俯臥，然後吸氣、同時抬起頭、胸、雙臂及下肢，向後伸展雙臂，保持姿勢15～20秒鐘，然後呼氣，放鬆回到原地。每天做1～2次。

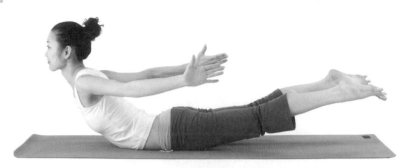

2 腹朝下俯臥，吸氣時，收臀、抬起頭、胸，雙手及雙腳分別抬起、向背部伸展，直到手抓住腳踝。保持15秒鐘，緩慢呼吸。最後呼氣、放鬆，身體回到俯臥姿勢。每天做1～2次。

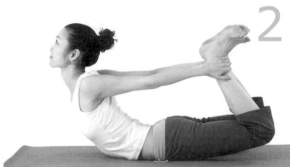

3 腹部朝下俯臥，兩臂放於兩側。收臂同時雙臂向下用力。吸氣時，抬高下肢，保持下肢伸直，包括膝關節和腳趾。保持15秒鐘，然後呼吸、放鬆。每天做1～2次。

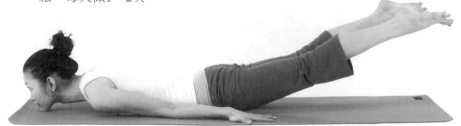

～100毫克）、維生素E（400～600單位）、鈣（1,000毫克）和鎂（400～600毫克），可幫助平衡雌性荷爾蒙和前列腺素水平，從而減輕經期絞痛。

1. 除了服用止痛藥來減緩疼痛，還可以用熱墊或者濕墊敷，或飲用熱飲料，以幫助減緩肌肉痙攣。
2. 適當的運動可以增加內啡肽，它是身體自身分泌的內源性天然止痛劑。

生活療法

 可能患其病的危險因素

如有下列情況發生時，極可能已產生子宮內膜異位的問題。

★近親中有人罹患子宮內膜異位，尤其，是直系血親的母親和姐妹。

★月經期間，經血量過多。

★經期間延長，出現超過一週的情況。

★經期間隔時間縮短，出現小於25天的情況。

★正在使用或曾使用過子宮內避孕器。

★患有子宮頸或者陰道阻塞或者狹窄等。

★使用衛生棉條，但更換不勤，常超過8小時。

★患有先天子宮畸形，如雙子宮或者雙子宮頸。

● **如何預防**

★避免接觸戴奧辛，因為近來有證據顯示，某些婦女罹患子宮內膜異位，致病原因是身體吸收太多戴奧辛。

★經血逆流也是導致子宮內膜異位的病因之一，因此，如果女性使用衛生棉條，月經來潮期間應該經常更換；當經血量較多時，宜使用衛生棉墊代替衛生棉條，有助於預防經血逆流，避免引起子宮內膜異位。

陰道疾病

■ 何時該去求醫？

★陰道出血，但不是月經。

★陰道有異常分泌物或者出血，症狀持續3天以上。

★有長時間的下腹痛、伴隨發燒、月經失調、異常分泌物和（或）疼痛。

★使用衛生棉條、隔膜和避孕棉球後，出現發高燒或其他情況。

★腹部或骨盆部位疼痛。

★性交時、性交後陰道疼痛。

★非處方藥治療1～2週後無效。

★皮疹擴散或加重。

★轉爲慢性過程皮疹經常發作。

■ 症狀

★外陰發炎和搔癢。

★皮疹擴及臀部和大腿內側。

★腹股溝區或外生殖器部位搔癢、起腫塊。

★外陰皮膚增厚，並且發展爲白斑，可能是苔癬樣硬化症或陰道癌的前兆。

★伴有異味的陰道分泌物增加，有燒灼感、搔癢和疼痛感。

★性生活時，感到陰道肌肉收縮和疼痛。

★不正常的陰道分泌物、出血或在陰道任何部位有堅硬的損害。

■ 什麼原因造成的？

★細菌性陰道病最初由支配陰道的菌群引起，緊張和新的性伴侶也可能引起陰道菌群的改變，導致感染。

★外陰道炎是由化學刺激或對如肥皂、沖洗等物品的過敏反應所引起的。

★病毒、細菌或眞菌感染；停經期的婦女，女性荷爾蒙分泌量降低、罹癌，也可導致失調，引發陰道炎。

● 自然療法 ●

芳香療法

1. 用混合香精油塗抹外陰。混合香精油的製法：將2滴沒藥油、4滴薰衣草和2茶匙半無香料的乳液，與荷荷芭油調和。

2. 把幾滴甜百里香油和茶樹油，用2茶匙荷荷芭油稀釋，然後滴在內褲護墊上。

3. 春黃菊油、天竺葵油、薰衣草油、西洋蓍草油、茶樹油或尤加利樹油各種香油各1滴，加入溫浴水中，然後浸泡15分鐘。

4. 用基礎油如杏仁油稀釋茶樹精油，每天塗擦患處。

飲食療法

1. 多吃富含 β-胡蘿蔔素、葉酸、類黃酮、鎂、鋅、必須脂肪酸和維生素B、C、E的食物。

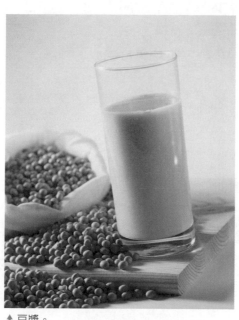

↑ 豆漿。

2. 大豆與大豆製品中，含有植物性荷爾蒙，可有效減低陰道疾病的發作。

3. 減少攝取飽和脂肪酸、糖、肉和咖啡因，這些食物及其成分，刺激身體分泌胰島素、釋出糖，使念珠菌加快繁殖。

中藥草療法

1. 用春黃菊花、繁縷、白毛茛、黃壽菊和百里香茶等，可以治療陰道、止癢。

2. 用金縷梅溶液擦洗陰部。

3. 每天喝1杯百里香、紫椎花、八仙草或白毛茛所煮的茶，或在半杯水中加入幾滴草藥酊喝下。

4. 黑芝麻、當歸有平衡荷爾蒙的作用，對於治療陰道方面的疾病也有幫助。

351

1. 大蒜50公克搗爛，配成20％溶液，沖洗陰道，每天2次，有效防治陰道炎。

2. 外陰搔癢時，每晚睡前在熱水中放一點小蘇打清洗外陰，連洗幾天，即可止癢。以100毫升醋以200毫升開水稀沖洗陰道，每天1次，有效止癢。

3. 用適量醋沖洗陰道，再用適量白葡萄汁擦洗陰道。一般10次爲一療程，適用於滴蟲性陰道炎之白帶症。

● 如何預防

★ 平衡飲食，有助於保持身體健康。

★ 保持好的衛生習慣、經常清洗外陰，性交時用保險套預防細菌和其他微生物感染。

★ 洗澡水不要太熱，不要使用有香味的香皂、氣泡的沐浴用品或其他沐浴添加劑；在浴缸中浸浴不要超過15分鐘。

★ 月經期間，每3～4小時更換一次月經棉墊。

★ 避免使用含酶的洗滌劑。

★ 如果性交的時候感到不適，可以使用水性潤滑劑。

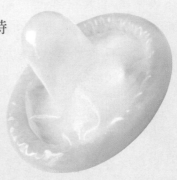

⬆ 性交時最好全程使用保險套，保護自己外，更能無憂享受美好的性生活。

★ 大便之後，應該由前往後擦，避免把腸道微生物帶入陰道。

★ 穿棉製的內褲和長筒襪，不要穿緊身褲。

★ 疑有陰道感染，看醫生前24小時不要沖洗，有助於準確診斷分泌物，對症下藥。

★ 不要使用陰道除臭劑或灌洗陰道。

★ 性行爲要健康單純。

不孕問題

■ 何時該去求醫？

★ 很想要生孩子，但經過一年的「努力」（是指未採用任何避孕措施的性生活，平均一週三次）後仍未懷孕。

★ 35歲以下的女性採用各種受孕措施連續一年，或者35歲以上的女性採用各種受孕措施半年，仍然無法受孕。

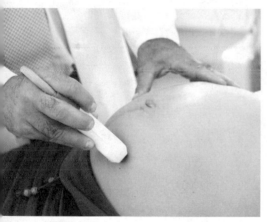

↑ 懷孕生子是令人期待的事，但隨著環境改變及生活壓力等因素影響，不孕症的女性日益趨多。

■ 症狀

★ 正常的、未採用避孕措施的性生活，一年後仍未能使女方懷孕。

■ 什麼原因造成的？

★ 不育的原因有很多，其中包括子宮疾病、子宮內膜異位，以及子宮頸黏液阻礙精子進入。

★ 長期吸菸、喝太多酒，會破壞精子和卵子，導致生育能力降低。

★ 接觸殺蟲劑或其他有毒物質。

★ 服用某些藥物，也可能影響生育能力。

★ 精子數量少，或精子活動不正常。

★ 排卵問題：通常是由多囊性卵巢徵候群所引起的，這是與卵巢囊腫有關的荷爾蒙失調疾病。

★ 輸卵管堵塞，有時是盆骨發炎造成的。

★ 女性隨著年齡的增長，生育力也會衰退，年齡越大，受孕的成功率就越低，平均來說，35歲後受孕的能力下降，45歲後懷孕就很少見了。

● 自然療法 ●

1. 補充葉酸、硒、鋅、必須脂肪酸、維生素C、E等。

2. 無論男女，鋅對於生育來說都是很重要的，每天補充15毫克鋅元素（同時服用2毫克銅元素）。

3. 將牛乳15公克倒入鍋內，等煮沸後關火、放至微熱，即可加入蜂王漿0.2公克，攪拌均勻。每天服用兩次，可以改善陰精虧虛、腰膝痠軟、發育遲緩、閉經不孕、胃脘隱痛等問題。由於蜂王漿有補充荷爾蒙的作用，所以每次用量不宜過多。

4. 蝦仁250公克洗淨，鮮嫩韭菜100公克揀好洗淨、切成小段備用。先把蝦仁倒入炒鍋中，以大火油煸炒，等蝦仁的顏色略微轉紅時，加入適量黃酒、醬油、醋、薑絲等稍微拌勻即可起鍋；再把韭菜倒入鍋中煸炒，七分熟時，倒入炒好的蝦仁拌炒即成。可以經常食用。

↑ 蝦仁。

5. 男性可以先服用人參三個月，然後服用西伯利亞參三個月，輪流交替，對製造精子及增加精子數量很有作用。每天服用兩次，每次100～250毫克人參，或者100～300毫克西伯利亞參。

生活療法

1. 女性沐浴時，不要過度沖洗陰道，否則會不利於精子生存；性事結束後，保持仰臥姿勢幾分鐘，有則於精子進入子宮頸。

2. 男性不要過量飲酒，更要注意身體健康。根據研究，一場重感冒會使精子數目在3個月內受到抑制；為了產生活潑且充足的精子，男性的睪丸溫度不宜過高，所以三溫暖、過熱的盆浴都不適合，平時要穿鬆緊適度且尺寸合適的內褲及外褲。

● 如何預防

★ 控制緊張與壓力，精神緊張和焦慮不安會抑制排卵或降低精子數量。

★ 改善工作及居住環境，避免接觸化學品或輻射等。

★ 至少在計畫受孕前三個月，應該停止服用避孕藥等避孕措施。

★ 不論男女，都應該保持與身高相符合的標準體重。女性太胖或者太瘦都不易受孕；男性太胖，生育能力通常不強，因為脂肪太多會對生產精子有不良影響。

★ 女性若體重不足、飲食不良、吸菸、喝酒或曾流產，應在徵詢醫生意見後，適量服用多種維生素和礦物質補充劑，改善不良生活習慣。

★ 想生孩子，不論男女，都不應喝酒。尤其是男性，應該戒除啤酒，因為啤酒中含有雌激素，會降低精子的數量。

★ 男性要少吃肉類、乳製品和豆類，因為這些食物中也含有雌激素。

★ 男性不要泡熱水澡，因為睪丸在涼爽的環境下，生產精子更有效率。

★ 不論男女，每週至少五天，每天約做半小時溫和的體力運動，但運動量要合理，因為運動量過度會降低女性的生育力。

★ 不要吸入含有機氯的殺蟲劑噴霧，如寵物用的除蚤噴霧劑或任何殺蟲劑。

★ 不要吸入燃燒塑膠產生的煙霧，因其中含有氯乙稀。

★ 不要剝除含鉛的舊油漆。

★ 不要吸入溶劑、膠水、顏料等物質揮發的氣體。

★ 避免服用一切不必要的藥物，包括處方藥品及軟性毒品，如搖頭丸、FM2等。

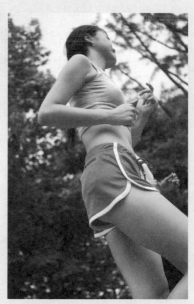

↑ 每天約做半小時溫和的運動，有助改善不孕的症狀。。

乳房問題

■ 何時該去求醫？

★注意到乳房內出現新生或異常腫塊，尤其在月經來潮期間。

★對乳房出現的任何異常，都應該查明原因。

■ 症狀

★乳房內出現腫塊是乳腺癌的首要症狀和病徵。大部分只出現在單側乳房，偶而也會有雙側一併出現腫塊的機率，大小因發病早晚而有不同。腫塊多呈不規則形狀，質地堅硬如石、表面凹凸不平；有些會呈片狀，結節邊界不清等。

★自覺患處輕微不適，晚期可能會出現乳腺癌，若癌細胞轉移到骨、肺，會出現劇烈疼痛、刺疼、隱痛，有些患者有肩背麻木，胸脅、腋下竄痛等。

★乳頭有不明液體流出，常會夾雜暗紅色血絲，偶有鮮血，少數為棕黃色，淡黃色膿液；不論惡性病變和良性病變都可能出現。

★由於癌細胞腫塊與皮膚、胸大肌的黏連，皮膚受到懸韌帶的牽拉，會出現凹陷，狀如「酒窩」，如果凹陷數量多，皮膚會呈「橘皮」狀，同時伴有淺靜脈曲張。

★皮膚糜爛，是晚期乳癌的一個特徵；乳癌到了末期，因為癌細胞迅速蔓延、擴散，與皮膚、胸肌胸廓黏合，皮膚會逐漸破裂而發生癌性潰瘍。

★乳頭凹陷，包括：乳頭回縮、乳房皮膚凹陷和乳房皺縮。

■ 什麼原因造成的？

★內分泌、生育、飲食、電離輻射及遺傳等因素。

★生育後、哺乳不當，會引起乳腺發炎，比如哺乳時間過長，或者乳頭被小孩咬等。

● 自然療法 ●

飲食療法

1. 海帶2～3尺、豆腐1塊切丁,加水煮成湯,加入適量調味料,也可以加一點醋。

2. 生仙楂10公克、桔餅7個,桔餅先用熱水浸泡,再與仙楂煮成茶,離火前加入蜂蜜1～2匙,當成日常飲用的茶水。

3. 仙人掌炒豬肝,常吃可以預防乳房疾病。

4. 黑芝麻10～15公克、核桃5個、蜂蜜1～2匙,用熱水沖泡,即可食用。

5. 鱔魚2～3條、黑木耳3朵、紅棗10顆、生薑3片一起紅燒,加適量調味料。

6. 平時多攝取一些具有舒肝健脾功效的食品,如金桔、桔皮(泡水代茶飲)、荔枝等。

中藥草療法

1. 將浙貝母、蒲公英、夏枯草、金銀花分別以清水洗淨、滴乾水備用;豬肉、蜜棗分別以清水洗淨。將以上材料全部放入瓦煲內,加入適量清水,先用大火煮至水滾,然後改用中火繼續熬煮2小時左右,再以少許鹽調味,即可以飲用。此湯有清熱解毒、散結消腫之功,適用於乳腺癌病症、乳房出現腫塊、堅硬灼痛、心煩易怒、頭痛失眠、面紅耳赤、大便乾、小便赤等病症。

2. 將核桃仁、茴香一起烘乾後研成粉末,在吃飯前服用,每天3次、每次1湯匙,連用數天有一定療效。

3. 天合紅棗茶:天門冬15公克、合歡花8公克、紅棗5粒,用熱水泡成茶,加蜂蜜少許。

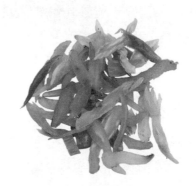

↑ 天門冬。

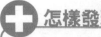 **怎樣發現早期乳腺癌**

對乳腺癌的防治，關鍵在於早發現、早診斷、早治療。

★ **腫塊**：乳腺癌最早的症狀就是腫塊，最好在月經前後自行檢查乳房：自行平臥，肩下墊一個枕頭，將對側的手平放在乳房上進行觸摸按壓，觀察有無隆起的腫塊。初期的腫塊，形狀可能會像綠豆或黃豆大、可以自由推動。

★ **疼痛**：大多數患者沒有無疼痛的感覺，只有少數患者有不同程度的局部疼痛。主要有隱痛、鈍痛、牽拉痛或針刺樣疼痛。多數為一陣陣發作，晚期會出現持續性疼痛。

★ **乳房皮膚改變**：當癌症腫瘤觸及皮膚組織，並與其沾黏時，用手輕輕上抬乳房，就可以看見腫瘤部位的皮膚，因為被皮膚牽引而向內收縮，形成凹陷，很像「酒窩」。用手提捏病變部位皮膚，有緊縛感，不易提起。

★ **乳房輪廓改變**：正常乳房是兩側對稱如弧形；如果出現某部位的弧形缺損、乳房上吊抬高並有腫塊存在時，首先就要考慮是不是乳癌的早期表現。

★ **乳頭改變**：位於乳暈、乳頭下附近的早期癌細胞，常會引起乳頭回縮、位置偏斜或固定不定，常是乳腺癌的一種表現。

★ **乳頭分泌不明液體**：乳腺癌伴隨乳頭分泌液體的情況不多，約占5%。分泌出的液體，以帶血的漿液最多，一旦發現有乳頭不明分泌物時，應做切片檢查，以排除罹癌的可能性。

★ **腋下淋巴結**：乳腺癌患者的細胞，經由腋下淋巴結轉移率在60%左右。檢查乳房時，不論是否觸到腫塊，必須同時檢查一下腋下淋巴結。自我檢查時，最好在乳房充血最少的兩次月經中期進行，較容易摸到腫塊。檢查時千萬不可用手指大把抓，以免將乳腺組織（俗稱奶核）誤認為腫塊。

358

生活療法

1. 乳癌的發生與肝鬱氣滯、思慮傷脾有關。日常生活要做到心靜氣和，不急不怒，保持肝氣舒暢、脾氣運作正常。

2. 哺乳期要保持乳頭清潔，常用溫水清洗乳頭；定時哺乳，每次應盡可能將乳汁排空，如乳汁過多，嬰兒不能吸完時，要借助吸乳器將乳汁排空；發熱、體溫達39攝氏度時，不宜哺乳。

3. 不宜讓嬰兒含乳頭睡覺，哺乳後，用胸罩將乳房托起。

4. 要保持心情舒暢，解除煩惱，消除不良情緒，注意精神調理。

● 如何預防

★ 按時作息，保持心情舒暢，合理安排生活。

★ 注意適當休息，適當運動，避免過度疲勞。

★ 保持乳房清潔，經常用溫水清洗，注意乳房腫塊的變化。

★ 改變飲食，防止肥胖、少吃油炸食品、動物脂肪、甜食及過多進補食品，要多吃蔬菜和水果類，多吃五穀雜糧。黑、黃豆、核桃、黑芝麻、黑木耳、蘑菇等都是不錯的食物。

★ 生活要有規律、勞逸結合；保持性生活和諧，可調節內分泌失調；，保持大便通暢，會減輕乳腺脹痛。

★ 多運動、防止肥胖、提高免疫力。

★ 禁止濫用避孕藥及含雌激素的美容用品，不吃以雌激素餵養的雞肉、牛肉。

★ 避免人工流產，產婦要多餵母奶，才能防患於未然。

★ 自我檢查和定期複診。

泌尿道感染

■ 何時該去求醫？

★ 小便時有燒灼痛，或小便的顏色異常。

★ 小便時下腹（膀胱部位）疼痛。

★ 有泌尿道感染所引起的腰痠背痛症狀。

■ 症狀

★ 粉紅或紅色（血）尿。

★ 小便時痛、頻尿或伴隨尿急。

★ 口渴和排尿量不正常。

★ 膿尿或尿液伴隨臭味。

★ 尿漏、尿滴或尿失控。

★ 下腹部疼痛、腰痠背痛（一側或兩側腎臟部位疼痛）等。

★ 夜尿、排尿會痛或灼熱感、尿液呈現混濁狀、尿中帶血。

■ 什麼原因造成的？

★ 多數泌尿道感染是由大腸桿菌引起。大腸桿菌通常存在於大腸中，但也可經由肛門進入尿道口和膀胱，引起泌尿道感染。

★ 尿道口有損傷、解剖結構異常、某些食物皆可使泌尿道更易發生感染。

★ 飲水量過少、長時間憋尿、衛生習慣不良，會引起泌尿道發炎；排尿、排便後，因擦拭時是由肛門擦到陰道口，容易造成感染。

★ 性行為的動作把外陰、陰道內的細菌帶入尿道，或男性分泌物及精液帶菌，進入女性尿道，逆行入膀胱而感染。

★ 不當使用子宮避孕套，使之壓迫到膀胱，增加尿道感染機會；保險套上的殺精劑，也會使陰道內的組織變得脆弱，而容易受到細菌感染。

★ 腎結石、腎癌或腎臟疾病等也是誘因。

★ 膀胱炎、前列腺疾病、尿路阻塞也會引起尿道疾病。

★ 糖尿病、尿道狹窄、前列腺肥大、尿路結石、精神疲勞等，也可能引起尿道感染。

★ 缺乏雌激素的更年期女性，也容易患有泌尿道感染。

● 自然療法 ●

芳香療法

　　將2滴杜松子油、2滴尤加利樹精油和2滴檀香油加入放了溫水的浴缸中；入浴時，先以跪坐姿勢，把水潑向盆骨部位，重複幾次，然後坐入水中，浸泡10分鐘。因為香精油具有抗菌作用，有助消除泌尿道感染。但懷孕婦女不可使用杜松子油。

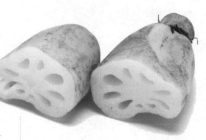

← 蓮藕。

飲食療法

1. 先喝2大杯大麥茶，然後在3小時內、每隔20分鐘喝1大杯。

2. 每天吃幾瓣大蒜，也能夠提高免疫力。

3. 將嫩絲瓜放入砂鍋中水煮，煮熟、起鍋前加適量白糖略煮。吃的時候，連瓜肉帶湯汁一起下肚，連續吃一個禮拜。

4. 將適量的芹菜洗乾淨，搗爛後過濾取汁，放入鍋中煮沸，即可起鍋；每天喝3次芹菜汁、每次服用50毫升。

5. 新鮮蓮藕汁250公克、葡萄汁250公克、生地200公克洗淨、蜂蜜適量。將生地分成三份，分別加水熬煮20分鐘、過濾取汁；最後再把3次取得的汁液一起放入鍋中，以小火熬煮濃縮到濃稠時，再倒入蓮藕汁、葡萄汁，繼續熬成膏狀，起鍋前等量的蜂蜜調勻，煮沸後即可起鍋，待冷後裝瓶。每天喝2次，每次10公克，可改善尿路感染的病情。

中藥草療法

1. 喝玉米鬚茶可減輕症狀，但每天飲用次數不能超過3次。

2. 布枯葉具有抗菌和利尿作用，可以喝布枯葉茶，每天最多3次。

3. 每天喝1小杯蜀葵葉沖泡的茶，不僅可以消炎，也有輕度利尿的作用。

4. 熊果葉能抑制分泌尿道中細菌的繁殖，用熊果葉汁或濃春黃菊茶

浸洗患部，都有助改善病情。

5.每天喝一杯紫椎花茶，或服用幾
　滴酊劑。

生活療法

1. 用溫水和冷水交替沖洗盆骨部位
　（先是3分鐘熱水，然後1分鐘冷

水，重複3～4次），或是交替進
行熱水和冷水坐浴，改善局部血
液循環，讓白血球和其他抗感染
細胞聚集於盆骨部位，進而減輕
尿道感染。

2. 臨睡前用熱的毛巾擦洗陰部，促
進血液循環、減少病毒感染。

➕ 婦女為何泌尿道容易受感染？

★婦女尿道較短，細菌容易進
　入膀胱。

★性交時，男性生殖器可能會
　擦傷女性的尿道和膀胱基部
　的肌肉，或者把細菌帶進尿
　道裡。

★月經棉條壓迫陰道上壁，刺
　激膀胱基部。

★子宮避孕器的邊緣壓迫上陰
　道內壁，刺激膀胱基部。

★殺精劑刺激尿道。

★妊娠期間，子宮增大使膀胱
　不易排空，感染的危險因而
　增加。

★停經後，尿道黏膜變薄，失
　去彈性，容易受到刺激。

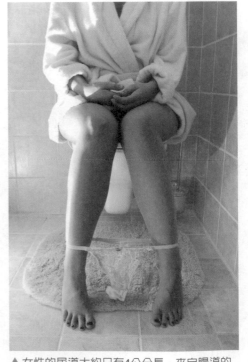

↑ 女性的尿道大約只有4公分長，來自腸道的
細菌，容易在外陰部孳生，再由尿道侵入膀
胱，造成膀胱發炎。

● 如何預防

★ 大量喝水，使尿液顏色變淡，有利於沖掉細菌和其他刺激物質。

★ 減少攝入咖啡因和酒精，以減輕對泌尿道的刺激。

★ 戒菸或減少吸菸，避免菸草中的尼古丁成分被人體吸收後，刺激泌尿道，導致發炎。

★ 只用清水清洗陰部，以防沐浴用品（如肥皂）刺激尿道。

★ 不要憋尿。尿液在膀胱中停留時間越長，細菌越容易浸入膀胱黏膜。

★ 女性在性交前後，都應該排尿；性交前也應清洗陰部，避免外陰部的細菌在性交時被帶入體內。

★ 使用子宮避孕器時，應定期檢查是否仍然適用；盡量在非避孕時取出，或考慮改以其他避孕方式代替。

★ 保持陰部衛生，避免穿過緊的衣服或束褲，多穿棉質內褲，以免因身體組織不適、或過於悶熱而增加細菌繁殖。

★ 女性要經常更換衛生護墊或棉條。

★ 沐浴時不要使用浴鹽、泡沫浴液和陰道除臭劑之類所謂的女性衛生用品，以免刺激尿道。

★ 如果經常罹患泌尿道感染，不要穿緊而厚的內褲。

★ 每天喝具有消炎作用的蔓越莓（小紅莓）汁以防止細菌侵入膀胱壁。

★ 多吃富含維生素C和類黃酮的食物，增強身體抵抗力。

★ 游泳池加氯消毒，若游泳後曾感染膀胱炎，應該避免再去以加氯消毒的游泳池，或在游泳後大量喝水。

★ 平常多注意尿量和尿液的顏色，陰道有不正常分泌物應就醫，不要擅自服用抗生素和止痛藥，以免延誤治療。

尿失禁

■ 何時該去求醫？

★ 失禁已經影響到正常活動。

★ 排尿疼痛。

★ 可能是服用的處方藥所引起的尿失禁。

★ 忽然失去膀胱控制能力。

★ 用於控制排尿的自助療法無效。

■ 症狀

★ 尿液不由自主的從尿道漏出。

★ 不能控制排尿。

★ 在咳嗽、大笑、打噴嚏、跑步或做其他身體活動時，不由自主的排尿。

■ 什麼原因造成的？

★ 由於某種原因使膀胱不能保持正常的約束功能，尿液不由自主地流出。

★ 真性尿失禁：由於膀胱內壓力上升，逼尿肌持續性張力增高、尿道括約肌過度鬆弛，以至尿液不能控制地從膀胱流出。誘發的原因包括膀胱及尿道炎症、膀胱結石、膀胱腫瘤等刺激，嚴重者尿液淋漓。

★ 假性尿失禁：由於下尿路或膀胱逼尿肌無力，引起尿液滯留在膀胱內，無法排出體外，導致膀胱過度膨脹，膀胱內壓增高，尿液被迫流出，又稱為「溢出性」尿失禁。尿道狹窄、前列腺增生或腫瘤等都可能引起。

★ 老年人隨年齡的增長，神經和內分泌功能下降，控制尿液的排泄能力較差，一旦有精神緊張、用力咳嗽、打噴嚏、大笑、舉重物等情況發生，驟然增加腹內壓，由於尿道括約肌鬆弛，尿液就可能不由自主地從尿道排出。

★ 膀胱頸和骨盆底肌肉鬆弛，也會引起壓力性尿失禁。

★ 長期憋尿，使膀胱無法排空，經常漲滿，導致尿液持續地滴漏。前列腺肥大、子宮下垂，也會造成尿失禁。

★ 膀胱肌壁肌肉運動過度，導致急迫性尿失禁。其他原因如：緊

張、膀胱漲滿、藥物的副作用，以及尿道炎導致膀胱內膜受到刺激，或水分攝取太少造成尿液濃度很高、尼古丁、食物色素、糖、咖啡因和酒精等，也可能引起尿失禁。

● 自然療法 ●

飲食療法

1. 取韭菜根 25公克，洗淨、用清潔紗布包好，絞緊紗布取出汁液，放入鍋中燉熟後趁熱飲服，一天喝2次，連續服用10天。
2. 在秋、冬季節，每天晚吃荔枝乾10個，連續服食 2～3個月，即可獲得良效。

中藥草療法

1. 將山茱萸10公克、白米100公克洗淨後，放入鍋中加水1000毫升大火煮滾，再轉小火熬煮成稀粥，調入25公克蜂蜜即可，每天空腹吃一次。
2. 五味子500公克洗淨，加冷水浸泡半天，再放上爐煮爛，濾去滓渣後，將藥汁以小火濃縮，再加入1000毫升蜂蜜熬成膏狀即可；待冷裝瓶，每天兩次、每次取10～20公克以溫開水調開後服用，對尿失禁有明顯療效。

3. 每晚8點左右生吃大棗 7～ 8個，9點準時上床睡覺，持續1個月；食用紅棗後，若有口渴現象也不喝水。養成良好的生活習慣，對尿失禁有一定療效。

生活療法

1. 避免便秘：多吃全穀類、水果、蔬菜，每日進行縮肛運動。
2. 盡量延長排尿的時間間隔，最好能6小時排一次。
3. 每次排尿時，分二次排空；排尿時，盡量排光膀胱內的的尿液，然後站起來再坐下，微向前頃，再排一次。
4. 不可以憋尿，一有尿意，應馬上去排尿，最好在飯前、飯後及睡前各排尿一次，將尿液排盡。
5. 訓練排尿習慣，先在短時間內固定去排尿，再慢慢延長，可有效

改善尿失禁。

6. 打噴嚏、咳嗽、提重物或彈跳時，應事先緊縮括約肌，以免尿液外漏。

7. 有尿失禁的前兆，先放鬆心情再緩步走向廁所排解。

8. 進行適當運動，尤其是訓練骨盆底肌群收縮。最簡便的方法，是每天早上睡醒、下床前和晚上就寢平臥後，各做45～100次緊縮肛門和上提肛門活動，可以明顯改善尿失禁症狀。

9. 詳實記錄每天的飲食及大小便情形，以利醫生追蹤原因。

● 如何預防

★ 晚上不喝含咖啡因的飲料，因爲咖啡因利尿，會增加尿量、刺激膀胱內膜。

★ 飲食盡量清淡，多吃富含纖維素的食物，防止因便秘而引起的腹壓增高。

★ 減少吃含有人工色素的食物，因爲某些食物色素會刺激膀胱內膜。

★ 戒菸，因爲尼古丁會刺激膀胱。

★ 減掉多餘的體重，因爲脂肪堆積會對膀胱和骨盆造成壓力。

★ 保持生殖器及周圍部位清潔與乾燥，避免感染刺激尿道。

★ 養成大小便後由前往後擦的習慣，避免尿道口感染。

★ 保有規律的性生活。性生活前，夫妻先用溫開水洗淨生殖器官；性交後，女方立即排空尿液，清洗外陰。若性交後發生尿痛、尿頻，可服用抗尿路感染藥物3～5天，在炎症初期快速治癒。

★ 積極治療各種慢性疾病，因爲肺氣腫、哮喘、支氣管炎、肥胖、腹腔內巨大腫瘤等，都可引起腹壓增高而導致尿失禁。

★ 婦女分娩後要注意休息，不要過早負重和勞累，每天應堅持收縮肛門5～10分鐘，不要憋尿，還要注意減肥，如果有產傷要及時修復。

腎臟病

■ 何時該去求醫？

★ 有任何腎臟疾病的跡象，就應該立即向醫生諮詢，因為腎臟疾病是一種有致命危險的疾病。

■ 症狀

★ 全身浮腫或出現程度不同的浮腫，以臉部、下肢、陰囊部最明顯。嚴重時可伴隨胸、腹積水及心包積液，容易發生心悸及呼吸困難。浮腫可持續數週或數月，或在整個病程中時腫時消。在感染（特別是鏈球菌感染）後，常使浮腫復發或加重，甚至可出現氮血症（azotemia）。

★ 蛋白尿，尿液常會起泡沫。

★ 血尿，尿液帶有血絲、血塊或顏色變紅、變褐。

★ 水腫，常見眼皮浮腫、下肢水腫或體重增加。

★ 高血壓。

★ 水便困難、頻尿、尿量減少或是多尿。

★ 其他例如貧血、食欲不振、疲倦等等。

■ 什麼原因造成的？

★ 代謝異常及先天性疾病，如腎結石、糖尿病腎病、多囊腎。

★ 各種原因引起的感染，如急、慢性腎盂腎炎。

★ 變異原因（過敏反應）疾病，如急、慢性腎小球腎炎。

★ 藥物、毒素引起的腎病，如大量止痛藥引起的腎病。

★ 腎血管病變，如高血壓性腎病。

● 自然療法 ●━━━━━━━━━━━━━●

（飲食療法）

1. 西瓜青皮10公克，加水煮沸後，放入綠茶略泡後飲用。

2. 先將100公克白米熬粥，起鍋前關火，加入3～5段蔥白及10公克紫蘇葉，蓋緊鍋蓋燜一會即可趁

熱食用，每天吃一次。

3. 活鯉魚1尾（約500公克）洗淨，5公克砂仁、或生薑、蔥白少許，放於魚腹中，不加鹽，上籠清蒸，蒸熟後吃魚肉、喝鮮湯。

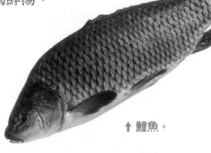

↑鯉魚。

4. 洗淨的冬瓜（含青皮）200公克切塊，和1匙白糖放入鍋中，加水少量，小火燜熟。

5. 鮮藕片200公克清炒，放少許低鈉鹽調味；涼拌藕片則可先將藕片以熱水汆燙，起鍋、濾掉水分，加少量鹽或糖涼拌。

6. 黑木耳30公克、紅棗50公克、紅皮花生30公克。一同放入鍋中小火燉爛，吃的時候，可加少許白糖調味。

7. 將西瓜100公克、冬瓜50公克切塊，與100公克葡萄一起放汁機中榨取果汁，適量飲用。

8. 先將200公克紅豆熬粥，快熟時加入100公克切成塊的冬瓜，燜熟後食用。

9. 紅豆100公克、白米100公克。用適量水熬成粥，每天吃1餐。

10. 薏仁30公克、白米100公克。加適量水熬成粥，每天吃1餐。

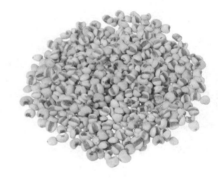

↑薏仁。

中藥草療法

1. 竹葉3公克、車前草5公克，綠茶5公克。車前草切成小片狀，一起泡茶，每天喝。

2. 陳皮15公克、紫蘇葉15公克、白米50公克。白米先熬粥，快熟時加入陳皮、紫蘇葉，蓋緊鍋蓋燜5～10分鐘即可。

3. 每天用玉米鬚100公克煮成茶湯，常喝有益。

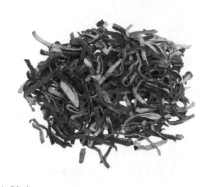
↑ 陳皮。

防止血塊堵塞和感染。但有水腫時，限制水的攝入。

【生活療法】

1. 平時注意適當喝水，沖洗尿路，

2. 慢性腎炎、腎盂腎炎、急慢性腎功能不全患者，疾病期需要臥床休息，恢復期則可適當活動，但應合理安排生活，以免病情反覆發生。

3. 適當的運動，避免勞累和過度的精神緊張。

4. 養成按時排便的習慣。

● 如何預防

★ 對可能引起腎臟病的因素（如感冒、扁桃腺炎、糖尿病、高血壓病等），或勞累導致的免疫力下降、吸菸、高脂血症、藥物中毒等危險因素，進行及時有效的控制。

★ 必須注意平日保健，小心使用含有腎毒性的藥物及食物，如抗癌藥、利尿劑及止痛藥等，避免濫用來路不明或療效不清的藥物；用藥也不可過量。

★ 長期服用藥物者，應定期檢查腎功能。

★ 定期接受健康檢查，以早期檢驗出腎臟疾病，防止腎臟功能的惡化。60歲以上的老人每半年應該做尿液檢查。

★ 老年人常見的高血壓、糖尿病，需要好好控制，避免引發腎臟病。

★ 懷疑罹患腎臟病，應及時到醫院做排尿功能、腎功能等檢查。已有輕、中度慢性腎臟病的患者，應及時進行控制治療，防止尿毒及心血管等併發症的發生。

膀胱炎

■ 何時該去求醫？

★ 在開始自我治療後，燒灼感仍持續超過24小時。

★ 尿痛，伴隨著嘔吐、發燒、寒顫、血尿或者腹痛、背痛，可能會有潛在的其他疾病。

★ 有持續性尿痛或排尿困難，懷疑患有腎結石、陰道感染或者前列腺腫大等疾病，需要立即就醫。

★ 燒灼感伴隨有外陰道或陰莖排液，或其他感染症狀，應該立即檢查治療。

■ 症狀

★ 排尿有灼熱感，是膀胱炎的常見症狀；但排尿疼痛或困難，也顯示可能不是此病。

★ 頻尿。

★ 尿有強烈的惡臭味。

★ 老年人表現為嗜睡、尿失禁，神志不清。

★ 嚴重時可能伴有發熱和寒顫、腹痛或血尿。

■ 什麼原因造成的？

★ 膀胱炎的病因很多，但大多數為化膿菌的感染。誘因有結石、異物、腫瘤或阻塞性病變；此外還包括神經系統疾病所產生的排尿功能障礙等。

★ 膀胱炎的急性發炎的病理變化，包括：粘膜充血、水腫、出血和潰瘍形成，並有膿液或壞死組織。慢性發炎主要有黏膜增生或萎縮、肉芽組織形成，並有纖維組織增生，膀胱容量減少；或者併發阻塞所引起的肌肉肥大，膀胱容量增大，甚至有憩室形成等改變。

★ 另外，特殊的膀胱感染發炎，是因為壞疽性膀胱炎，由梭形桿菌、產氣莢膜桿菌等引起的嚴重膀胱炎症。

● 自然療法 ●

芳香療法

1. 在水中加入幾滴杜松、桉木、檀香、松木、歐芹、杉木的精油，進行沐浴。
2. 用蔬菜油和上述幾種油各5滴，調成按摩油，按摩下背部、腹部、胃部和髖部。

飲食療法

1. 用碎玉米（將玉米打碎成小顆粒）或玉米粉50公克，加適量水煮成粥狀後，加鹽少許，空腹時趁熱食用。

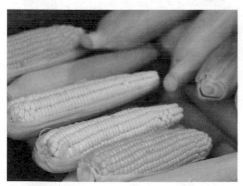

↑ 玉米。

2. 綠豆芽500公克、白糖適量。將綠豆芽洗淨、搗爛，用紗布擠出汁，加白糖當茶喝。
3. 芹菜2500公克、洗淨、搗爛，再絞取汁；將芹菜汁液加熱煮沸即可關火，每天喝3次，每次喝60毫升。
4. 新鮮冬瓜500公克、綠豆50公克，加白糖適量煮湯喝，清熱利尿，又能防暑降溫，是防治泌尿系統感染的最佳飲料。

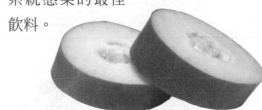

↑ 冬瓜。

中藥草療法

1. 將馬齒莧150公克、紅糖90公克。馬齒莧以水浸泡2小時，再以小火熬煮30分鐘，每天1劑，分3次喝。
2. 先將千里光60公克加水煮開，接著分3次將90片桉樹葉加入鍋中，煮成飲料。每天1劑，分3次喝完。
3. 鮮竹葉30～45公克與石膏15～30公克加水煮，然後濾渣取汁；再與50～100公克白米、少許砂糖一起煮，先以大火煮開，再改用

小火熬成稀粥，即可食用。

4. 先以水煮5公克通草，濾渣取汁，再用這個湯汁，煮青豆50公克、小麥50公克；煮成粥之後，離火前加白糖少許，攪拌均勻即可食用。

5. 將10～15公克車前子，放入布包內綁好，加水放入砂鍋內熬煮，然後濾渣取汁；續加入50公克白米跟等量的水，煮成稀粥。

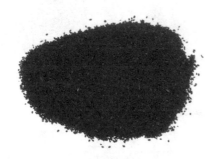

↑ 車前子。

6. 金銀花3～50公克、甘草10公克。用開水浸泡10分鐘，即可成為日常飲品，可清熱解毒，利尿、治發熱，尿痛。

7. 綠豆50公克、黑豆50公克、車前子15公克、蜂蜜1匙。將車前子用紗布包好，放到鍋裡，跟綠豆、黑豆一起加水熬煮，至到豆子爛熟，再離火、棄藥包，調入蜂蜜即成，吃豆飲湯。

生活療法

1. 嘗試短時間內喝500毫升的液體，開水、湯或飲料都可；隔20分鐘再喝300毫升水；其後，每小時再喝一杯濃咖啡。到床上平躺，雙腳架高休息，等待排尿。

↓ 平常多喝水及不要憋尿，就能降低膀胱發炎的機率。

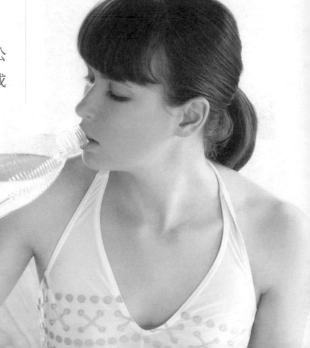

每次排尿盡量將膀胱內的尿全部排出，然後沖洗並且輕輕地擦乾生殖器。

2. 勤換內褲、常清洗。注意會陰部清潔，注意性交衛生。

3. 每次排尿宜排盡，不讓膀胱有殘餘尿液；行房後，宜排尿一次。

4. 注意經期衛生，有反覆膀胱炎病史的婦女，在經期可服用抗生素以預防發炎。

5. 多喝水是治療膀胱炎的秘訣。

● 如何預防

★ 清潔是最不能忽略的。每天在上床以前都要先洗澡，並且更換內褲，這是因為在每次排泄後，皮膚及內褲都會被大腸菌所污染。

★ 不要用有香味的沐浴劑，會使膀胱的內膜受到不必要的化學物刺激。

★ 只要水分攝取增加，尿量必然增多，但也不太能長時間地忍尿，尤其是女性，在感到尿急時，就應及時將尿液排出，不要等太久。而每次排尿的時間都要記得留意已將尿液徹底排出。

★ 多喝水，最好每天兩公升。

★ 不要穿緊身的衣物、牛仔褲、丁字褲等的衣物。

★ 小心地使用避孕的方法，用子宮避孕器的女性，會有較多的機會罹患膀胱炎。

★ 小心選用衛生紙，盡量不要用漂白過的。上廁所後，記得拭抹要由前到後。

★ 安坐在馬桶上，會比半蹲容易排清尿液。

★ 男女雙方行房前後，都要徹底清洗乾淨，並將尿液排清；擁有多名性伴侶或剛更換性伴侶的人，患病機率會提高，要加倍留意。

★ 不要過度疲勞。

前列腺疾病

■ 何時該去求醫？

★男性有排尿困難，或解尿疼痛和尿道不適。

★如果有腰、骨盆腔、大腿，甚至是骨骼持續性的疼痛。

★尿中含有分泌物或血。

★尿頻、尿流細弱。

★發燒、腹部疼痛。

★性功能障礙。

■ 症狀

★前列腺腫大，排尿困難，包括無力和排尿間斷，頻尿（尤其是夜間），滴尿或不能排空膀胱。

★急性前列腺炎：

★頻尿、排尿困難。

★排尿時燒灼感。

★寒顫發燒。

★腰部和陰囊後部的疼痛。

★尿中帶血。

★慢性前列腺炎。

★尿頻，排尿困難。

★盆骨腔和生殖器疼痛。

★射精疼痛、性功能障礙。

■ 什麼原因造成的？

★與年齡有關的荷爾蒙平衡的改變，血睪酮分泌量下降，其他荷爾蒙分泌增加，刺激前列腺細胞增生的睪酮衍生物的副作用增加，導致前列腺肥大，和隨之出現前列腺內尿道狹窄。

★前列腺炎通常是由於尿道或膀胱感染擴散到前列腺所致，也可能經由性行為傳播的病毒感染。

★愛吃大量含脂肪食物的男性，特別是紅肉中的動物脂肪，最容易發展成進展期前列腺疾病。

● 自然療法 ●━━━━━━━━━━━━━━━━●

(飲食療法)

1. 進食與荷爾蒙代謝有關的鋅，被

認為有加強前列腺健康和減輕發炎的作用。富含鋅的食物有麥

麩、牡蠣、燕麥、南瓜子、向日葵、甘胺酸、丙胺酸等,尤其亞麻油、核桃油、葵花子油、大豆油中,都有較高含量,可以減輕症狀,對前列腺有益。

2. 平時注意多吃富含 β-胡蘿蔔素、維生素C和E、類黃酮素、鎂、纖維和必需脂肪酸食物。

3. 將蘋果200公克、鮮枸杞葉50公克、胡葡萄150公克,各自清洗乾淨,蘋果去皮去核,均切成小片;把所有材料放入果汁機中,加少量冷開水攪拌成汁,過濾後,去渣取汁,再加蜂蜜30公克調勻即成,可以隨意飲用。

中藥草療法

1. 亞麻仁油含必須脂肪酸,能夠減輕前列腺炎和前列腺肥大的症狀,可以嘗試每天服用1湯匙。

2. 生山藥30公克、生芡實90公克、知母9公克、眞阿膠9公克、生白芍9公克,加水熬煮成湯汁,當成茶每天喝。

生活療法

1. 每天或每隔幾天做冷熱水輪流坐浴,可以刺激前列腺血液循環。

2. 多喝水、多排尿,有利於沖洗尿道,排掉前列腺分泌物,減少刺激症狀作用。

3. 多放鬆。生活壓力可能會增加前列腺腫大的機會,當生活壓力減緩,通常前列腺症狀多會舒緩。

4. 洗溫水澡。

按摩療法

　　仰臥,全身放鬆,兩腿彎曲,左腿放右膝下、右腳放左膝下,兩膝貼床。左手或者右手食指、中指、無名指、小指併攏微屈,與大拇指形成凹陷狀。然後抓起陰囊、睪丸,五指輕、慢而有力沿順、逆時針方向揉摩;姿勢不變,兩手自然放左右兩腿旁邊,全身放鬆、自然呼吸,提肛;繼續仰臥,兩腿自然伸直,全身放鬆,改用腹式呼吸,氣運丹田至前列腺部位。

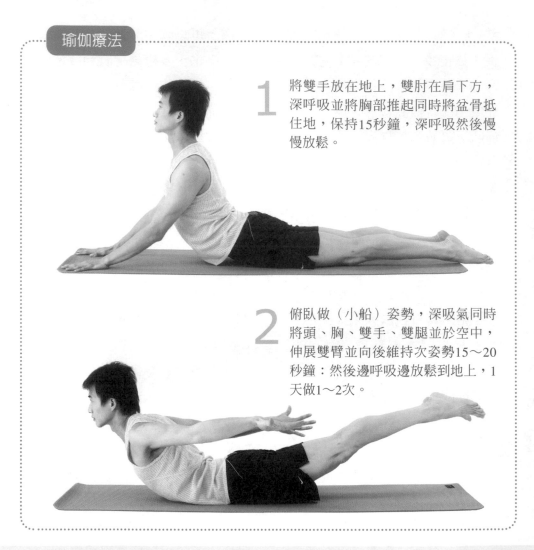

1 將雙手放在地上，雙肘在肩下方，深呼吸並將胸部推起同時將盆骨抵住地，保持15秒鐘，深呼吸然後慢慢放鬆。

2 俯臥做（小船）姿勢，深吸氣同時將頭、胸、雙手、雙腿並於空中，伸展雙臂並向後維持次姿勢15～20秒鐘；然後邊呼吸邊放鬆到地上，1天做1～2次。

● 如何預防

★ 避免長期騎車、騎馬，這些運動會刺激前列腺。

★ 減少脂肪飲食，多食魚、新鮮蔬菜、水果和低脂乳製品。

★ 盡量少吃紅肉，在烹飪家畜前應先去掉皮，少吃奶油和人造奶。

★ 平時注意少喝含咖啡因的飲料。

★ 盡量避免酗酒和食用大量辛辣食物。

陽萎

■ 何時該去求醫？

★陰莖不能或勃起不能保持勃起。

★陽萎持續存在的時候。

■ 症狀

★不能勃起，或不能保持陰莖勃起狀態。

★症狀不斷進展並持續存在，可能是慢性陽萎。

★突然發生陽萎，但在清晨及手淫時仍然可以勃起，這種症狀可能是因為心理因素引起的。

■ 什麼原因造成的？

★對於年輕人，心理因素是引起陽萎最常見的病因，與性伴侶的交流不充分或性行為習慣的不同，都會導致緊張與焦慮。

★性功能障礙與憂鬱、性恐慌、遭到性伴侶拒絕或兒童期性習慣不良有關。

★隨著年齡增大，勃起所需要的時間會延長。

★血流層受阻，如動脈粥狀硬化或糖尿病，也可導致陽萎。

★荷爾蒙失衡或某些手術也可引起陽萎。

★性活動過於頻繁（過度手淫和性生活過度）。

★生活、工作、精神壓力太大。

★酒精、菸草及非法麻醉劑也會引起陽萎。

★靜脈病變，會導致血液過快的從陰莖流走，無法勃起。

★某些藥物可能造成陽萎，如興奮劑、鎮靜劑、利尿劑、抗組織胺藥，以及某些治療高血壓藥物、抗癌劑或者抗憂鬱症的藥物。

★夫妻雙方感情不融洽，互不信任或互相猜疑。

● 自然療法 ●━━━━━━━━━━━━━━━━━●

芳香療法

檀香精油或其他香料，會使你

感到放鬆，並增加性慾，可將2滴精油加入4勺按摩精油或熱水浴中使用。

飲食療法

1. 把韭菜籽入鍋內炒黃，碾成細末，每晚睡前吃一小把，喝白開水。一個禮拜，即可見療效。

2. 羊肉250公克洗淨切塊，加清水以小火煨燉，七分熟時加蝦仁25公克、生薑5片，以適量的鹽與雞粉或高湯粉調味，即可起鍋。有補腎助陽的功效。

3. 熟附片30公克、生薑150公克、牛肉1公斤。熟附片加水，以小火煎煮半小時，去掉水面上的渣沫，然後放入牛肉，適量的生薑、蔥、蒜，少許鹽再燉煮到肉爛，分成幾餐吃完。

4. 米60公克煮粥，等米熟透後，加入少許韭菜，再沸騰一次，即可起鍋食用。

5. 核桃取肉，栗子炒熱後去殼搗碎，加糖食用，可以只吃核桃。

中藥草療法

1. 將人參3公克加水以小火煎煮30分鐘，取汁液150～200公克，加入蜂蜜15公克調勻即可。每天煮一次，分數次喝，但需要空腹喝，人參渣可以嚼食。不過，感冒發燒的時候不能喝。

2. 覆盆子200公克洗乾淨，放入鍋中加適量水煮沸，20分鐘後起鍋，濾渣取汁，再加入蜂蜜25公克，重新上鍋煮沸即可；每天都可以喝。

3. 黨參200公克、山茱萸200公克加水熬煮，沸騰即可起鍋，濾渣、取出汁液備用；藥渣再加水煮，反覆取3次藥汁；再一起入鍋，合併濃縮，直到濃縮成蜜膏，裝瓶儲存。每天2次，每次取用20公克以溫開水調勻後喝。

4. 淫羊藿120公克；仙茅、刺五加皮各90公克。將藥材磨粗碎後放在大瓶子裡，用糯米酒或低度白

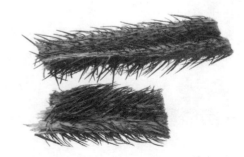

↑ 刺五加。

酒 1 公升封存，浸泡7天。每天早、晚飯前，空腹喝20～25毫升，20日為1個療程，療程間隔3～5日，可治療性功能下降。

5. 雞蛋兩顆、枸杞15公克、何首烏60公克。材料一起加水煮，蛋熟後，去殼再回鍋煮幾分鐘，讓藥汁入味；濾去藥渣，吃蛋飲湯。每天一劑，吃10～15天。

生活療法

1. 嘗試各種愛撫方式，不要把注意力集中在勃起上。

2. 適量的運動可以使身體放鬆，增強體力，並增強性功能。

3. 學會放鬆自己，緊張和焦慮會減少性器官的血流。夫妻雙方相互按摩，可以延長性行為時間，並增加雙方的感情交流。

4. 每天早晚，洗淨下身，坐在舒服的椅子或床上（仰臥位亦可），將睪丸放在手掌中，反覆輕柔、緩勻地按揉，直到有舒適感。堅持一段時間後，性功能可以得到改善。

● 如何預防

★ 消除心理因素。對性知識充分瞭解，認識精神因素對性功能的影響。

★ 提高身體健康指數。身體虛弱、過度疲勞、睡眠不足、緊張、持久的腦力勞動，都是發病因素，應積極從事運動，增強體力，注意休息，防止過勞，調整中樞神經系統的功能失衡。

★ 戒菸酒。長期抽菸會阻礙血液流入身體末梢神經，影響陰莖的血液循環，以及性反應的產生。

★ 養成良好的生活習慣，尤其是性生活習慣。

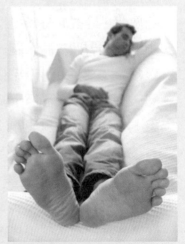

↑ 身體虛弱、過度疲勞下，自然性趣缺缺，長期下來也會造成勃起困難的隱憂。

關節炎

■ 何時該去求醫？

★ 經過短暫坐立或一夜睡眠後感到肩膀、腿或者後背疼痛、僵硬，就有可能出現骨關節炎或者其他關節疾病。

★ 由於創傷或者其他未知的原因，關節及其周圍的疼痛和僵硬感發展迅速，就有可能是患了類風濕關節炎。

★ 疼痛伴隨發燒，可能患了感染性關節炎。

★ 關節疼痛，數週或數月內症狀快速惡化，睡醒的時候更為嚴重。

★ 小孩子的臂凹、膝、腕、踝處出現疼痛或皮疹，或出現間續性熱、食欲不佳，體重下降，可能患上了幼年性類風濕關節炎。

■ 症狀

★ 正常運動時出現疼痛和進行性僵硬感，伴隨顯著腫脹、寒冷、或發燒，可能為漸發性骨關節炎。

★ 骨骼形態、大小產生不同程度的改變。

★ 手、足成瘤樣變形，肌肉萎縮、肌腱蜷縮、骨端異常膨大。

★ 肌肉神經損傷、疼痛、變形及運動困難。

★ 身體雙側臂、腿、腕或手指同類關節出現腫脹性疼痛、發炎和僵硬，特別是當睡醒時，可能是類風濕關節炎跡象。

★ 發燒、關節發炎、壓痛和銳痛，有時伴隨發冷現象，並與創傷或其他疾病有關，有可能為感染性關節炎。

★ 兒童如出現間斷發燒、食欲減退、體重下降、貧血或手臂、腿部出現斑疹，可能是幼年性類風濕關節炎跡象。

■ 什麼原因造成的？

★ 類風濕性關節炎：引起該類型關節炎的病因尚不完全清楚。一些研究者認為可能是因為自身免疫系統紊亂所引起，其他理論認為是體內某些部位的病毒感染引發所致。

★**感染性關節炎**：這類關節炎是因細菌或病毒侵襲關節炎引起，典型的是發生於另一種疾病之後，如鏈球菌感染、結核、淋病、萊姆病。

★**骨關節炎**：是最常見的關節炎，主要病徵為關節軟骨退化，導致骨骼之間相互摩擦，造成劇烈疼痛，常侵犯50歲以上的老人。

● 自然療法 ●

飲食療法

1. 避免食用能引起過敏的特殊食物，特別指肉類、蛋類、豆類、乳製品等。可以做過敏測試，得知哪些是自己的過敏原。
2. 盡量減少食用茄屬植物，如馬鈴薯、番茄、茄子和胡椒。
3. 食用低脂肪、低蛋白的素食。
4. 食用適量的維生素，如維生素A等。補充維生素一定要在醫生的指導下進行。
5. 食用櫻桃或者黑紅色漿果。
6. 每天吃一顆蘋果，連皮吃下，對動脈硬化、關節炎及老年病患者頗具療效。
7. 把生薑洗淨，切片或細絲，涼拌當小菜吃。每天吃生薑不少於5公克，連續3個月有效。
8. 用新鮮芝麻葉4兩，放在砂鍋內，以水煮至水剩下一碗的時，趁熱喝下，每天一次。

中藥草療法

1. 取馬齒莧、白酒各50公克，裝入罐子裡，封口埋在地下半月後服用，每天喝2次。
2. 用山胡椒根30公克、川芎60公克、牛膝6公克、當歸6公克、豬尾1條，加適量水熬煮至濃稠，最後滴入適量的白酒攪拌均勻後服用，每天吃3次。
3. 蒼朮12公克、白朮12公克、茯苓20公克、薏苡仁30公克、金銀花30公克、川牛膝15公克。加水煎煮，每天1劑，一天吃2次。

生活療法

1. 水可以支撐身體並且有減少重力

1 為放鬆手關節，取十字俯狀撐法。將手指端緊靠在一起，手掌間分開6～10公分。保持指端緊觸下推向手掌，做20次。

2 為鬆弛僵硬的指關節，取壓拇指法。彎手握拳將拇指包住，輕揉擠壓，再緩慢放鬆。每隻手做10次。

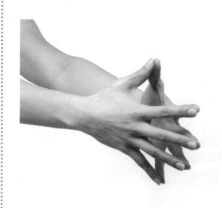

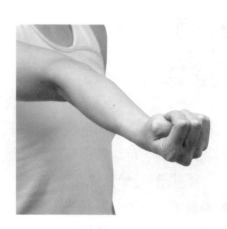

的作用。關節炎患者運用水療法最好選擇在熱水池中游泳，或做其他的水中運動，可以改善肌肉的伸展性。

2. 保溫和休息是一種常規的治療關節痛的方法，大多數病人在短時間內有改善效果。

3. 超重患者要嘗試減輕體重，特別是在關節炎發生於骨盆下部和下肢時。

4. 把辣椒剖成條狀，貼在患處，24小時換一次，連貼幾次，疼痛感可以消失。

5. 用麥麩子1000毫升、食醋500公克、食鹽500公克，放在一起拌勻，裝在小布袋裡，用鍋蒸熱後敷在患處，再在上面蓋小棉墊，直到布袋不熱了為止，連敷半個月後，可見效果。

6. 將蔥搗爛，敷在患處，並把炒熱的大粒鹽用布包起來，放在蔥上熱燙，可以緩解關節痛。

3 將手和膝撐在平板上，下趴背部並抬頭和臀部時吸氣（接著再於弓背並低頭的同時呼吸），重複做9次。

4 在手和膝上做運動。呼吸並盡可能向左甩動臀部，保持這一姿勢10秒時深呼吸。慢慢伸展背部時再呼吸。向右側重複做，共做10次。

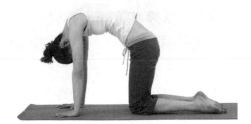
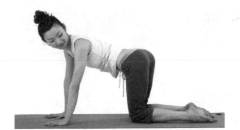

● 如何預防

★ 平時養成運動的習慣，經常做骨關節轉動，尤其是老年人更應該時常做運動。

★ 不要用冷水洗衣物及其他物品。

★ 在戶外工作的人應該做好保暖工作，避免骨關節直接暴露在冷風中。

痛風

■ 何時該去求醫？

★ 反覆發作的關節痛或持續疼痛數
　天，特別是疼痛伴有寒顫與發燒
　等現象。

★ 關節紅、腫、發燒。

★ 關節疼痛症狀反覆發作，自行護
　理無效。

■ 症狀

★ 突發的關節劇痛，一般位於大拇
　指或關節部，有時是膝關節。

★ 關節紅、腫、發燒。

★ 嚴重的病例會有寒顫和發燒。

★ 症狀常常突然發作且會反覆發
　作，但一般持續不超過1週。

■ 什麼原因造成的？

★ 原發性痛風比較常見，原因是體
　內先天性缺乏某些生物化學酶，
　使細胞核裡的一種叫做「普林」
　的物質代謝（酶化）紊亂，產生
　過多的尿酸。這些尿酸沈積在關
　節處，損壞關節，導致痛風性關
　節炎。

★ 繼發性痛風則多出於慢性腎病，
　尿酸不能經過腎臟排泄出體外，
　蓄積在體內，引起痛風。

★ 痛風也與外傷或手術、精神緊
　張、緊張狀態或對酒精和藥物反
　應不良，例如抗生素。

★ 痛風還與腎臟病、缺陷或鉛中毒
　有關。

● 自然療法 ●

飲食療法

1. 多吃高鉀食物，如香蕉、綠花椰
　菜、西芹等。鉀質可減少尿酸沈
　澱，有助將尿酸排出體外。

2. 多吃混合的碳水化合物，如燕麥

片、水果及綠色蔬菜。過於單純
的碳水化合物，如精製糖，可能
增加尿酸的生成引起通風，應當
避免。

3. 多攝取充足的鹼性食物，如海

帶、白菜、芹菜、黃瓜、蘋果、番茄等。

4. 少吃含中等普林的食物：貝殼食物、肉類（牛、羊、鴨、鵝、鴿）、魚類（鯉魚、鱸魚、帶魚）。

5. 戒吃高普林的食物：動物內臟（肝、腸、腎、腦）、海產（鮑魚、蟹、鮭魚、鱒魚、鱈魚）、黃豆食物、扁豆、菠菜、蘆筍、香菇、濃湯。

6. 戒吃高膽固醇的食物：動物內臟（肝、腎、腦）肥肉、魷魚、墨魚等。

7. 戒吃酸性食物，如咖啡、煎炸食物、高脂食物，因為酸鹼不平衡，會影響身體機能，加重肝腎負擔。

8. 冬瓜湯：取冬瓜300公克（不連皮），紅棗5、6顆，薑絲少許。先用油爆香薑絲，與冬瓜切片、紅棗放入鍋中，加水及適量的調味料煮成湯。

9. 飲用蘋果醋喝時加點蜂蜜，每天喝3次。

中藥草療法

1. 薏仁粥：取適量的薏仁和白米，兩者的比例約為3:1。薏仁先用水浸泡4～5個小時，白米浸泡30

 食物中的普林含量

不含普林或普林含量很少的食品：

★五穀類：大麥、小麥、大米、麵粉、通心粉、麵條、麵包、饅頭、蘇打餅乾、奶油小點心。

★蔬菜類：白菜、捲心菜、胡蘿蔔、芹菜、黃瓜、茄子、甘藍、萵苣、南瓜、葫瓜、番茄、白蘿蔔、芋頭、馬鈴薯、泡菜、鹹菜。

★水果類：各種新鮮水果、乾果。

★蛋、乳類：雞蛋、鴨蛋、皮蛋、鮮奶、煉乳、乳酪、優酪乳。

★飲料類：汽水、巧克力、麥乳精、果汁、茶、蜂蜜。

分鐘；把兩者混合，加水一起熬煮成粥。

2. 桑寄生5錢煲糖水食用，不要放雞蛋，可加蓮子。

3. 黃芪50公克；人參、附子、制半夏、羌活、白芍、仙靈脾、萆薢、當歸、棗仁、茯苓各9公克；防風、細辛、獨活、肉桂、炙甘草各6公克；川芎4.5公克。把所有藥材入水煎煮成茶，每天1劑，分3次喝。

生活療法

1. 嚴格戒酒。酒類，尤其是啤酒，以及菸、濃茶、咖啡等，都要嚴格限制。一旦血中酒精濃度高達200毫克／每百毫升，血中乳酸會隨著乙醇的氧化過程而增加，令腎臟的尿酸排泄受阻，使血中尿酸增加。

2. 做有氧運動，保持適當體重，使氣血暢通，尿酸積聚減少。

腳底按摩

腳底按摩有助於恢復腎和脾之間的平衡。這兩個器官與尿酸的產生有關，腳底按摩透過按摩足部中央部位，有助於使足部沈積的尿酸結晶分解。（參考p77，腳底反射區分布圖）

● 如何預防

★ 食用充足、純淨不含酒精的飲料，如果汁、藥茶或水，有助於稀釋尿液和促使尿酸持續排出，避免痛風。

★ 平時飯後可吃柑橘、蘋果，並多吃綠葉蔬菜，讓體內有足夠的維生素B和C。

★ 多喝水、多上廁所，不可忍尿。

★ 避免過度勞動、緊張、濕冷，穿鞋要舒適。

★ 保持適當的體重，並做適量的有氧運動，保持氣血暢通，則尿酸不會積聚。

骨質疏鬆症

■ 何時該去求醫？

★出現骨質疏鬆症狀，如背部或髖部疼痛、身高降低。

★進行性背痛或突發嚴重的背痛，可能是由骨質疏鬆引起的脊椎壓縮性骨折。

★牙齒的X光片表現頜骨骨質喪失，可能骨質疏鬆的早期信號。

■ 症狀

★骨骼脆弱，容易骨折，一般症狀不明確。

★背疼。

★牙齒脫落、體重減輕以及上脊柱後突。

★身高降低並伴有駝背姿態。

★脊椎、手（腳）腕和髖骨部位的骨折。

★頜骨的骨質流失。

■ 什麼原因造成的？

★正常的成年人，每年所有骨骼的6%～12%被更換，這個過程稱為骨骼的重建，一般在35歲左右，骨骼品質達到最巔峰後，骨頭中含的鈣開始流失，失去比恢復的速度快，因此發生了骨質減少並且骨頭開始變薄。

★骨質生成少，分解多，骨骼就會開始疏鬆。

★婦女停經後，荷爾蒙分泌明顯減少，特別容易發生骨質疏鬆。

★骨骼中的礦物質減少，骨質密度降低。

★與遺傳也有一定的關係。

★如果飲食不能提供足夠的鈣，血液中的鈣不能滿足心臟、神經和肌肉等的需要，破骨細胞就會從骨中釋放鈣，導致骨質疏鬆症。

★因癲癇或疾病引起的引起鈣質流失，甚至也有骨質流失。

★糖尿病、甲狀腺疾病和某些處方藥物也可導致骨質疏鬆症。

● 自然療法 ●

飲食療法

1. 吃大量富含鈣的食物，例如：脫脂牛奶、綠花椰菜、甘藍、魚、豆腐、芝麻籽、杏仁和寬葉綠色蔬菜。

2. 應該避免吃富含磷的食物，磷會加速骨質流失，紅肉、軟性飲料、含磷酸鹽的食物添加劑等，少吃為宜。

3. 在每天飯前取一湯匙蘋果醋，倒入一杯溫水中沖泡飲用。

4. 減少肉類食物的進食量，因為肉類會助長鈣的流失。

5. 多吃富含維生素A的食物，有助於促進骨蛋白的生成；多吃富含維生素C的食物，促進骨膠原生成，骨膠原對保護骨的結締組織強健很重要。

6. 多吃富含維生素D的食物，如多種魚油和添加維生素D的乳製品。蛋黃和堅果類也含有豐富的維生素D。

7. 多吃富含維生素K的食物，例如綠色葉菜。

生活療法

1. 提供兩種提升食物中的鈣含量的方法：

   ① 是在每天的食物和飲料中包括湯、燉食物和紅燒蔬菜燉肉中加入脫脂奶粉，每一茶匙奶粉等於在你的食物中加入約20毫克的鈣。

   ① 在燉骨頭湯之前，可先在水中加點醋，因為醋會將骨頭中的鈣分離出來，釋放在湯中。

2. 烹飪菜餚時，候注意少放鹽，鹽會增加尿液中鈣的流失，降低骨質密度。

3. 多做運動。

4. 如果精神壓力過大，會促使腎上腺素和其他激素的分泌增加，消耗骨骼中的鎂和其他礦物質，因此平時要學會放鬆。放鬆有多種方法，如工作中休息片刻、培養業餘愛好、寫日記、看喜劇、養寵物、祈禱或冥想、用加有香精油的溫水沐浴等。

● 如何預防

★ 多吃水果、蔬菜和豆製品。

★ 注意飲食，攝取各種保健所需的礦物質。

★ 食用含鈣高的食品和乳製品，例如：牛奶、乾酪、酸乳酪、芥藍菜、羽衣甘藍、綠花甘藍及其他深綠色葉菜、豆類、紅蘿蔔、杏仁及帶骨的魚。

★ 多吃含鋅豐富的食物，例如：堅果、種子、根菜等亦有幫助。

★ 多吃富含植物雄性荷爾蒙的食物，特別是豆腐和其它豆類製品。

★ 減少喝酒、吸菸。喝酒會加速骨中礦物質的流失。

★ 限制咖啡因的攝入，以免干擾身體吸收鈣。

★ 青少年、孕婦、哺乳的婦女、已停經的婦女以及老年人，每天至少需要1200毫克的鈣。

★ 多運動讓皮膚曬陽光。負重運動（如步行、慢跑和跳舞）對骨骼健康特別有益。

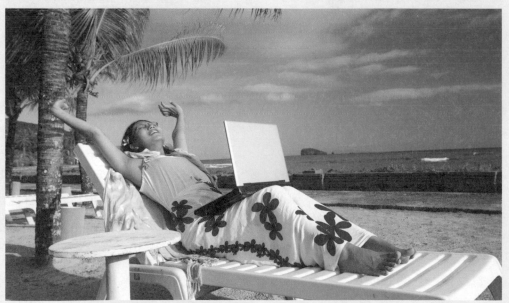

↑ 適當的曬太陽可增加維生素D，促進鈣質的吸收。

風濕熱

■ 何時該去求醫？

★出現疲乏、呼吸短促、關節紅痛等症狀，特別是兩個月內伴有咽喉痛，就有可能患有風濕熱需要檢查治療。

★鏈球菌感染的喉嚨痛痊癒後，出現不明原因的發炎性關節痛，表示感染可能已經擴散，需要進行治療。

★感到喉嚨痛並沒有其他感冒症狀，伴隨發燒高於38℃，懷疑可能患有鏈球菌感染喉嚨痛，需要接受治療。

■ 症狀

★發熱，多數伴有關節炎、心炎等，較少出現環形紅斑和皮下結節或舞蹈病。

★發病初期常伴隨發熱，但發燒的類型不規則，有面色蒼白、多汗、疲倦、腹痛等症狀。

★隨後常出現下述特徵性症狀，並有反覆發作的傾向：

1. **關節炎**：主要侵襲膝、踝、肩、肘、腕等大關節，局部出現紅、腫、熱、疼痛和功能障礙等。

2. **心炎**：小兒風濕熱以心臟炎發病者占40～50%，年齡愈小、心臟受害的機會愈多，以心肌炎及心內膜炎比較常見。輕者可能沒有明顯症狀，僅有心跳加快和輕度的心電圖變化，嚴重者可導致心臟衰竭。

3. **舞蹈病**：多見於女性患者，兒童多於成人。四肢和面部為主的不自主、無目的快速運動，肌肉乏力和情緒不穩，在興奮或注意力集中時加劇，入睡後即消失。

4. **皮膚損害**：

① 皮下結節：呈圓形、質硬、可活動而無壓痛，形狀有大、有小，主要分布於肘、腕、膝、踝等關節伸側的骨質隆起或肌腱附著處，常在發病數週後才出現，經2～4週自然消失；約有5～10%的

風濕熱病人會產生皮下結節，尤其是併發嚴重心炎的兒童病患。

② 環形紅斑、結節性或多形性紅斑：約有5%的風濕熱患者會出現紅斑，以環形紅斑最常見，多分布於軀幹和四肢屈側，呈環或半環形，如錢幣大小、色淡紅或暗紅，邊緣可輕度隆起，環內膚色正常。紅斑出現迅速，且常於數小時或1～2天內消失，不留痕跡，會反覆出現。

■ 什麼原因造成的？

★風濕熱是與鏈球菌感染有關的免疫性全身性疾病，其特徵是全身結締組織的發炎反應，主要侵襲心臟及關節，其次為皮膚、漿膜、血管及腦組織。

★風濕熱的急性期會出現結締組織滲出性發炎反應，基質水腫伴隨淋巴細胞和漿細胞浸潤，主要侵襲心臟、關節和皮膚。持續2～3週後進入增生期，出現本病特徵性的風濕性肉芽腫或風濕小體；病變主要局限於心肌和心內膜。此一時期的改變若繼續進展，會導致纖維組織增生、瓣膜增厚變形，引起二尖瓣和主動脈瓣的狹窄和閉鎖不全。

● 自然療法 ●

飲食療法

1. 平時攝取容易消化、富含蛋白質、糖類及維生素C的飲食。

2. 將100公克西瓜翠衣（乾淨的西瓜皮）去除外層硬皮，切成10公分長、5公分寬的小片。10粒紅櫻桃洗淨待用。取一小碗放入20毫升蜂蜜，注入清水攪成蜜汁。西瓜翠衣片擺在盤中，紅櫻桃點綴，淋入蜜汁即可。每日食兩次，連食數日。

3. 100公克西瓜去皮，切成10公分長、5公分寬的小片；50公克水梨去皮、籽後，切小片；1個橘子去皮。盤中先鋪放橘子，用西瓜、雪梨片圍邊，再淋上蜂蜜、

391

水調成的蜜汁。每天三餐飯後吃一次，連吃數日。

4. 將250公克西瓜去皮、籽，切成小丁，放入果汁機打成汁。少許白糖加水調成糖水，放入西瓜原汁調勻，再加上5粒櫻桃即可。每天喝1～2次，連喝數天。

中藥草療法

1. 取青風藤、生石膏、桑枝、黃耆各30公克；絲瓜絡15公克；知母、桃仁、紅花、蓽菝各10公克；威靈仙、獨活、烏藥、滑石各9公克。所有藥材一起入鍋加水熬煮，每天1劑，分2次服用。

2. 生地60公克，生石膏、忍冬藤、雞血藤各30公克；連翹、牛膝、威靈仙各15公克；知母、防風、秦艽、木通、桑枝各10公克；桂枝、草各6公克。先將生石膏與水在鍋中熬煮，滾沸後，加入其他藥材再熬煮成汁，每天1劑、分2次服。

生活療法

1. 急性風濕熱的急性期需要安靜休息，加強護理，如保暖、防寒、防潮濕等。

2. 為防止胃部膨脹，壓迫心臟，增加心臟負荷，可採取少量多餐。

3. 有充血性心力衰竭者，可適當地限制鹽及水分的攝入。

4. 腎上腺皮質激素的兒童病患也要適當限制鹽分攝取。

● 如何預防

★ 多運動、增強身體免疫力，尤其是孩童，要防範呼吸道感染。

★ 風濕熱好發於兒童和青少年，而且很容易發展為風濕性心瓣膜病，因此對有風濕熱家族病史的人，尤需提高警覺。

★ 改善工作和生活條件，居家應保持良好的通風狀態，避免寒冷和潮濕、防寒保暖，避免上呼吸道感染。

★ 積極治療急性上呼吸道感染，徹底治療上呼吸道慢性炎症，可大幅降低風濕熱的發生。

★ 若發生猩紅熱、急性扁桃體炎、咽炎、中耳炎和淋巴結炎等急性鏈球菌感染時，一定要及時治療。

網球肘

■ 何時該去求醫？

★ 肘關節腫脹。因為網球肘很少引起腫脹，所以可能有關節炎、痛風、感染或腫瘤等疾病。

★ 肘關節疼痛持續幾天，自行護理無效。

■ 症狀

★ 肘部痛，進而轉化成整個手臂疼痛。

★ 上臂外側肘部、屈曲的正下方，反覆疼痛；偶爾手臂疼痛向下放射到手腕部。

★ 上舉或屈曲胳膊時，甚至拿很輕的物體，如茶杯時，引起疼痛。

★ 難以完全伸直前臂（由於肌肉、肌腱或韌帶發炎）。

★ 患處有些腫脹，可摸到骨質的增生隆起，壓痛明顯。

★ 肘關節外側疼痛，並向前臂外側放射，手拿東西時有無力感，鎖螺絲或擰巾等，旋轉手臂，以及做拉、端、推等動作時，疼痛更劇烈。

★ 肘關節疼痛持續6～12週，不適的情況，可持續短至幾個禮拜，甚至長達數年。

■ 什麼原因造成的？

★「網球肘」是體育運動中最常見的一種肘關節損傷，大多發生在網球、羽毛球、乒乓球、擊劍、投擲、體操等選手身上中。

★ 又稱為棒球肘、手提箱肘或肱骨內上髁炎，是屈腕肌腱損傷引起的疼痛，疼痛從手肘延伸到手腕的前臂掌側。

★ 家庭主婦、磚瓦工、木工等長期反覆用力做肘部活動者，也容易罹患此病。

★ 突然過分伸展肘關節附近的肌腱，使其嵌入肱骨上踝。

★ 網球運動員罹患網球肘，多半是反手擊球時，姿勢不正確或球拍過重、過大，造成前臂肌肉緊張過度或肘關節發炎症。

★ 肌腱和肌肉筋膜的小撕裂，引發已癒合處再次產生網球肘。

★由於長期的不正常姿勢，讓附著於肘關節的肌腱和軟組織，發生部分性纖維撕裂或損傷，或因摩擦造成骨膜創傷，還會導致引起骨膜炎。

● 自然療法 ●

刮痧療法

1 病患坐著、肘關節自然屈曲，以拇指點按痛處；點按結束後，在局部做輕微揉法，點按手三里穴。用揉捏法在患處從腕部到肘部揉捏5～10遍，用推法在前臂從腕部推到肘部，使前臂屈肌群充分放鬆，並配以握拳內旋做伸肘運動。

2 疼痛的肘關節置於握拳內旋伸肘位，用揉捏法在腕部到肘部做揉捏、推法、掌按法各5～10遍，按壓結束後，做輕柔的揉法。在肘關節外側的壓痛點做捏刮法（用手指肚邊揉捏邊滑動）3～5次，結束後，再做3分鐘揉捏按摩，以緩解局部疼痛。

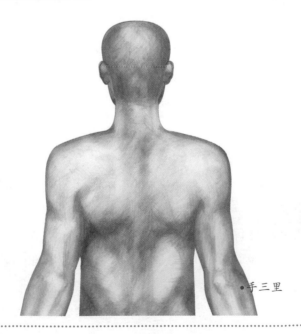

手三里

芳香療法

用尤加利精油和薰衣草精油按摩關節。

生活療法

1. 抬高上肢，減輕發炎。
2. 冷熱敷交替，或用山奈、花椒水敷，讓受傷部位血液循環良好，加速癒合。
3. 用勺子的凸面按摩肘部最疼痛的部位。
4. 網球肘發作時，請家人或朋友將疼痛的上臂部，往相反方向旋轉，保持姿勢90秒再放鬆。每天重複做數次，可改善輕至中度網球肘，慢性發作則無效。
5. 罹患復發性網球肘，在運動前可用溫水浸泡上臂30分鐘；在運動或工作後，將受傷關節浸泡於冰水中，但一次不能泡太久，避免凍傷。
6. 冰敷，建議每次進行15～30分鐘，每天做數次，每次間隔至少30分鐘，以避免凍傷。
7. 用熱水袋或熱毛巾進行熱敷，每天敷數次。

● 如何預防

★ 提取重物時，讓掌心面對身體再提。

★ 多做增加臂力練習的運動，防止前臂肌肉疲勞積累。

★ 慢慢增加手的負重：肘部豎起、手掌向下、反覆彎屈手腕，若覺得痛就停止。

★ 肘部出現疼痛時應立刻休息、否則病情會惡化。

★ 一開始做有壓力的活動時，先伸展相關肌肉；抓緊手指的頂端，慢慢用力向後拉向身體，讓上肢完全伸直和保持手掌朝外。

★ 在前臂肘下包彈性繃帶。如果這樣對你提重物有用，繼續使用。注意：彈性繃帶會影響血液循環，最好在網球肘消失時再使用。

扭傷與拉傷

■ 何時該去求醫？

★ 受傷部位畸形或無法正常活動。

★ 重複發生扭傷或拉傷，顯示外側韌帶已發生慢性鬆弛，必須就醫診斷。

★ 扭傷後，兩、三天內疼痛、腫脹、僵硬的狀況沒有改善。

★ 關節不能移動或支撐肢體重量，可能已有骨折。

★ 移動扭傷的關節時，感到一種劇烈疼痛。

★ 在損傷關節的骨頭之間好像不能正常排列，支撐關節的韌帶可能已嚴重撕裂，需要就醫診斷。

★ 損傷的肌肉完全不能運動，可能肌肉已完全斷裂，需要儘快就醫接受治療。

■ 症狀

★ 受傷部位疼痛、腫脹和青紫。

★ 疼痛、活動受限、關節畸形。

★ 關節快速腫脹，這種情形常發生於撞倒後。

★ 關節僵硬並難以移動。

★ 損傷部位銳痛，繼而僵硬、壓痛、有時會腫脹。

★ 局部紅腫熱痛，瘀血腫脹。

■ 什麼原因造成的？

★ 扭傷大多是關節損傷，拉傷則多為肌肉拉傷。拉傷常見於突然用力或運動，或在搬運重物時用力不當所造成。腳踝扭傷多半是因為路面崎嶇不平，致使腳踝突然扭曲而發生。

★ 受傷部位被突然拉扯或扭曲，導致伸展過度和組織撕裂，因而引起扭傷或拉傷。

★ 關節和肌肉突然移動或不適當的拉扯，都可能會導致扭傷或拉傷的發生。

★ 身體超重、不愛運動或身體情況差異等，也可導致扭傷或拉傷。

● 自然療法 ●

飲食療法

1. 可在食物中加入具有消炎作用的薑黃。

2. 食用鳳梨，因為果肉中含有鳳梨酶，能減輕發炎症狀。

3. 選擇高碳水化合物、低脂肪的高能量膳食，可增加肌肉力量、避免運動傷害。

4. 口服或外用維生素E，可防止肌肉損傷。鎂離子可保持肌肉彈性，防止損傷。

中藥草療法

1. 用聚合草或山金車（Arnica）軟膏敷在傷處，能促進痊癒。但若傷處同時併有皮膚受損的情形，就不能使用這種草藥。

2. 飲用印度草藥乳香沖泡的茶，或服用乳香補充劑，可以減輕發炎症狀。

3. 艾葉5錢、紅花1錢、當歸尾2錢、川芎2錢、海桐皮2錢，把所有藥材放入水中熬煮，水量不拘，趁熱時用毛巾或取蒸氣薰蒸患部。

4. 天南星2錢半、甘草2錢半、陳皮2半錢、厚樸2錢半、蒼朮5錢、大黃1兩5錢、白芷1兩5錢、黃柏1兩5錢、薑黃1兩5錢、天花2兩1錢，所有藥材一起研磨成粉末備用；使用時，將這味中藥粉末加酒、蜂蜜調成黏稠軟膏狀，用薄棉布或厚紙塗抹患部，厚度約0.3公分左右，再用紗布包紮，每隔6～10小時更換一次，消腫、消炎效果良好。

生活療法

1. 重度受傷的前3～4天採用冷敷治療，將冰袋或冷敷料包上毛巾，放在受傷部位冷敷，以減輕瘀血腫脹程度，也可減輕疼痛，但不可以將冰塊直接敷在患處，否則容易造成凍傷。冷敷一日數次，每次敷20分鐘後，休息10分鐘；至於平時，受傷部位要以彈性繃帶包紮。

2. 輕度扭傷後第3到4天，可以開始採用熱敷法，一天數次、每次熱敷30分鐘；熱敷可以改善患部的

血液循環、促進新陳代謝,把損壞的組織更新。若能持續熱敷,一段時間之後就可以看到很好的效果。

3. 扭傷後的急救,可以用護具或紙板協助穩定患部,並抬高受傷的手或腳,幫助血液回流,以減輕腫脹。

4. 可用彈性繃帶包紮,但不可以包得太緊,若肢體末端出現紫色或麻木感,表示包紮太緊,要放鬆一點。

5. 關節或肌肉受傷後,最好先休息四十八小時以上,再慢慢活動受傷部位。

6. 休息就是最好的治療,扭傷或者拉傷後,應該立刻停止受傷部位的運動,避免再度刺激傷處。

7. 切勿推拿,尤其受傷的關節或軟組織,已經受傷發炎腫脹,貿然推拿,可能加重組織損傷,造成所謂的「二度傷害」。

8. 可以進行輕微的按摩;在進行按摩或復健牽引前熱敷,可減緩肌肉疼痛。

● 如何預防

★ 預防扭傷和拉傷的最好方法是運動,至少每週3次,保持良好的身體狀態,讓肌肉韌帶、肌腱足夠強健和柔韌而不易受傷。

★ 運動前做10分鐘熱身運動,如原地跑步、跳躍,可提高體溫、減少肌肉損傷機會;運動之後,也要做緩解活動,即可以預防拉傷。

★ 走路時腳步穩當,運動也要穿上合腳的鞋子。

★ 加強相應部位的肌肉力量,適當限制關節的活動範圍。

★ 運動前,對易於受傷的部位,進行保護性固定,如包紮彈性繃帶等。

★ 透過練習掌握正確的用力方法;在第一次進行動作時,切記不要急於求成。

★ 做運動前先清除場地內的雜物,如暫時不用的球等,避免被絆倒而導致受傷。

肌肉痙攣

■ 何時該去求醫？

★ 肌肉痙攣持續超過1小時。

★ 經常遭受肌肉痙攣之苦。

★ 痙攣發生於胸部和上臂，懷疑有嚴重心臟病和腹部病症。

■ 症狀

★ 一塊肌肉、特別是腿部的肌肉，劇烈而突然發生痙攣性或緊張性的疼痛。

★ 有些病例中，可以見到肌肉在皮下變形或者抽動。

★ 上臂或大腿部的嚴重痙攣，開始前沒有任何預兆，有時可以影響到腹肌。

★ 肌肉痙攣，並且產生肌肉塊狀的硬塊。

★ 在有背部疾病期或月經期間，可能伴有持續的下腹部肌肉痙攣性疼痛。

■ 什麼原因造成的？

★ 寒冷刺激：肌肉受到低溫的影響，興奮性會增高，易發生強直性收縮；如游泳時受到冷水刺激、冬季戶外運動受到冷空氣刺激，肌肉都可以引起痙攣。

★ 電解質流失過多：電解質在人體內的濃度水準與神經肌肉的興奮性有關，運動中大量出汗，特別是長時間的劇烈運動或高溫季節運動時，使電解質從汗液中大量流失，肌肉的興奮性增高，容易發生肌肉痙攣。

★ 肌肉疲勞：身體疲勞會影響肌肉的正常生理功能，疲勞的肌肉比正常的肌肉硬，也就是張力大，運動時用力越多，越疲勞的肌肉就越容易發生痙攣。疲勞的肌肉往往造成血液循環和能量物質代謝改變，肌肉中會有大量的乳酸堆積，乳酸物質不斷地對肌肉的收縮起作用，致使痙攣產生。

★ 肌肉連續收縮過快：由於肌肉持續收縮用力，而放鬆時間太短，收縮與放鬆不能協調地進行，從而引起肌肉痙攣。

● 自然療法 ●

用大豆油10毫升、羅勒精油3滴、馬嬌蘭精油3滴、迷迭香精油2滴混合，塗抹、輕揉患處，可以減輕肌肉疼痛、痙攣，促進血液循環，減輕肌肉痙攣。

飲食療法

1. 飲食中注意補充維生素E，也可以增加鈣的攝取量，這些營養主要來源於牛奶、乳酪、綠色植物及魚類等。

2. 飲食中攝取高鈣及易消化的食品，如酸乳、綠色果菜汁（包括綠色豆類、海藻、甜菜、紅蘿蔔、紅葡萄）等。也要多攝取核果、種子、菠菜、甜菜葉、大豆、綠葉菜類、蛋、牛奶、乳酪等食物。

生活療法

1. 發生肌肉痙攣時，不要緊張，先檢查並確定是何處的肌肉產生痙攣，再來針對此處的肌肉做舒緩的處理。

2. 發生肌肉痙攣時，通常只要向相反的方向牽引痙攣的肌肉，使之拉長，一般疼痛都可以得到緩解。處理時要注意保暖，牽引用力要均勻，切忌暴力，以免造成肌肉的拉傷。

3. 腹部肌肉痙攣時，可做背部伸展運動以拉長腹肌，還可以進行腹部的熱敷及按摩。

4. 小腿肌肉痙攣時，可伸直膝關節、勾起腳尖，同時雙手握住腳趾、用力向上牽引即可。

5. 游泳中發生肌肉痙攣時，不可驚慌，可先吸一口氣，仰浮於水面，並立即求救。在水中自救的方法，是用沒抽筋的一側手握住抽筋的腳趾，用力向身體的方向拉，同時用抽筋一側的手掌按住抽筋腿的膝蓋上，幫助膝關節的伸直，待痙攣緩解後，再慢慢游回岸邊。

按摩療法

1. 採取坐姿，伸展腳趾向下，腳跟指向上方（朝向頭部），然後以

手施加輕柔的壓力擠壓腿部,慢慢地從發生痙攣部立的邊緣,開始向中心移動。

2. 對於頑固性痙攣,可以將痙攣的部位浸泡在熱水中,或同時進行伸展動作、按摩。

● 如何預防

★ 平時要加強身體訓練,提高身體的耐寒力和耐久力;冬天運動時,要注意保暖。

★ 運動前必須認真做好暖身活動,對容易發生抽筋的肌肉,可事先做適當按摩。

★ 夏季運動時,尤其是進行劇烈運動或長時間運動時,要注意電解質的補充和維生素B$_2$的攝入。

★ 每天喝6～8杯的水,如果從事運動,每隔15分鐘應該飲用1杯溫水,補充水分,以維持體內電解質平衡;如果以運動飲料替代,則以低糖飲料為宜。

★ 在較冷的環境中運動,如果沒有先做暖身活動或做得不夠充分,或沒有注意保暖,就容易在運動時發生肌肉痙攣。因此,要從事運動時,服裝不能穿得太少,要隨著運動的進行而逐漸減少衣服,但運動完畢後,要盡快穿上衣服保暖。

★ 游泳下水前,應先用冷水沖淋全身,使身體對寒冷有所適應;水溫低時,游泳時間不宜太長。

★ 運動過程中要學會肌肉放鬆的能力。

★ 老年人身體缺鈣,運動時也比較容易發生肌肉痙攣,因此,平日就要注意補充含鈣的食物。

頸肩痠痛

■ 何時該去求醫？
★頸部腺體腫大或者吞嚥困難。
★伴有頭痛、發燒、頭暈、虛弱或
　者畏光等症狀。
★傷後疼痛。
★頸部活動困難。
★四肢活動困難，有刺麻、氣促、
　胸痛、一條手臂或者雙臂刺痛。

■ 症狀
★前一天晚上還正常，早晨一起床
　就感到頸部僵硬、疼痛。
★劇烈頭痛向肩、臂放射，尤其在
　轉頭時加重。
★吞嚥食物時，頸前部疼痛，有時
　疼痛放射至下頜、耳下，並伴隨
　有些微發燒，頸部變紅、壓痛。
★頸部或者一側腫脹或者有腫塊，
　伴有疼痛。
★頸部僵硬進行性嚴重。
★頸部一側搏動疼痛，並且向臉
　頰、眼睛、耳部放射，在咀嚼、
　吞嚥或者頭轉動的時候加重。症
　狀可能激發於其他疾病，如喉嚨
　痛或者與偏頭痛有關。

★甲狀腺發炎，可能是感染或者自
　身的免疫系統異常所致。
★頸痛後出現嚴重頭痛，在頸前屈
　的時候加重，並伴有任何一種下
　述症狀：噁心、嘔吐、意識障
　礙、嗜睡、對光亮敏感。

■ 什麼原因造成的？
★肌肉痙攣收縮，失去彈性，關節
　無法正常活動所造成。
★長時間保持同一姿勢，如操作電
　腦、駕駛車輛、在生產線上持續
　作業等，導致肌肉越來越疲勞。
★頸肩部疼痛前24小時內有過劇烈
　運動，如突然煞車所導致，可能
　合併有頭暈、行走困難、嘔吐、
　肢體控制困難等症狀。
★關節炎使頸椎骨向外生長，擠壓
　附近的神經，壓迫肌肉和韌帶造
　成頸肩痠痛。
★心理壓力和情緒不安也會在生理
　上形成頸肩肌肉緊張。
★椎間盤突起、滑囊炎、脊椎疾病
　等疾病也會造成頸肩痠痛，這些
　病必須就醫治療。

● 自然療法 ●

中藥草療法

1. 用加有迷迭香或者薰衣草精油的
　 溫水浸浴，但懷孕的婦女忌用。

2. 可以用黃春菊、啤酒花、西番蓮
　 或纈草泡茶，在就寢前飲用。

瑜伽療法

1 將頭垂下，直至下巴碰到胸
　 口，然後緩緩抬頭。

2 肩膀保持平衡，先把頭擺向
　 一邊，然後擺到另一邊。

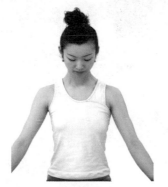

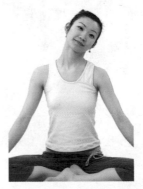

3 頭先向左轉，再慢慢右轉。

4 聳起肩膀，先向前轉動，再
　 往後轉動。

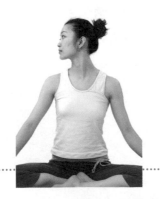

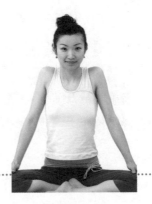

做這種指壓法的前提,是患處不紅腫,可以在按摩油中加幾滴有鬆弛作用的香精油,如薰衣草油或天竺油,進行按摩。孕婦不要做第一步。

1 按摩者站在患者背後,以手掌向下壓患者的肩膀,逐漸增加壓力。

2 一手抵住患者前額,另一隻手從顱骨底部開始,揉捏後頸肌肉,從上而下。

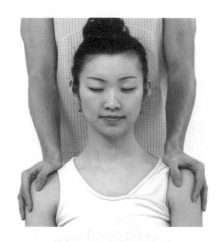

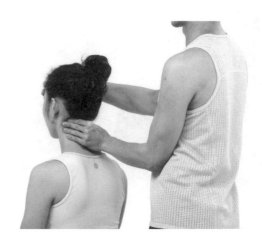

生活療法

1. 山金車可以用於新傷引起的疼痛和僵硬。患者可以服用片劑,也可以用軟膏局部塗敷在患處。

2. 感到肌肉痠疼、緊張時,最好在每天睡覺前泡個澡,令患處產生溫熱。

3. 避免長時間採用同一姿勢,中間可去洗手間,或沖杯茶水,或用手輕揉、輕叩患處。

4. 不要讓肩膀受涼,適當地舒緩壓力,做適當運動。

3 用拇指小心按壓顱骨底部與頸肌之間凹陷處，從上向下按壓，然後換手以同樣方法按壓另一側。

4 按摩者稍往後站，手臂伸直放在患者肩上，反覆按壓肩胛骨與脊柱之間的肌肉；根據患者的反應適當調整按壓力度。

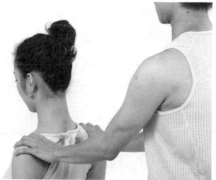

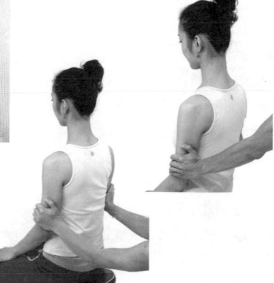

5 最後，雙手反覆快速的揉揑和摩擦肩膀到上臂的肌肉，使肌肉徹底放鬆。

● 如何預防

★ 時刻注意自己的站、坐、提舉重物及背東西的姿勢，防止頸肩肌肉受傷，如調整辦公椅的高度等。

★ 運動前要做準備活動和伸展活動，否則容易引起肌肉的疼痛和僵硬。

★ 運動後記得做整理活動，以放鬆拉緊的肌肉。

★ 頸肩部不適時，請醫生做頸肩部檢查，看是否是患了骨關節炎、胸膜炎等病症。

背痛

■ 何時該去求醫？

★疼痛突然發生或疼痛劇烈。

★肢體感到麻痹或無力。

★背痛幾天未癒或反而加劇。

■ 症狀

★從頸部至臀部，沿脊椎各部位，發生間斷性疼痛或僵直。

★頸部、上背部或下背部發生尖銳的局限性疼痛，尤其是提重物或從事用力的活動後。

★後背中間或下背部慢性疼痛，尤其是在長時間站立或坐姿後。

■ 什麼原因造成的？

★最主要的原因是不良的坐姿。在缺水、缺氧的環境中，維持單一姿勢時間過長，尤其是上半身前傾的「含胸（胸部內縮、間接使背部彎駝）」坐姿，在伏案工作者中最爲常見。

★身體生理機能退化也是引發腰痠背疼的殺手。隨著年齡增加，肌肉韌帶纖維化、鈣化，引發骨質增生、退化性關節炎、僵直性關節炎、脊髓管道狹窄、脊椎滑脫、脊椎側彎等。

★肌肉或韌帶拉傷、脊椎面關節受傷、肌肉痙攣、椎間盤錯位、坐骨神經關節炎、骨質疏鬆、脊椎狹窄症等，都會造成背痛。

★搬運重物，運動時不小心，提舉東西方法不正確，扭腰或轉身姿勢不正常，都會使腰背受傷。

★空調也是隱形殺手之一。辦公室、飛機、計程車都是長年使用空調、冷氣的封閉空間，極容易成爲寒濕性弊病孳生的溫床。

● 自然療法 ●

（飲食療法）

1. 蘋果葡萄柚果汁：蘋果半個去皮、去籽，切成適當大小，以果汁機打碎後，以紗布過濾，去渣

取汁；葡萄柚半個去皮、去籽、取出果肉，加檸檬汁1茶匙，放入果汁機打碎，以紗布過濾，去渣取汁；將蘋果汁與葡萄柚汁混合，可以經常飲用。

2. 紅豆黑糖牛奶：將1小茶匙黑砂糖碾碎，再將牛奶200毫升、熟紅豆3大茶匙同黑砂糖一起放入果汁機打碎即可，每天飲用。

3. 蘋果青紫蘇果汁：蘋果半個去皮、去籽，切成適當大小；葡萄柚半個去皮、去籽；20公克薑切薄片，用30片青紫蘇葉包起來。將所有材料放入果汁機打碎，濾渣取汁飲用，對神經性的肩膀痠疼最有療效，尤其青紫蘇葉可抑制神經性的焦躁不安及失眠等症狀，對改善肩膀痠疼、腰疼、神經疼等，都有良好的功效。

4. 蘋果花椰菜果菜汁：1個蘋果去皮、去籽，切成適當大小；6個金桔去皮、去籽；50公克花椰菜、50公克油菜洗淨、切成適當大小。將所有材料放入果汁機，榨出鮮果汁飲用。常喝可有效解除因精神上壓力或失眠等因素造成的肩痠背疼。

中藥材療法

1. 取杜仲茶12公克，每天加水煮沸飲用。杜仲具有補血與強壯筋骨的作用，對於經常久坐所產生的腰痠背痛，有很好的輔助治療作用；男女都可以喝，不過，女性最好在生理期的末期飲用。

2. 金劍草、皇拔子根、大疔廣等3種藥草，先以6碗水熬成3碗藥汁，再以少許瘦肉和一碗米酒，在電鍋的外鍋裝2杯半的水，慢慢燉好即可服用。

按摩療法

自療保健法加強按摩部位：外肋骨、腰椎、骶椎骨、尾椎、髖關節、外尾骨、內尾骨、股關節。

1. 外肋骨：腳背第三、四趾往後腳跟延伸，快到足踝關節前方，有一凸起肉球狀，按下去有一條直溝即是外肋骨反射區。按摩時，扣住微凸的肉球，定點扣按。

2. 腰椎：在雙腳內側大拇趾往下延伸有一長條形骨頭，前面骨頭有圓弧度彎曲，是胸椎反射區；再往下，會有一根較直骨頭，即為腰椎反射區。按摩方向是由上往

腳後跟推。

3. 骶椎骨（薦椎）：在腰椎反射區的下方，稍微彎曲的骨頭即爲骶椎反射區。按摩方向是由上往腳後跟方向推拿。

4. 尾椎：在雙腳內側大拇趾往下延伸，有一長條形骨頭末端，在踝關節下方是尾椎反射區。按摩方法是定點揉按。

5. 髖關節：在雙腳外側踝關節凸出半圓形下方，用手觸摸時有一半圓形浮起的筋。按摩方向是從腳外側踝關節上方，推向後腳筋的地方。

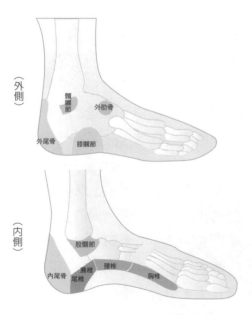

↑ 腳內外側反射圖。

6. 外尾骨：在雙腳外側，腳後根L形骨緣上方。按摩方向是順L形腳跟外側推到腳後筋的方向。

7. 內尾骨：在雙腳內側，腳後根L形骨緣上方。按摩方向是順L形腳跟內側推到腳後腳筋的方向。

8. 股關節：在雙腳內側踝關節凸出半圓形下方，用手觸摸時有一半圓形浮起的筋。按摩方向是從腳內側踝關節上方，推向後腳筋的地方。

瑜伽療法

1. 仰臥在地板上，頸下墊一個枕頭或者毛巾。屈膝，稍微抬起髖部，將背部緊貼地面。雙手抱住一邊膝蓋，輕輕壓近胸部，保持10秒鐘，然後把腳放回原來的位置。另一條腿重複做這一動作，兩腿輪流做10次。

2. 仰臥在地板上，頸下墊一個枕頭或者毛巾。屈膝，稍微抬起髖部，將背部緊貼地面。雙手抱住一邊膝蓋，輕輕壓近胸部，保持10秒鐘，然後把腳放回原來的位置。另一條腿重複做這一動作，兩腿輪流做10次。

3. 一邊吸氣，一邊將雙臂伸直移到前面，然後慢慢呼氣將雙手放回腹上，穩定的往下壓。重複做5～6次。

4. 仰臥在地板上，屈膝、雙手抱住膝彎，讓大腿靠近腹部。微彎背部，將身體重量放在下背部，然後向左右兩邊滾動，重複數次。

5. 仰臥在地板上，雙掌平貼地板，放在肩下。

6. 用背部肌肉的力量，把頭和肩膀舒適地抬起，手臂不要用力；重複做5次。

● 如何預防

★ 無論站立、坐、工作和睡眠時都應該保持正確良好的姿勢，一般來說要使頸、腰、背部盡量保持平直與均勻受力。

★ 不要使頸、腰、背部過度勞累，在做長時間的閱讀、打字、書寫和編織期間，要不時稍做停歇，並活動一下這些部位。

★ 不要斜倚在床上閱讀和俯睡，因長時間屈撐腰部和扭轉頸部，容易導致頸腰背痛。

★ 身體過胖有可能成為腰背痛的誘因，有必要保持理想的體重。

★ 適當的鍛鍊（如游泳）可增強腰、背部肌肉，預防腰痠背痛。

★ 各種運動前應做熱身，以減少頸、腰、背部受傷的機會。

★ 搬動重物的時候，不要直接彎腰，必須先蹲下，背部呈垂直狀態抱起重物，再垂直站起來，也就是用腿做為重物的支撐，而不是背部。或使用非固定性的背部支架，支撐、避免背部扭傷。

疲勞

■ 何時該去求醫？

★ 沒有原因的無力、無精神，持續超過2週。

★ 伴隨肌肉痠痛、疼痛、噁心、發燒、憂鬱或情緒急速變化。

■ 症狀

★ 最近出現虛弱、疲弱、疲乏感。

★ 睡眠障礙（失眠或失眠過度）。

★ 持續些微發燒。

★ 肌肉痠痛虛弱。

★ 不是由運動引起，休息後也不能減緩。

★ 淋巴結腫脹、壓痛。

★ 喉嚨反覆疼痛。

★ 健忘、意識模糊，怎麼樣都無法集中注意力。

★ 頭痛。

★ 運動後持續不適。

★ 症狀持續6個月，導致運動量明顯減少。

■ 什麼原因造成的？

★ 通常，引起長期疲勞的原因不止一種，應該找出相應的原因，採取對應治療。

★ 主要的原因是工作過度和焦慮。

★ 其他原因有：緊張、抑鬱、飲食異常、肥胖、感染、營養不良、貧血、甲狀腺功能減退，以及某些藥物的副作用等。

● 自然療法 ●

芳香療法

1. 在覺得疲勞時，將幾滴迷迭香油滴在手帕上，嗅聞其香味。但懷孕不足20週的孕婦不可使用。

2. 迷迭香、薰衣草及玫瑰花瓣各200公克。將所有材料包裹在小紗布包中，放置於浴缸內，再將3～4公升的水煮沸後倒入浴缸，待香味浸泡出味，再加水調節水溫後，即可泡浴。

3. 在 1 湯匙甜杏仁油或葡萄子油內，加入3滴薰衣草油和伊蘭油、2滴羅馬春黃菊油調和成按摩油，按摩臉部、腳、腿、腹部、手和手臂。

飲食療法

1. 一湯匙新鮮的迷迭香加進一瓶橄欖油中混合，用這種香油來烹調食物或拌沙拉，可以消除疲勞。

2. 選擇富含蛋白質的食物或者富含碳水化合物的食物（如全麥餅乾或者蘋果）。

3. 避免吃白麵粉和糖做成的食物（如甜點蛋糕）。

4. 避免喝酒和含咖啡因的飲料。

5. 空腹吃香蕉每天空腹吃香蕉2～3個，可補充鎂元素，不僅能使人消除緊張和疲倦。

中藥草療法

1. 睡覺之前可以選擇喝貓薄荷、春黃菊、蛇麻子、檸檬薄荷或酸橙花泡的茶。

2. 菊花茶：每次用5～6朵菊花，以熱水沖泡成茶，加一點蜂蜜，在午餐後喝一杯，連續喝三個月。

3. 工作疲勞時，可以喝人參的片劑、酊劑或者檸檬茶，起到很好的提神作用。

穴道療法

1 足三里：兩腿各按壓5～10次。

2 厲兌與隱白：兩個穴道都用手拇指與食指夾住腳趾二側，用力按壓搓揉1～3分鐘。

5 湧泉：用拳頭有節奏的敲打1～3分鐘。

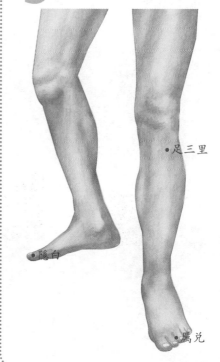

• 足三里

• 隱白

• 厲兌

1. 洗一個熱水澡，可以減輕緊張帶來的疲勞。

2. 冷水澡或者游泳可以恢復活力。

3. 冷熱水交替淋浴或者浸浴，有很好的提神效果。

1 雙足合攏、吸氣並將雙臂從體側垂直上舉，在頭頂匯合。堅持20秒鐘同時深呼吸，然後呼氣並雙臂下垂，每天做1～2次。

2 吸氣並將兩手緊握置於頭頂，呼氣並向左邊牽拉，將左髖部突出。深呼吸，將肩及髖部保持同一姿勢，吸氣後向中心還原。做完換右邊，重複同一動作，每天做1～2次。

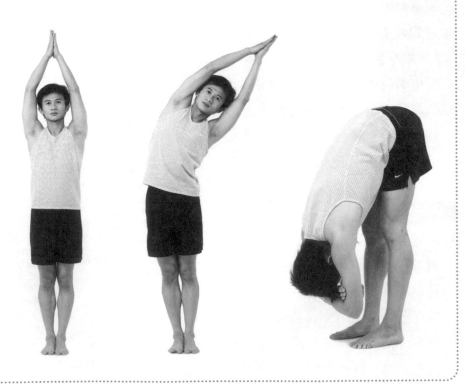

刮痧療法

1 採用俯伏坐位，刮督脈的大椎穴區帶。

2 從腦後的風池穴區帶，斜刮至肩部之肩井穴區帶。

3 可加刮天柱穴區帶。

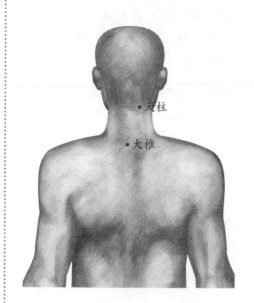

• 天柱

• 大椎

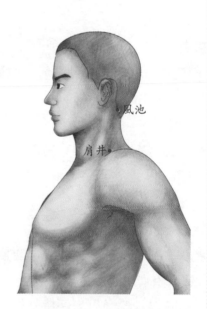

• 風池

肩井 •

● 如何預防

★ 充足的睡眠（一般人至少需要7小時）。

★ 頭腦時刻保持清新狀態。

★ 隨時隨地進行全身活動。

★ 吃營養均衡和新鮮的食物。

★ 正確處理緊張與壓力。

手腳冰冷

■ 何時該去求醫？

★ 常常發生或突然發生手腳發冷。

★ 手腳冰冷並有疼痛現象。

★ 經過自行護理無效。

■ 症狀

★ 無論氣溫高低，手腳總是冰冷。

★ 手腳冰冷並且發紅，血液流通不順暢。

★ 手腳發冷，而且伴有輕重不同的疼痛。

■ 什麼原因造成的？

★ 寒冷的時候，末梢血管可能變得狹窄，妨礙血液流到四肢，因為這時候身體必須先保持其他重要部位的溫暖。

★ 手腳需要的氧和養分供應不足的時候，手腳就會發冷。

★ 四肢發冷也可能是月經前的激素波動引起的。

★ 經常節食，或者因飲食異常而營養不足，也是造成手腳冰冷的原因之一。

★ 在感染的潛伏期，也會有四肢冰冷的情形。

★ 四肢冰冷的其他原因，包括：雷諾氏症、慢性支氣管炎和動脈疾病所引起的循環問題。

★ 長期的血液循環不良也會引起手腳冰冷。

★ 潛在的健康問題也可能導致四肢冰冷。

● 自然療法 ●━━━━━━━━━━━●

(芳香療法)

　　將迷迭香和黑胡椒油各三滴，和一湯匙溫暖的橄欖油或杏仁油混合，用手按摩手掌、手臂、足部、和小腿。懷孕未滿20週的孕婦不可使用迷迭香油。

1. 在食物和飲料中加些熱性香料，如薑、芥末、辣椒等。

2. 每天吃3瓣新鮮大蒜，也可服用蒜素片或膠囊。

按摩療法

1 按壓湧泉穴。用拇指腹由下往上推，或順時針旋轉，會有痠麻感。每天早晚、左右腳各按1～3分鐘。

2 按壓勞宮穴。用拇指指尖、指腹按住穴位，會有痠麻感。每天早晚、左右手各按1～3分鐘。

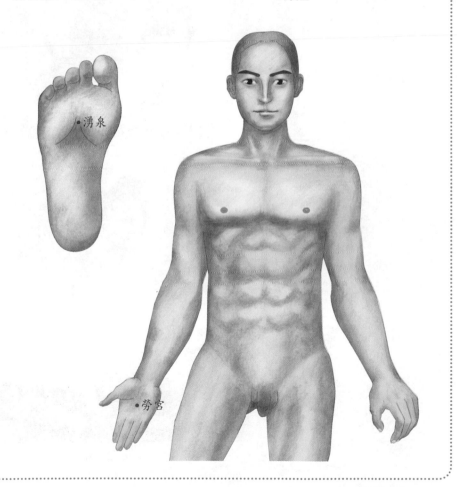

1　正坐，兩腿合併伸直。

2　兩腿分開，將腳跟往內
　　收，盡量貼近身體。

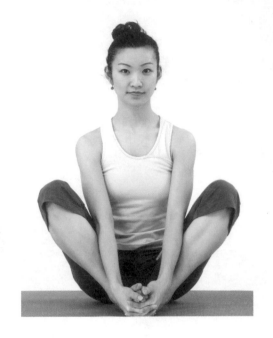

3　雙手抓住兩腳，兩腿上下
　　拍打地板，如蝴蝶展翅，
　　輕拍雙翼；動作中保持自
　　然呼吸。

4　也可用雙手下壓膝蓋，輔
　　助雙腿拍打地板。

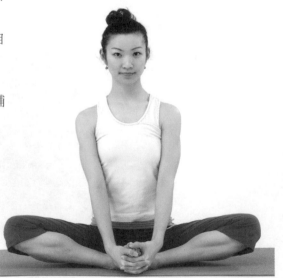

中藥草療法

1. 用含有金盞花或辣椒軟膏來塗抹凍瘡，但皮膚上若有傷口，不可以使用。

2. 在盆中加入1湯匙乾百里香、馬鬱蘭、迷迭香，或用2湯匙新鮮草藥；也可以使用2茶匙薑粉或黑胡椒粉或1湯匙芥末粉，把雙腳泡入，直到腳部感到溫暖為止。

3. 每天服用銀杏，這是一種促進血液循環的傳統藥物。

4. 用仙楂泡茶，或者用仙楂加上生薑、肉桂、花椒粉或當歸一起泡成藥茶，每天喝兩杯。

生活療法

1. 注意保暖：多穿幾層薄衣服來禦寒，比只穿一件厚衣服效果好，因為這樣可以更有效的保持體溫。不讓衣服有縫隙，以免冷風進入，特別是頸部，手腕、腳踝等部位；穿厚底的鞋子，並在靴子裡面加上保溫鞋墊，出外的時候帶上保暖手套。

2. 平時多做運動，經常揉搓手腳，促進血液循環。

3. 出門前先促進血液循環，給手腳進行冷熱敷：先熱敷3分鐘，然後冷敷1分鐘；重複數次，最後以冷敷結束，迅速將手腳擦乾。

● 如何預防

★ 寒冷時要注意保暖。

★ 不要吸菸，或減少吸菸數量。

★ 每天大約做20分鐘運動，以提高心跳率。

★ 按時吃營養豐富的食物，給身體提供足夠養分，提升新陳代謝率，以產生熱量；養成少量多餐的習慣，它比大吃一、兩餐對身體更有益。

★ 不要吃太油膩的食物，否則會使血液在餐後幾小時從四肢流向胃部和腸子。

★ 經常做增氧運動，提高心、肺及血管的功能，促進手腳的血液循環。

中暑

■ 何時該去求醫？

★嚴重中暑，出現大汗不止、面色蒼白、神志不清、四肢抽搐等等症狀。

★自行休息調養後，中暑症狀不見消退。

■ 症狀

★發熱、乏力、皮膚灼熱、頭暈、噁心、嘔吐、胸悶。

★煩躁不安、脈搏細速、血壓下降等。

★重症病例會有頭痛劇烈、昏厥、昏迷、痙攣等症狀。中暑最開始可表現為頭痛、頭暈、噁心、嘔吐、眼花、疲倦、出汗等症狀；繼續發展下去，病人可有發燒、呼吸和脈搏加快、面色發紅、不出汗、胸悶、神志不清，甚至暈倒、意識喪失；也有些病人會出現大汗不止、臉色蒼白、四肢抽搐等症狀。

■ 什麼原因造成的？

★在悶熱的房間裡出現的中暑。病人會感覺到頭痛、頭暈、口渴，然後體溫迅速升高、脈搏加快、面部發紅，甚至昏迷。

★在烈日下活動或停留時間過長，直接在烈日的曝曬下，強烈的日光穿透頭部皮膚及顱骨引起腦細胞受損，就會造成腦組織的充血、水腫。由於受到傷害的主要是頭部，所以最開始只有頭部溫度增加，高的時候可以達到39℃以上，然後有劇烈頭痛、噁心嘔吐、煩躁不安，繼而可出現昏迷及抽搐，但體溫不一定升高。

★在高溫環境中，身體會大量出汗，失去大量鹽分，使血液中的鈉含量過低，會引起腿部甚至四肢及全身肌肉痙攣。

● 自然療法 ●

飲食療法

1. 綠豆粥：綠豆味甘性寒，具有清熱解毒、止渴消暑、利尿潤膚的功效。白米與綠豆共煮，袪暑消煩、生津止渴及解毒效果更好。

2. 銀花粥：銀花性味甘寒、氣味清香。用銀花30公克以水煎後，取出濃汁約150毫升，加入白米50公克、水300毫升煮成稀粥，分早、晚兩次溫服，可預防治療中暑。風熱患者、頭痛目赤、咽喉腫痛、高血壓、冠心病患者最宜食用。

3. 薄荷粥：先取新鮮薄荷30公克，或乾薄荷15公克，煎湯取汁備用。再取100公克米煮成粥，等粥快熟時，加入薄荷湯汁及適量冰糖，再煮沸一會兒即可離火。此粥具有清熱解暑、疏風散熱、清利咽喉的功效。

4. 蓮子粥：蓮子有清心除煩、健脾止瀉的作用。用蓮子、白米一起煮成蓮子粥，對夏熱心煩不眠有治療作用。

5. 荷葉粥：取新鮮荷葉一片，洗淨切碎，放入紗布袋中，以水煎出濃汁150毫升；白米100公克，加入荷葉湯汁、適量冰糖、水500毫升，煮成稀粥，每天早、晚吃一次。與白米、冰糖煮粥香甜爽口，是極好的清熱解暑良藥。

6. 藿香粥：藿香15公克（新鮮的藿香要加倍）、水180毫升，一起煎煮2～3分鐘，過濾去渣；白米50公克淘淨、熬粥，米快熟時，加入藿香汁再煮2～3分鐘即可，每日溫食3次。

7. 西瓜翠衣飲：稱西瓜翠衣（西瓜鮮外皮）200公克，洗淨切碎，加水適量煎煮15分鐘，放涼後過濾、去渣取汁，再加入適量白糖變作清涼飲品，有清暑熱、利小便的作用。

8. 將3～5瓣大蒜搗碎，加入適量開水、攪勻，待稍微降溫後，即可服用。

中藥草療法

1. 黃荊葉、夏枯草、淡竹葉、魚腥草、薄荷、菖蒲各10公克，以水煎成汁服用。

2. 酸梅湯：烏梅50公克、桂花5公克、水1000～1500毫升。將烏梅浸泡半小時，煎煮15分鐘後，放

入桂花再煮沸1～3分鐘，即可關火起鍋；過濾取汁後，加入適量白糖和少許食鹽，待涼後飲用，有清暑開胃、生津止渴的作用。

3. 雙花茶：金銀花（又名雙花）10

公克與綠茶3～5公克，以開水浸泡，茶汁有清熱解毒、消暑止渴的作用，可防治痢疾、痱毒等。

4. 菊花茶：白菊花10公克，用開水浸泡後，加入適量冰糖，有清熱

刮痧療法

1 採坐姿或俯臥，刮風府、啞門、大椎之縱向穴區帶。

2 刮背部脊椎兩旁的太陽膀胱經穴區。

3 刮手部曲澤、內關穴區。

4 刮足部委中穴區，並點揉湧泉、百會。

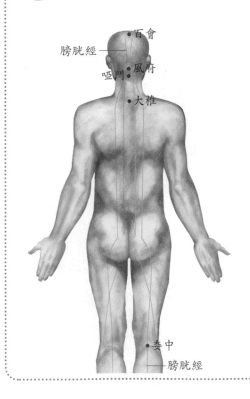

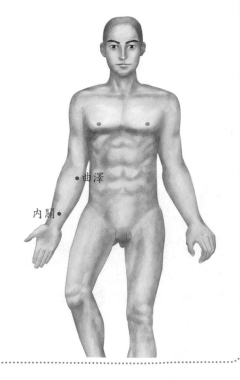

明目、消暑止渴的作用，特別適合於高血壓患者在夏季飲用。

5. 薄荷涼茶：鮮薄荷葉10公克、綠茶3～5公克，以開水浸泡後，加入適量白糖，待涼後飲用，有清涼止渴、祛風利咽的作用，適用於夏季外感風熱較輕者。

生活療法

1. 讓患者躺下或者坐下，並抬高下肢，幫助患者降溫。

2. 給患者降溫。應該儘快將患者移至清涼的地方；用涼的濕毛巾冷敷前額和身體；或者用濕的毛巾、被單等將患者包起來。

✚ 中暑急救法

★ 把患者移到清涼的地方。

★ 讓患者躺下或者坐下，並抬高下肢。

★ 給患者降溫（可脫去患者一些衣物，用濕毛巾或冰擦身，搧涼等，但也要注意患者體溫變化，不要讓患者過冷，導致其他疾病）。

★ 若患者清醒，可以給他喝一些清水，但不要給熱飲或刺激的飲料，如咖啡等。

★ 如果患者病情沒有改善，請撥打急救電話，送往醫院診治。

● 如何預防

★ 要注意通風，尤其在烈日下工作時最好戴帽子，避免讓頭部直接曝曬太陽下。

★ 多喝水，隨身備用清涼飲料，如綠豆湯、涼茶、荷葉水等，以及防暑的藥品：清涼油、仁丹等。

★ 戶外工作時，適當的時候應避到蔭涼通風處休息。

★ 在飢餓的下，避免在高溫環境中長時間工作，平時的飲食也宜清淡。

★ 一旦出現中暑的症狀，要立即到蔭涼處休息，並服用防暑的藥品和清涼飲料。

打嗝

■ 何時該去求醫？

★ 打嗝持續一天以上。長時間的打嗝可能是由於嗝神經元受刺激，或罹患肺炎、食管炎、胰腺疾病、酒精中毒，或是肝炎造成嗝肌受刺激所導致。

★ 上腹部手術後，出現打嗝、發燒，可能導致食欲下降、橫膈下膿瘍或肝膿瘍。

★ 打嗝越來越頻密。

★ 伴有呼吸困難、胸痛或頭昏眼花等現象。

■ 症狀

★ 打嗝持續的時間短，多於飽食或大量飲酒後出現。

★ 打嗝常伴隨有腹部脹氣等不舒服現象。

★ 連續不斷的打嗝，憋氣。

■ 什麼原因造成的？

★ 嗝肌反覆、不由自主地收縮，引起氣體突然沖入肺臟，同時聲門關閉，發出聲音。

★ 常常是由於吃得過飽所引起。

★ 也有外界物質生化、物理刺激引起。例如，進入胃內的空氣過多而自口腔溢出、精神神經因素（如迷走神經興奮、幽門痙攣）、飲食習慣不良（如進食、飲水過急）、吞咽動作過多（如口涎過多或過少時）等。

★ 胃、食管功能或器質性改變，如胃腸神經官能症、胃腸道慢性疾病，引起胃蠕動減弱也可引起打嗝，而且發病率頻繁、治療時不易改善。

● 自然療法 ●

(飲食療法)

1. 取白糖50～100公克，分2～4次放入口中含化，半小時內禁止攝入其他食物、水；但這項方法，

對糖尿病及糖耐量異常者，要謹慎使用。

2. 吮吸檸檬片，或吞咽1湯匙醋。

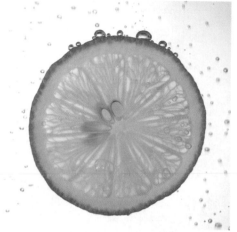

↑ 檸檬片。

3. 柿蒂（指新鮮柿子或柿餅的蒂）20粒，煎水成100毫升的濃汁，分兩次口服，一次50毫升。也可酌情加入韭菜籽一起煎。

4. 喝開水，特別是喝稍熱的開水，喝一大口，分次咽下。

5. 將生韭菜洗淨，用果汁機搾出菜汁後飲服。

中藥草療法

1. 薄荷有放鬆和抑制消化道痙攣的功效，有助於減輕因吃的太飽而引起的打嗝。在每餐之後喝一杯薄荷茶。

2. 取丁香、沈香、吳茱各15公克，研磨成細末，加入生薑汁、蔥汁各5毫升，調成糊狀。將適量藥糊敷於肚臍上，用紗布固定位置。每日換一次，直至打嗝停止為止。

生活療法

1. 喝水彎腰法：喝幾口溫開水，慢慢咽下，並做彎腰90度的動作10～15次。因胃部離膈肌較近，可從內部溫暖膈肌；彎腰時，內臟對膈肌有按摩作用，可緩解膈肌痙攣，達到止嗝目的。

2. 用棉花棒刺激口腔頂部硬齶與軟齶的交界部位。

3. 感到要出現打嗝時，可憋氣並進行吞嚥；重複2～3次，直到打嗝停止。

4. 將一個棕色紙袋罩在嘴上，用力快速地呼吸至少10次；要確保嘴周圍封閉嚴密，沒有空氣進入。

5. 將20～30公克生薑洗淨，放入口中咀嚼，10分鐘後吞服，適用於受涼引起的打嗝。

6. 先深吸一口氣，然後憋住，盡量憋長一些時間，然後呼出，反覆

進行幾次。

7. 如果小孩出現打嗝，讓他屏住呼
吸不發笑，同時輕輕地搔他的胳
肢窩。

1 用雙手壓迫法終止打嗝：將手掌放
在雙眼上，手掌根位於顴骨部位，
輕柔地按摩眼眶周圍1分鐘。方法是
向內及向手掌方向按壓拇指下放的
區域。

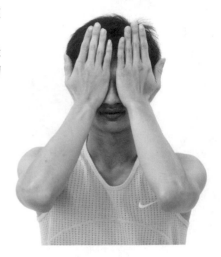

2 手掌按壓後，用指尖對素髎穴進行
連接快速的輕壓。素髎穴位於鼻
尖，運用手掌及手指壓迫法，可以
終止打嗝。

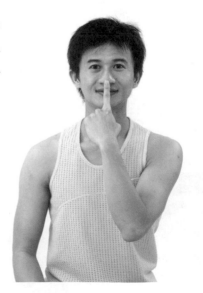

✚ 嬰兒打嗝

★ 嬰兒打嗝，特別在春季停暖氣時是比較常見的，主要是嬰兒受寒冷刺激後，膈肌痙攣引起連續不斷打飽嗝。

★ 嬰兒打嗝的原因有幾個方面：

1. 剛剛出生的嬰兒一般腹壁比較薄，對冷熱的適應能力差。

2. 出為人母的家長，看到小嬰兒四肢柔嫩，不敢動不敢碰，餵奶、洗澡、換尿布等嬰兒各種日常活動的動作，都比較謹慎且較慢，使得寶寶在外界環境中暴露時間過長，導致嬰兒受涼。

3. 用奶瓶餵奶時，每次餵奶時間較長，最後入口的牛奶已經變涼了，造成嬰兒腸胃冷熱失調。

4. 餵母乳時，因嬰兒吃奶較急，奶和空氣共同吞咽，吞咽過多的涼空氣可刺激膈肌痙攣，導致連續不斷地打飽隔。

★ 護理方法：

1. 首先，找出引起打嗝的原因，從而去除誘因。

2. 在嬰兒護理中要預先做好準備，動作既要快、又要輕柔。

3. 餵奶時間不宜過長，餵奶後要抱起嬰兒輕拍後背，使其吞咽的空氣能排出來。

4. 要避免刺激膈肌痙攣從而減少打嗝。

● 如何預防

★ 盡量避免腹部受涼。

★ 飲食要有規律，不能暴飲暴食。

★ 在秋冬季，飯前應先喝幾口溫開水。

★ 不要吃得過冷或過熱；吃飯時細嚼慢嚥，避免邊說邊吃；進餐時保持愉快而平和的心情。

戒菸

■ 何時該去求醫？
★ 有菸癮者開始關心健康。

★ 想戒菸、需要醫生提供尼古丁的
輔助藥及給予建議，或是實施其
他療程，可以幫助癮君子度過這
段時期。

■ 症狀
★ 頭痛、噁心、便秘、或腹瀉，心
律和血壓下降。

★ 疲勞、嗜睡或失眠、暴躁、精神
難以集中。

★ 焦慮、憂鬱、易飢多食、嗜食甜
食、吸菸成癮。

■ 什麼原因造成的？
★ 治療戒菸的症狀，是要移除身體
已依賴的物質時，所產生的身體
反應。

★ 吸菸已經對自己的身體極其周圍
的人群：親人、朋友、同事等造
成不同程度的危害，自發的或者
環境被迫需要戒菸，免除吸菸的
危害。

● 自然療法 ●────────────────●

飲食療法

1. 食用含豐富硒的食物：吸菸會導
致人體血液中的硒元素含量偏
低，但硒又是預防癌症所不可缺
少的一種微量元素，因此吸菸者
應該常常補充含硒的食物，如動
物肝臟、海藻、蝦、豆類等；其
次是蘑菇、香菇、小米、銀耳、
大蒜、金針、芝麻、穀物、小

麥、玉米等。

2. 補充維生素：抽菸會使身體中所
儲備的抗氧化素、維生素快速消
耗，氧化物質快速增加，如果不
能及時補充維生素，就會造成過
氧化作用。所以抽菸的人，平時
應該多吃蔬菜水果，尤其是富含
抗氧化維生素生的紅蘿蔔和小黃
瓜，少吃肉類，在人體內製造鹼

性的生理環境。

3. 適量補充維生素B、鈣質和鎂，可以幫助緩解壓力，減輕戒菸過程焦慮和失眠。

4. 飲用大量茶水：香菸燃燒時產生的大量氣體中，含有一些不好的化學成分，可以導致動脈內膜增厚、胃酸分泌量顯著減少及血糖增高等。茶葉中含有茶多酚、咖啡鹼、維生素C等多種成分，能分解這些不良物質；茶葉的利尿作用，也能減少毒物在體內的停留時間。

5. 吃降低膽固醇的食物：吸菸會使血管中的膽固醇及脂肪沈積量加大，大腦供血量減少，容易導致腦細胞萎縮，加速大腦老化等。多攝取牛肉、魚類、豆製品及一些高纖維性食物，如辣椒粉、肉桂及水果和蔬菜等的皮殼，就能降低膽固醇。

6. 吃鹼性食物：當人的體液呈現鹼性時，可以減少對尼古丁的吸收。多吃水果、蔬菜、大豆等鹼性食物，可以幫助身體製造鹼性環境，降低尼古丁的吸收率，還可刺激胃液分泌，增加腸胃蠕動，避免在吸菸者中較爲常見消化不良、腹脹及高血脂等症狀的發生。

7. 將水梨200公克去皮、核、切塊備用；150公克枇杷果肉與水梨、10毫升蜂蜜、冷開水一起放入果汁機或食物處理器內絞碎、拌勻，即可飲用。

8. 200公克的大白菜洗淨、100公克胡蘿蔔去皮，均切絲備用，木耳100公克撕成片；將上述原料加鹽、香油、醋各適量拌勻後，即可食用。

9. 125公克鮮豆芽洗淨、65公克新鮮番茄洗淨切塊、50公克瘦豬肉切薄片。將上述材料與150公克鮮魚鱗（以鯉魚、草魚等的鱗片爲佳）、生薑2片、酒10毫升、鹽適量，以清水600毫升煮沸後，再用文火熬煮30分鐘即可起鍋；這道菜可以當成正餐的配菜或湯品，每天吃1次，連續7天之後，改爲每週食用2次。

中藥草療法

1. 取魚腥草250公克，水煮後當成茶飲，每天早晚各一次，對戒菸

427

1　按壓肺經：持續按壓少商、魚際、太淵、經渠及列缺等穴位，按壓1分鐘後換手，連續做3次。

2　按壓合谷穴：合谷在拇指與食指間的指蹼上，可減輕戒斷症狀。用右手拇指和食指擠壓合谷穴1分鐘，再換壓另一隻手。

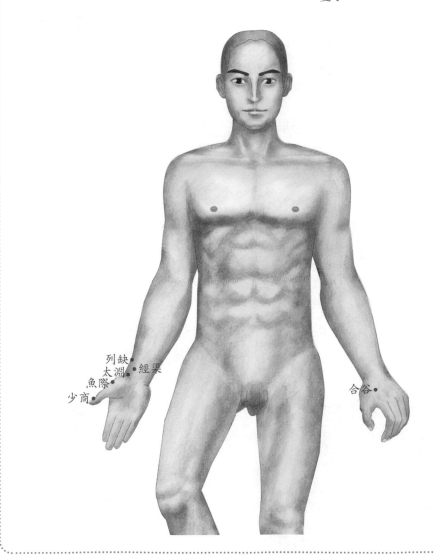

列缺
太淵　　經渠
魚際
少商

合谷

有一定的助益，抑止欲望。

2. 真的很想吸菸時，可以取菊花、金銀花、銀杏葉、艾葉、薄荷葉一起曬乾、研成粉末，用紙卷捲成香菸的外觀，點燃吸用，可以去除對香菸的依賴性。

生活療法

1. 想吸菸時，可以用行為轉移、情緒舒解的方式，調節呼吸，先深深吸入一口再慢慢吐出，持續做10～14次，配合咀嚼紅蘿蔔或小黃瓜條，可滿足長期吸菸養成的口欲及手部習慣。

2. 多喝白開水，可滋潤喉嚨，又可有效抑制吸菸欲望。

3. 戒菸時，避免喝酒、咖啡、濃茶，多喝白開水、新鮮蔬果汁、牛奶；多喝水、多排尿，多運動、多流汗，可以加速排除體內的尼古丁等有害物質。

4. 增加運動，用力伸展四肢、做擴胸運動、原地跳躍等。戒菸初期除了會極度渴望吸菸，也容易發生情緒不穩、注意力不集中的現象；隨時隨地用力伸懶腰、活動筋骨，分散注意力，才是立即、有效的提神方法。

5. 想要吸菸時，馬上用冷水洗臉，就能立刻感覺神清氣爽，達到提神醒腦的作用。

● 如何預防

★ 最好的措施是不要開始吸菸，並將吸菸對身體的危害告訴小朋友。

★ 瞭解吸菸的危害，並勸阻周圍的人不要吸菸或者戒菸。

★ 以各種活動充實平日的休閒時間，例如多運動、爬山、旅遊等，減少獨處的時間。

★ 保持樂觀、積極向上的情緒。

宿醉

■ 何時該去求醫？

★ 擔憂已經出現或發展為倚賴酒精之虞；或想靠喝更多的酒來抵消宿醉症狀。

★ 無法記起喝酒時所發生的事情。

★ 經常宿醉。

■ 症狀

★ 喝酒過量，出現頭痛、噁心、頭暈、情緒激動、口渴和疲勞，通常出現在酒醒後。

★ 一些病人有緊張、臉色蒼白、震顫、嘔吐、燒心、步態不穩、食欲下降症狀。

★ 腸胃灼熱、翻攪，舌頭乾熱，睜開眼睛，就感覺頭痛欲裂。

■ 什麼原因造成的？

★ 由於喝酒之後，血液中的酒精濃度增加，損害腦功能；症狀輕微的，僅有情緒上的改變，嚴重時，身體的協調性、視覺、平衡和語言等功能會喪失。

★ 由於遺傳、身體狀況、心理、環境和社會等因素的影響，宿醉的程度是因人而異的。

★ 酒精中的一些副產物起作用，可使宿醉的危險性增加。

● 自然療法 ●────────────────●

芳香療法

1. 將玫瑰精油滴進放了溫水的浴缸中，再加入玫瑰花瓣浸浴。花瓣香氣能鬆弛神經，治療宿醉。

2. 利用薄荷油混和酒精擦在太陽穴上，或選擇其他精油，如薰衣草、桉樹油和迷迭香等，有效紓

緩宿醉時的頭痛。

3. 熱水中滴入岩蘭草、佛手柑、檸檬香茅等精油，有助於緩解宿醉後的頭昏腦脹、平衡中樞神經。

飲食療法

1. 喝以水或礦泉水稀釋的果汁，

幫助身體消耗酒精。喝的量應該是攝入酒精的兩倍。

2. 喝果汁或蜂蜜檸檬汁，除了補充水分外，其中所含的豐富果糖，有助提升酒精的代謝速度，並減緩噁心的症狀。

3. 在喝酒前吃維生素C，可幫助身體清除酒精。

4. 宿醉頭痛時，喝幾杯蜂蜜水，可以消除頭痛、頭暈。

5. 柚子肉沾白糖吃，可以消除口腔中的酒氣。

6. 喝芹菜汁，裡頭豐富的維生素B群能解酒、治療酒後胃腸不適、臉部發紅的副作用。

7. 喝優酪乳能保護胃黏膜，延緩酒精吸收；優酪乳的鈣含量豐富，可緩解酒後煩躁。

8. 酒後吃1根香蕉，增加血糖濃度，降低酒精在血液的比例，能減輕心悸、消除胸口鬱悶。

9. 將約1吋長的薑搗爛，加2杯水、1茶匙紅糖及1/4杯新鮮鳳梨，加水煮沸到水分減半，再吃鳳梨，並趁熱喝湯汁。

10.橄欖自古就是醒酒、清胃熱、促進食欲的「良藥」，可直接吃，也可加冰糖燉服。

11.喝番茄汁，番茄能促進酒精分解，每次喝300毫升以上，能使酒後頭暈感逐漸消失。

12.喝西瓜汁緩解酒後引起的全身發熱，提升酒精從尿液中排出的速度。

13.酒醉不能服用解酒食品，要設法讓胃內食物吐出。

14.不要用濃茶、咖啡來解酒，反而會加重醉酒症狀。

中藥草療法

1. 迷迭香茶可減輕頭痛，還能幫助肝臟分解酒精毒素。

2. 乳薊或蒲公英泡茶，也能消除肝臟和血液中的毒素。

3. 柳樹皮茶含有類似阿斯匹靈的天然物質，能舒緩宿醉引起的頭痛。將2滴柳樹皮油放進水中，加蓋後用溫火煮約10分鐘即可。

4. 在春黃菊茶中加入桂皮、小豆蔻、薑等，可以舒緩胃部不適。

5. 吃銀杏種籽，幫助清除血液中的酒精。

6. 苦的藥草，如蒲公英、簍蒿、金雞納樹，是對付油膩食物和酒精

最好的藥方。

生活療法

1. 在頭上放上冰袋，或以冷水泡
   腳，將頭部血液帶引至足部，可
   以治療酒後頭痛。
2. 喝酒後，喝2倍的水，例如2杯的

啤酒下肚，要喝2杯開水，若在
水中加入半顆檸檬，格外提神。

3. 早上酒醒後，應以塗有蜂蜜的餅
   乾或麵包當做早餐。餅乾可舒緩
   胃部不適，蜂蜜中的果糖可代謝
   體內的酒精。研究顯示，果糖可
   以使酒精的代謝速度提高25%。

➕ 宿酒對女性的危害更大

　　德國科學家證實，酒精對女性大腦的損傷大於男性。腦部掃描研究
的結果進一步顯示，女性的大腦特別容易因喝酒過度而受到損傷。海德
堡大學教授卡爾‧曼表示：「我們能夠證實，女性酒精依賴的過程比男
性短，意味著女性酗酒者會更快對酒精產生依賴，不利的影響出現得也
更快。」研究還發現，在開始對酒精產生依賴後，女性的大腦萎縮度要
比男性快。卡爾‧曼教授表示：「我們證實飲酒過度的人比健康的人腦
部萎縮更嚴重。另外，酗酒的女性出現腦萎縮的時間要明顯早於男
性。」還有證據證明，飲酒過度造成的身體損害等不良反應，在女性身
上表現出來的時間要比男性早，例如心臟和肝臟疾病及骨骼肌肉損傷。

⬤ 如何預防

★ 不要在喝酒前吃阿斯匹靈，否則會加強酒精的作用，加重宿醉。

★ 節制飲酒是預防宿醉的關鍵。慢慢喝，使身體有充足時間在酒精進入
　血液和大腦之前清除。

★ 喝酒前先吃點食物，減少酒精的吸收。不要將酒和其他碳酸飲料混合
　飲用，因為氣泡會更容易促使酒精進入血液。

★ 在喝酒之前吃葡萄，因為葡萄中含有豐富的酒石酸，能與酒中乙醇相
　互作用，形成酯類物質，可防治酒後反胃、噁心等症狀。

★ 脫水會令身體內酒精濃度更高，在喝酒前後，都要多喝水。

時差

■ 何時該去求醫？

★ 嚴重的時差反應現象持續超過一個禮拜。

★ 時差反應消失後，卻重新開始。

★ 到達目的地後，有令人虛弱的頭痛或身體內部疼痛。

■ 症狀

★ 作息時間紊亂。

★ 口乾和食慾不佳。

★ 夜晚會因失眠煎熬，白天則是因為睡眠不足，感到疲勞、食慾不振、頭疼、沒精神等症狀。

■ 什麼原因造成的？

★ 生理時鐘失調是引發時差的主要原因。

★ 飛越時區，會縮短或延長一天時間，打亂了正常的作息週期及身體荷爾蒙分泌，導致時差反應。

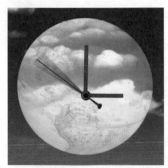

↑ 身處不同的時區難免產生時差的問題。

● 自然療法 ●

芳香療法

1. 因為時差感到不適的時候，在手帕上加2滴薰衣草精油，蒙在鼻唇之間深呼吸。

2. 將鼠尾草、天竺葵、薰衣草、橙葉或玫瑰等精油中的一種或混合液5滴，加入洗澡水中沐浴，出浴後即上床安靜休息。

3. 將佛手柑、香蜂草、橙皮、歐薄荷、迷迭香等精油4滴與10毫升的基底油混合，在足部做有力沈穩的按摩。

生活療法

1. 白天到時差區：馬上到戶外，逗留至少1個小時，接觸明亮的光

線，可以幫助身體調校生理時鐘；白天盡量不睡覺，就算很累，也最多閉眼休息一會兒。到晚上才正式上床睡覺；做一些簡單運動，最好能到戶外運動，可

讓頭腦在白天保持清醒。

2. 晚上到時差區：即使沒有睡意，也應按正常時間上床睡覺。如果無法入睡，可做逐漸放鬆肌肉的練習。

穴位療法

1 取湧泉、太溪、失眠等3個穴位，用手指端按壓每個穴位各3～5分鐘，再換另一隻腳。如果先以溫水泡腳，然後按壓，效果更佳。

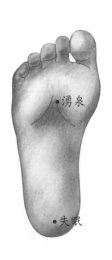

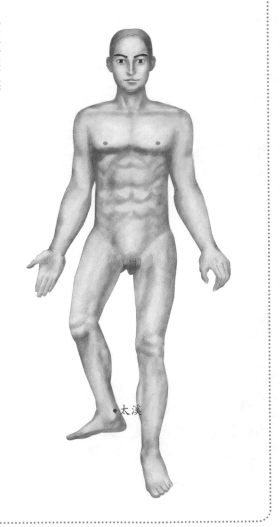

● 如何預防

★ 一旦上飛機或船，把手錶調整為目的地時間，就可以盡快地適應當地時間。

★ 如果時間許可，在出發前1～2天先依目的地時間生活，把身體節奏調整為當地時間。

★ 向東飛行的前幾個晚上，開始提早1～2小時睡覺，適應新時區的睡眠時間。

★ 在向西飛行前的幾個晚上，則應延遲1～2小時睡覺，適應新時區的睡眠時間。

★ 深呼吸和做逐漸放鬆肌肉的練習，可以幫助入睡。

★ 搭飛機時，每隔1、2個小時即離座，做一些簡單的伸展運動，鬆弛肌肉和幫助血液循環。

★ 抵達目的地之後，即使是身體疲乏，也得撐到正常的就寢時間。例如，平時晚上10點睡覺，到目的地也得等到當地時間晚上10點再上床。大多人常因身體疲勞，一到目的地就忍不住睡覺，反而引起時差症惡化的後果。

★ 按摩頸部和肩膀，或在紙巾上滴幾滴有鬆弛作用的香精油，如薰衣草或天竺葵，嗅聞香氣，以消除時差帶來的緊張。

★ 酒精或含咖啡因的飲料有礙睡眠，因此，睡前3～4小時應避免飲用。

★ 在機艙睡眠時，可使用耳塞和充氣枕頭，讓身心舒服的休息。

★ 睡前避免做劇烈運動（更早時，可做簡單運動，幫助身體放鬆）。

★ 白天盡量出外吸收陽光，日照對調整身體的生物時鐘相當有效（留在室內只會令時差反應惡化）。

體臭

■ 何時該去求醫？

★ 使用除臭劑、洗清或其他治療後，氣味仍持續存在。

★ 體臭與很易識別的汗臭不同，可能是系統性疾病的跡象。

■ 症狀

★ 一種特有的汗臭味，尤其是來自腋窩、腹股溝和腳。

★ 從身體組織散發出的異常氣味，與汗臭不同，但不一定難聞。

■ 什麼原因造成的？

★ 體臭通常表現為汗臭及其他異味，在炎熱的夏季比較明顯。皮膚病專家認為，醫學上稱為體臭的氣味主要來源於汗液。不過，汗的基本成分原來是毫無味道的水，汗味的來源，是只占汗水0.8%的一種高級脂肪酸，在皮膚上繁殖的常見菌類，以脂肪酸為食物，將其分解成了散發異味的甲基丁酸等低級脂肪酸。

★ 汗液本身沒有氣味，只有在汗液被皮膚自然產生的細菌作用後，才會導致特殊氣味。這種氣味在腳、腋窩和腹股溝處尤其明顯，因這些區域有高度集中的汗腺。

★ 食用某些食物和服用某些藥物也可造成獨特的氣味；例如，抗癌藥泰莫西芬（Tamoxifen）。

★ 缺乏營養物質，如鋅，也可造成體臭。

★ 女性月經有時也產生特殊氣味。

★ 身體存在一些疾病或代謝問題也可導致體臭。

● 自然療法 ●━━━━━━━━━━━━━━━━━━━━●

芳香療法

1. 將3～10滴薰衣草、洋甘菊、薄荷和檸檬精油直接滴入盛熱水的浴缸中，或與牛奶、蜂蜜或浴鹽調和後撒入浴缸中，浸泡15～30分鐘，水溫以皮膚可接受為佳，

浴缸中撒些玫瑰花瓣效果更佳。

2. 把6滴檸檬、絲柏、香茅在10毫升的基礎油中，做局部擦拭。

中藥草療法

1. 苦參30公克、花椒20公克、陳醋50公克。將藥材放入足以淹過踝部、40～45℃溫熱水中；雙腳浸泡10分鐘，再用雙手在腳趾揉搓2～3分鐘，可去除腳汗臭味。

2. 把菊花放入水鍋中煮開，去渣，加數滴蜂蜜，倒入水中沐浴。

生活療法

1. 每日用抗菌肥皂和水清洗身體，控制產生汗臭的細胞活性。

2. 經常清洗晾乾衣服，尤其是內衣、短褲或長筒襪，以及所有穿在身上、貼到皮膚的衣物。在炎熱的天氣，避免穿緊身衣，可穿涼鞋，或不穿襪。

3. 過長的體毛使汗液和細菌存留，所以減輕體臭的另一個方法就是所以要刮掉腋下的毛髮。

4. 芳香劑含有輕度的抗菌成分，可幫助掩蓋腋下的氣味。

5. 洗淨腋窩，擦乾後塗上陳醋與石灰粉調勻的液體，早晚各1次。

6. 番茄剖兩半，每晚清洗腋窩後，手拿番茄反覆塗擦，可中和臭汗，保持次日清爽。

7. 用少許溫開水溶化2～3片維生素C，塗擦腋窩，可消除腋臭。

8. 在清水盆中倒入適量食醋，攪勻後把衣物泡入盆中30分鐘左右，再用洗滌劑清洗，可徹底去除衣服上的汗臭味或黴味。

9. 可倒入2~3湯匙食醋於熱水中，攪勻後入浴，可使人澡後倍感清爽，次日汗流通暢，汗液不易氧化發臭，頭髮也柔順易於梳理。

● 如何預防

★ 注意講究個人衛生，勤洗澡、勤換內衣褲。

★ 平時多進行沐浴，做芳香浴。

★ 吃含富有蛋白質的食物、新鮮蔬果等，補充複合維生素及礦物質鹽、鋅等微量元素。

★ 應避免進食刺激性大、味濃色重的食物，如蔥、蒜、韭菜、辣椒等。

長牙

■ 何時該去求醫？

★ 正在長牙的兒童會有發燒、昏睡或容易煩躁的問題，有時還會伴有腹瀉。

★ 長牙的兒童如果有發冷或發燒的症狀，或抓耳朵、抓一邊臉的情況，表示有中耳炎。

★ 幼兒若前幾個月沒有長牙齒，可能是長牙延遲的預兆，也可能意味著存在引起骨頭延遲發育的一些異常代謝情況。

■ 症狀

★ 幼兒大概在6個月時開始長牙，當牙齒突破牙齦時，幼兒會出現煩躁、夜間哭鬧，以及依賴大人的狀況。

★ 當更多的牙要長時，幼兒會出現流口水、咀嚼手指的情形。

★ 小朋友的牙齦紅腫，特別是長牙部位的牙齦。

★ 幼兒拒絕吸母乳或奶瓶，因為吸吮動作會刺疼發炎的牙齦。

★ 靠近長牙齒的局部牙齦，出現大小不等的腫包，表面藍紫色，腫脹範圍大小不等。

■ 什麼原因造成的？

★ 當牙齒快突出牙齦時，在發牙處會引起疼痛和腫脹。

★ 腫脹是由於在牙齒在生長過程中，牙齒穿破牙囊、在牙齦下聚積血液所致，外表看似一個小血腫，稱長牙性血腫。

★ 幼兒罹患佝僂病或營養不良，都會造成延遲長牙或牙質欠佳。如果寶寶超過12個月還沒長牙，就應到醫院查明原因，及早診治。

● 自然療法 ●

（飲食療法）

1. 長牙的小孩斷奶時，可以準備一些易消化的食物，例如嬰兒米粉或糊類製品。

2. 在兩餐之間，只要讓孩子喝水或牛奶，不要喝果汁或其他飲料，避免攝讓孩子攝取過多的糖。

中藥草療法

蜀葵根汁可以治療發炎的牙齦，小朋友長牙期間，可以在食物或飲料中加幾茶匙。

生活療法

1. 當幼兒開始長牙時，每天用紗布或軟牙刷清洗牙齦，幼兒2歲半～3歲時，運動肌逐漸發育成熟，父母可以開始教小朋友刷牙；孩童4歲時，應該進行第一次全面牙齒檢查。

2. 使用涼但不冰冷的牙圈或濕布，或準備一些安全的玩具或物品，讓小朋友咬嚼。

3. 用軟布包一塊冰，在幼兒發炎的牙齦上輕輕擦，減輕發炎；不過，冰塊要在牙齦上來回移動，不可以固定，避免凍傷組織。

4. 不要讓幼兒的口水流到患處或流到下巴或頸部，口水會刺激幼兒細嫩的皮膚，長出痱子；可以在小朋友的嘴和下巴塗一些凡士林，圍上布兜；如果口水浸透衣服時，要趕快更換。

5. 避免餵幼兒過鹹或酸性食物，避免加重牙齦的敏感反應。

6. 對寶寶進行牙床訓練，可使用由矽膠製成的牙齒訓練器，讓寶寶放在口中咀嚼，鍛鍊寶寶的頜骨和牙床，使牙齒生長後，排列整齊。也可買磨牙餅，促進長牙。

7. 在寶寶長牙時期，要加強營養供應，特別注意添加維生素D及鈣、磷等。幼兒若營養攝取不足，會導致長牙延遲或牙質差。

● 如何預防

★ 在餵奶或食用其他輔助食品後，讓小朋友喝幾口白開水，沖洗口腔內殘留的食物殘渣。切忌讓寶寶含著奶瓶睡覺。

★ 寶寶長牙時期間，一定要提供均衡營養，補充多種維生素。

★ 可以多抱寶寶去戶外曬太陽，因皮膚中的7-去氫膽固醇經太陽中紫外線照射可轉變為維生素D_3，是人體所需維生素D的主要來源。

家庭必備用品妙用法

★ 薑

1. 飯前喝些薑湯，能增進食欲，促進營養吸收。

2. 夏季時，米常會生蟲，在米缸內放些生薑，就可防止米生蟲。

3. 炸魚時，用生薑摩擦鍋壁和鍋底之後再放油，炸魚時就不會黏鍋。

4. 煎魚時，先把魚加熱燒一會兒，待魚的蛋白質凝固後再加入薑，就可消除魚的腥味。

5. 吃魚或蟹中毒時，可把生薑切片、熬湯喝，就會很快解毒。

6. 鮮薑擦頭皮，可以治斑禿。

7. 薑片貼肚臍，可以防暈車。

8. 薑可以研磨、剁碎、擠成薑汁，做調味用。但最好是能把薑連皮切碎，一起使用，因為薑皮中含有豐富的養分，去掉，調味的效果會減半，所以最好連皮食用，才能充分發揮薑的特性。

★ 大蒜

1. 蒜能促進消化液的分泌，增強食欲，治療消化不良。

2. 肚腹脹疼時，將生、熟蒜各7瓣嚼食，吞下肚，疼痛自消。

3. 把大蒜切成細條塞入鼻孔內，可預防流感腦膜炎。

4. 用醋泡蒜，食後可治心腹冷痛。

5. 鼻子出血時，把蒜搗成泥敷在腳心，連續數次即可止血。

6. 頭痛時，用1顆蒜頭研磨成汁，滴入鼻孔內，可解除頭痛。

7. 頭蒜1個、蜂蜜15公克，搗勻敷患處治癤腫。將蒜泥、蓖麻油調和擦頭癬，數次即可治癒。

8. 將蒜頭搗爛熬成膏，日服7.5公克，服後2小時再服2湯匙蓖麻油，可瀉出蛔蟲。

9. 牙痛時，用蒜頭煨熱放在痛牙上，或將病牙內的髒東西剔出後，放入蒜泥，可止痛。

10. 春秋季節每天吃上幾瓣蒜，可預防痢疾和腸炎。

11. 因飲食不潔而導致腹瀉，可取蒜頭一個，搗爛加溫開水服，大蒜泥用蜂蜜水送服，能止嘔吐。

★ 醋

1. 煮魚時，添加少許醋，能將小魚的魚骨煮得柔軟可口。

2. 新買的鍋，回家後先用醋洗淨一次，以後煎魚比較不會黏鍋。

3. 煮海帶時加些醋，比較容易煮透，而且可口。

4. 煮蛋前，先在水中加些醋，煮好後更容易剝殼。

5. 炒肉或燉肉時，加進1小匙白醋，就能使肉柔軟而且快熟。

6. 醬菜太鹹時，加點醋，可使鹹味變淡而味美。

7. 魚剖開洗淨後，擦去水分後，浸泡於醋中，則魚久不變味，醋也不會變濁。

8. 將生魚置於醋中，很快就能將魚皮與肉身剝離。

9. 常喝醋，能治療浮腫或減少疼痛。

10. 一杯冷開水加1湯匙醋，睡前喝，比較容易入睡。

11. 以浸泡過醋的熱毛巾覆蓋於額頭，可治頭痛、頭暈。

12. 將醋與甘油混合，塗抹在皮膚上，能使皮膚細嫩光滑。

13. 剛患腳氣的人，可將少許醋與攝氏40度的熱水混合後，每天把患部浸泡於混合液中約15分鐘，持續2週即見成效。

14. 在鞋油中加1、2滴醋再擦鞋，可使皮鞋擦得特別晶亮。

15. 把抹布沾少許醋，擦拭銅、銀器，可保長久光亮。

16. 醋1大匙、氨水（即阿摩尼亞）2小匙、清水半盆，將這種混合液擦拭玻璃器皿、傢俱，能擦得特別光亮。

17. 用醋與鹽的混合液，可以清洗陶瓷器皿污漬。

18. 清洗襪子時加入少量的醋，不但能殺菌，並能除臭。

19. 將洗淨的毛絨品放入滴醋的清水中漂洗，可使毛絨品增加光澤。

20. 衣服洗淨後，用滴入少許醋的清水攪洗，有色衣服便不易褪色。

21. 毛料衣服磨光的地方，用50％濃度的醋水抹過，然後用濕布鋪墊熨燙，亮斑即可消失。

22. 絲織品洗淨後，放在加入少量醋的清水中浸泡幾分鐘，晾乾後光澤如新。

23. 手腳等部位若不慎沾染上瀝青，可先用醋擦拭，再以肥皂、溫水就可洗淨。

24. 刷過油漆後，如果有油漆的污漬留在門上、地面等處，也可用熱醋擦除。

25. 煮肉或馬鈴薯時，加上少量醋就容易燉爛，味道亦好。

26. 煮甜粥時加點醋，可以讓甜粥的甜度感覺更好。

27. 將醋與甘油以5：1的比例混合均勻，經常擦用，能使粗糙的皮膚變得細嫩。

28. 用醋蒸薰房間，能殺菌防流感。

29. 每天用40％的醋水溶液，加熱後洗頭可防治脫髮、頭屑過多。

30. 衣服上沾染了顏色或水果汁污漬，用幾滴醋輕搓幾下，就能去掉。

31. 寫毛筆字時，用醋磨墨，寫出來的字又黑又亮，不易褪色。

★ 蜂蜜

1. 1小匙量的蜂蜜，加入幾滴檸檬油精，慢慢融化於口腔內，一天2～3次，可以治療口瘡。

2. 用1湯匙的麥芽油和等量凡士林油，加少許蜂膠攪拌均勻成漿糊狀，敷在粉刺處，並輕輕按摩，早晚各1次，可以治療粉刺。

3. 牙齦感染發炎，將1塊12克的蜂膠放在牙齦發炎處及其周圍咀嚼蠕動，即可加快牙齦炎癒合，一天3次。

4. 早中晚各服1湯匙量的蜂蜜，即可消除酒精異味。

5. 每日空腹服用1湯匙量的蜂膠，堅持一個月，可治療脫髮。

6. 將幾滴麥芽油、3湯匙的凡士林和1湯匙的蜂膠拌成膏狀，敷於凍瘡處，輕輕按摩，用消毒紗布擦淨，早晚各一次，可以治療凍瘡。

7. 用於蚊蟲叮咬，在薰衣草精油內拌入蜂蜜和蜂膠，比例分別為2：3和1：3，塗於蟲咬處。

★ 蘆薈

1. 將蘆薈表皮切成小塊，同茶葉一起泡成茶，可以調理腸胃和保持內分泌平衡。

2. 家庭種養蘆薈，可以美化居室，淨化空氣。

3. 將新鮮蘆薈葉壓榨取汁，並以水稀釋，塗抹面部，可以有效治療面部惡性粉刺、青春痘、面瘡。尤其是針對惡性粉刺，可在臨睡前以葉肉貼患部，幾天內粉刺全部消失。

4. 用蘆薈汁塗抹黑斑、雀斑部位，並配合飲用蘆薈酒或蘆薈汁，可使後天長出的黑斑全部消除。就是先天帶來的雀斑、黑斑，經過一年的治療，也可以消除。

5. 將蘆薈汁塗抹在頭髮，同時按摩頭皮，能滋養頭皮，使毛根處組織血液運行良好。不僅能止癢去屑，而且能預防脫髮白髮，使頭髮晶瑩黑亮。

6. 將 2～3 片蘆薈葉，磨成漿狀，裝進紗布袋內，放在浴缸內洗浴，可達到全身美容的目的。

7. 以蘆薈汁與蜂蜜調和，塗於唇部，可防止和治癒嘴唇的粗糙、乾裂，並且滋潤和富於彈性。

★ 洋蔥

1. 把搗爛的洋蔥用潔淨紗布包好，輕輕地反覆揉擦頭皮，過24小時後

再用溫水洗頭，即可遏止頭皮屑及除盡頭皮屑。

2. 用洗淨的洋蔥，切口沾少許食鹽後擦拭生用洗淨的洋蔥，切口沾少許食鹽後擦拭生鏽的銅器，可以很快地清除銅鏽。

3. 用煮過洋蔥的水清洗錫製器具，不僅可以除去器皿上的殘留污垢，而且還能使它們恢復原有的光澤。

4. 不鏽鋼炊具上的油膩，也可以用洋蔥的鬚根來擦洗乾淨。

5. 把一顆洋蔥頭切片後，浸在一盆清水裡，再把這盆水放在房間的中央，可以消除牆壁粉刷後的石灰水氣味。

6. 如果是油漆味，也可以把洋蔥切片直接放在房間裡，不久可除去油漆味。

7. 將切碎的洋蔥放置放在枕頭邊，其特有的刺激成分，會發揮鎮靜神經、誘人入眠的神奇功效。

8. 把搗碎的洋蔥和蜂蜜混合在一起，可以治療頭暈、頭疼，在額頭上抹上洋蔥汁也可起到緩解症狀的作用。

9. 用棉花棒沾洋蔥汁擦試陰道及外陰部，可治陰道滴蟲病。

10. 感冒引起的咳嗽，可以用紗布包裹切碎的洋蔥，覆蓋於喉嚨到胸口的部位，可在一定程度上抑制咳嗽。

11. 把紫紅色的洋蔥皮浸泡在少量水裡，等水變色後可以用來染髮。

12. 夏天蚊子多的時候，在燈旁掛上一小塊洋蔥，有驅蚊的效果。

★ 檸檬

1. 洗碗水中放幾片檸檬皮（還可再加點橘子皮，或滴幾滴醋），能消除碗碟餐具上的腥膻異味；同時，它還能使硬水軟化，同時增加瓷器的光澤。

2. 切過魚的菜刀，用檸檬皮擦一擦就能去腥。

3. 鍋裡的腥味，放點檸檬皮用水煮一會兒就可完全消失。

4. 用一小碗溫開水，將榨乾汁的檸檬皮泡脹，再倒進有茶垢、油漬、

水漬等污漬的廚房用具或水杯裡，4～5個小時後，這些污漬將會一抹而去。

5. 如果鍋底氧化發黑，放點檸檬皮加水在鍋裡煮一下，鍋底就會變新了，而且保持很長一段時間不再氧化。

6. 洗臉盆或浴缸裡有水滴留下的黃色斑痕，用檸檬皮擦拭，就能有效去除斑痕。

7. 廚房瓷磚牆上，日積月累就會出現難除的煙漬，可以用檸檬皮沾上少許精鹽擦拭。此法也可擦去大理石上表面的黃斑。

8. 用檸檬皮在有污痕的水龍頭，或其他金屬五金上擦拭，無需用力，頑漬就都清除光光。

9. 發黃的象牙項鏈，用檸檬皮沾精鹽擦拭，然後沖洗乾淨，即可恢復光澤，不過，一定要立即把水及醋擦乾，免得蝕傷象牙表面。

10.廚房料理時手上的魚腥、肉腥味或油膩，用檸檬皮擦拭，非常管用，如果能在檸檬水裡泡泡，效果更佳。

11.檸檬皮切碎，用紗布包好，放在冰箱一角，可幫冰箱除臭，但記得要經常更換。

12.在鍋裡用低溫烤一小片檸檬皮，不僅可除去室內的異味，而且還可使室內香味撲鼻。檸檬皮切碎，裝在絲襪裡掛在衣櫥或是房間內，就是最天然的芳香劑了。

13.在三明治旁放片鮮檸檬，可以讓三明治很長一段時間保持新鮮。

14.將檸檬汁滴到蘋果切面上，可防止氧化以後變色，便於長久保存。

15.熨衣服時，若不小心在布面上留下焦痕，塗上檸檬汁後曬乾，大多應當能除去焦痕。

16.運動前喝一杯檸檬水，可以增強肌肉運動的持久力，在運動後喝檸檬水，則可以快速消除疲勞、恢復活力。

17.吃過大蒜配製的食物，口臭難消，可用檸檬切片連皮一起吃，就能使口氣清新。

18. 白色短襪很難洗的白淨，在熱水中放入2、3片檸檬，將洗淨的襪子泡浸10分鐘，襪子就能潔白如新。

19. 開車時，口中含檸檬片，就比較不會打瞌睡。

20. 烤魚、鰻時，滴上幾滴檸檬汁，能增加食物的風味。

21. 刷牙後，用紗布沾檸檬汁擦拭牙齒，能潔白牙齒且能強健牙床。

★ 鹽

1. 早上喝一杯淡鹽水，有助大便通暢。

2. 將鹽水搽在被開水燙了的皮膚上，可減輕疼痛。

3. 洗澡時，水裡放點鹽，可治療皮膚病。

4. 用鹽水洗凍瘡可止癢。

5. 想讓花開得更鮮豔，可以在花盆裡澆一點點鹽水。

6. 油炸食物時，將一點鹽放入油鍋內，油就不會向外濺了。

7. 煮雞蛋時，如果不小心殼破了，可以在水裡加點鹽，蛋白就不會流出來了。

8. 將紅蘿蔔搗碎、拌點鹽，可以將衣服上血漬擦掉。

9. 為防止洗衣服時衣服褪色，可在水中放些鹽。

10. 在鹽水中煮過的玻璃杯或瓷碗較不易破裂。

11. 要想清除毛毯上的油污，用1分鹽和4分酒精配成的溶液清洗，清洗時用力搓，便可除去油污，且不會傷及毛毯。

12. 用鹽可以擦掉銅器上的黑點。

13. 新買的牙刷，在熱鹽水裡浸半小時左右取出，可使牙刷經久耐用。

14. 新買的浴巾在使用前用鹽水浸透，即可預防其發霉。

15. 浴用海綿如果已用久，變得既粗又滑，在冷鹽水中浸一會，就會又軟又鬆。

16. 將蠟燭先在濃鹽水中浸泡數小時，取出，等徹底乾燥後，燃燒時就不會流蠟。

17. 用鹽水洗竹器、藤器，可使其更美觀、更柔軟耐用。

18. 新摘下來的鮮花插在鹽水裡，可保持較長時間而不枯萎。

19. 在水仙花的盆中放入少許鹽，能延長開花時間。

20. 粉刷牆壁時，在石灰水中放0.3%～0.5%的鹽，如此能增加石灰的附著力。

21. 在金魚缸水中放點普通食鹽（不用加碘鹽），可使金魚更活潑健康。

22. 鼻子出血後，可用棉花浸鹽水塞進鼻孔中，同時飲用鹽水一杯，即可起到止血的功效。

★ 小蘇打

1. 對洗滌劑過敏的人，不妨在洗碗水裡加少許小蘇打，既不傷手，又能把碗、盤子洗得很乾淨。

2. 小蘇打能清洗熱水瓶內的積垢。方法是將50公克的小蘇打，溶解在一杯熱水中，然後倒入瓶中上下晃動，水垢即可除去。將咖啡壺和茶壺泡在熱水裡，放入3匙小蘇打，污漬和異味就可以消除。

3. 在濕抹布上撒一點小蘇打，擦洗家用電器的塑膠部件、外殼，效果不錯。

4. 將裝有小蘇打的盒子，打開口放在冰箱裡，可以排除異味，也可以把小蘇打加入溫水，清洗冰箱內部。

5. 在垃圾桶或其他任何可能發出異味的地方撒一些小蘇打，會得到很好的除臭效果。

6. 家裡養了寵物，往地毯上撒些小蘇打，可以去除尿騷味。若是水泥地面，可以撒上小蘇打，再加一點醋，用刷子刷地面，然後用清水沖淨即可。

7. 將1杯小蘇打和2湯匙澱粉混合起來，放在一個塑膠容器內，抹在身上散發異味的部位，可以清除體味。

8. 加一點小蘇打在牙膏裡，可以中和異味，還可以充當增白劑。

9. 放一點小蘇打在鞋子裡可以吸收潮氣和異味。

10. 加一點小蘇打在洗面乳裡，或者用小蘇打和燕麥片做面膜，有助於改善肌膚。

11. 在洗髮精裡加少量小蘇打，可以清除殘留的髮膠和定型膏。

12. 游泳池裡的氯會傷害頭髮，在洗髮精裡加一點小蘇打洗頭，可修復受損頭髮。

13. 用小蘇打和醋調成糊狀，抹在蜜蜂或蚊蟲叮咬傷處，可以止癢。在洗澡水中放一點小蘇打，可以緩解皮膚過敏。

14. 在床單上撒一點小蘇打，可預防兒童因濕熱引起的皮疹。

15. 雙腳疲勞，在洗腳水裡放2湯匙小蘇打浸泡一段時間，有助於消除疲勞、痠痛。

16. 炒牛肉前，先用加有少量小蘇打的水浸泡、撈出、瀝乾，烹炒後，肉絲會變嫩。

17. 煮海帶時，加點小蘇打軟得快。

18. 新鮮水果用1%的小蘇打水，浸泡2～3分鐘易於保存。

19. 花蕾含苞欲放時，用萬分之一的小蘇打水澆花，花會開的更鮮豔。

20. 微波爐用完後，常會有些殘餘的食物痕漬和氣味，可以用4杯水中加入4湯匙小蘇打，用海棉沾小蘇打水擦拭，即可去除異味及污漬。

21. 裝了食物後的塑膠容器，雖然洗乾淨了，但有時仍會有一股異味，可以用海棉沾小蘇打粉來洗。對於較難消除的異味，再將容器浸泡在4杯水加4湯匙小蘇打粉的溫熱溶液中，就能消除殘存的異味了。

22. 把海棉泡在濃的小蘇打水中，可以保持海棉清新沒異味。

★ 橄欖油

1. 工作太疲勞，或者睡眠不足時，不容易上妝，可以求助於橄欖油。方法是在基礎化妝品中滴1～2滴橄欖油，揉搓後均勻塗抹於面部，皮膚馬上就變得亮澤而生動。

2. 在搽粉底霜之前，用橄欖油薄薄打底，然後化妝，這樣可以保持到晚上而不脫落。

3. 用溫水洗臉，然後均勻地塗上橄欖油，稍加按摩，再用化妝棉擦淨，便可徹底除去覆蓋在臉上的化妝品、灰塵及藏在毛孔中污垢。

4. 清潔皮膚之後，均勻地塗上橄欖油，參照美容的手法要求，輕輕反覆地按摩，堅持一段時間，細小的皺紋就會消失。

5. 洗髮後，在濕髮上均勻地塗上橄欖油，使其形成保護膜，可阻擋風吹日曬對頭髮的傷害，常使用可使頭髮變得光澤、漂亮。

6. 用橄欖油塗睫毛，能促使睫毛生長。如果在小油瓶內加入檸檬皮碎片，效果會更好。

7. 用1小匙橄欖油擦於妊娠紋處，輕輕按摩，長期堅持，可去除妊娠紋，或使之變淺。

8. 用1匙砂糖和橄欖油混合，可製成美白面膜，每週用3次，不但能收縮毛孔，還有顯著的美白效果。

9. 用2湯匙凡士林加半湯匙橄欖油混合均勻後，便是一種不錯的指甲護理劑。

10. 每天早餐前，空腹喝 2小匙橄欖油，具有減肥的效果。

健康百科

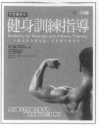

健康百科07

完整圖解版健身訓練指導

本書三大特色——圖文教學、容易閱讀；姿勢指導、安全有利；動作說明、實在好用。

馬克·衛樂／尼克·華特斯◎著　　孫曉嵐◎譯
定價：360元

健康百科06

糖尿病完全百科

整合中、西醫、自然療法，對抗文明病關鍵的醫學百科。

賴育民醫師／白蕙菁醫師／李育臣醫師／蔡嘉一醫師／黃國欽醫師／李耀暄醫師／黃俊傑醫師◎合著
定價：350元

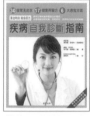

健康百科03

疾病自我診斷指南

30種常見症狀、17個實用驗方、6大急救方案。

傅強、沈丹彤、朱可雲、陶衛國◎編著
定價：350元

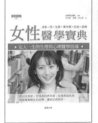

健康百科05

成熟女性健康事典

本書指導您如何找到適合自己的治療方式，突破女人熟年健康關卡－身材走樣、性、懷孕、衰老、疾病、更年期前期…等，以達到最保健康狀態。

楊曉萍醫師◎著
定價：350元

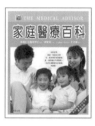

健康百科02

家庭醫療百科

美國61位醫術精湛的醫學博士在家候診，融合中西醫學、自然療法、運動等各種常規與輔助療法。

美國61位醫學博士◎編著　傅賢波◎譯
定價：690元

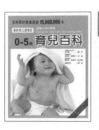

健康百科04

女性醫學寶典

女人一生的生理與心理醫學指導，透過專業醫生的指導，讓妳活得更好。

Larousse◎著　許浙景、耿楊、金小燕◎譯
定價：699元

健康百科01

0~5歲育兒百科

本書提供父母0~5歲幼兒的成長、學習、生活、醫療等各個方面的指導，讓寶寶健康快樂地長大。

史帝芬·謝爾夫◎主編
滿國彤、羅強、郝廷磊、劉玫亭◎譯
定價：499元

健康與飲食

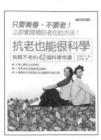

健康與飲食019

抗老也能很科學

本書告訴你：挑戰不老的42個科學常識。

西尾玲士◎著 吳秀雲◎譯
定價：290元

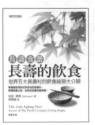

健康與飲食015

長壽的飲食

活得老不稀奇，老的健康才稀奇！揭開長壽人愈老愈健康的秘訣！

莎莉・畢爾◎著 孫曉嵐◎譯
定價：280元

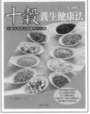

健康與飲食012

十穀養生健康法

少林寺方丈果林老和尚處求得的長壽養生秘方。

徐上德醫師◎著
定價：260元

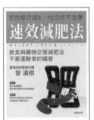

健康與飲食014

速效減肥法

打造不胖體質，讓你身體瘦又輕的25種方法，終結忽胖忽瘦的惡性循環。

曾漢棋醫師◎著
定價：250元

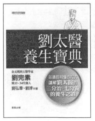

健康與飲食011

劉太醫養生寶典

本書用通俗易懂的方式講解劉太醫的三分治、七分養的養生之道。

劉弘章、劉淳/著
定價：299元

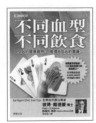

健康與飲食013

不同血型不同飲食

全球最具突破性的血型飲食書，將改變我們的健康飲食與生活。

彼得E戴德蒙/凱薩琳・惠妮 ◎著 王幼慈◎譯
定價：280元

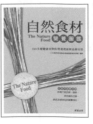

健康與飲食003

自然食材營養圖鑑

用自然食材DIY全家人的健康，介紹208種食物的營養價值與食療功效。

中國烹飪協會美食營養專業委員會◎著
定價：320元

健康與運動

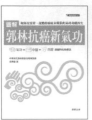

健康與運動016
針灸貼療法
免扎針、貼一貼、按一按，一個痛點對應一個治療點，馬上解除身體的疼痛。
方幸賓◎著
定價：350元

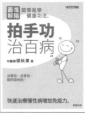

健康與運動015
郭林抗癌新氣功
如何在沒胃、沒膽的癌症末期，靠此氣功奇蹟的再生？！
侯秋東◎著
定價：250元

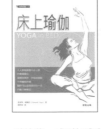

健康與運動010
床上瑜伽
穿著睡衣練習的二十種體位法，姿勢簡單易學，可以完全融入個人的日常生活中。
愛德華・威爾加◎著
陳明堯◎譯
定價：200元

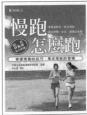

健康與運動014
拍手功治百病
一套簡單易學的健身功法，可活絡十二經脈，補充精氣神。
曾漢棋醫師◎著
定價：250元

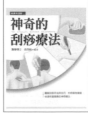

健康與運動007
神奇的刮痧療法
大家一起學刮痧，DIY提高自身祛病自癒的能力，改善老毛病、舊症頭。
孫茂峰◎著
定價：250元

健康與運動012
慢跑怎麼跑
帶著運動鞋一起去慢跑，跑出輕盈、健康的身體！
林永富◎著
定價：230元

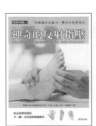

健康與運動002
神奇的反射指壓
體會反射指壓的神奇功效，每天做10分鐘，有病治病、無病養生，健康自然來！
貝樂・可蓮◎著
李毓昭◎譯
定價：230元

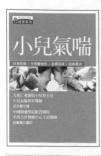

健康家族01
小兒氣喘

本書堪稱一套完整而優質的「氣喘衛教」，以活潑詳實的圖文，提供基本的氣喘常識，以期喚起大家對氣喘疾病的重視。

王文卿醫師◎著
定價：230元

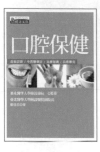

健康家族02
口腔保健

本書在教導大家照顧牙齒的正確概念，結合西醫及中醫理論，將引起口腔疾病的原因及治療、改善方法做深入的剖析，幫助你輕鬆擁有一口整齊健康的好牙。

鄭信忠醫師◎著
定價：230元

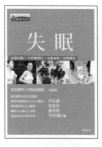

健康家族03
失眠

本書瞭解失眠的主要症狀、失眠的種類、失眠會造成哪些後遺症，以及何時該看醫生？從而找到適當的改善方法，並尋求積極的治療。

李信謙醫師、盧世偉醫師、張家蓓醫師、李佳純◎著
定價：200元

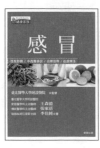

健康家族04
感冒

本書在教導大家正確認識感冒，結合西醫及中醫理論，將感冒引起的原由及治療和改善方法作深入的剖析，從而找到合宜的改善及緩解方法。

王森德醫師、張家蓓醫師、李佳純◎著
定價：200元

國家圖書館出版品預行編目資料

自然療法百科：朱仰琴著 . − − 初版 . − − 臺
中市：晨星，2008.10〔民97〕
面；　　公分 . − −（健康百科；9）

ISBN 978-986-177-228-8（平裝）

1. 自然療法　2. 保健常識

418.99　　　　　　　　　　　　　97015050

健康百科 009

自然療法百科

作　　　者	朱　仰　琴
企　　　畫	吳　怡　芬
主　　　編	莊　雅　琦
責任編輯	葉　慧　蓁
校　　　對	張　沛　然
美術編輯	林　姿　秀

發行人	陳　銘　民
發行所	晨星出版有限公司 台中市407工業區30路1號 TEL:(04)23595820　FAX:(04)23597123 E-mail:service@morningstar.com.tw http://www.morningstar.com.tw 行政院新聞局局版台業字第2500號
法律顧問	甘　龍　強　律師
承製	知己圖書股份有限公司　TEL:(04)23581803
初版	西元2008年10月31日

總經銷	知己圖書股份有限公司 郵政劃撥：15060393 〈台北公司〉台北市106羅斯福路二段95號4F之3 　　　　　TEL:(02)23672044　FAX:(02)23635741 〈台中公司〉台中市工業區30路1號 　　　　　TEL:(04)23595819　FAX:(04)23597123

定價 390 元
（缺頁或破損的書，請寄回更換）
ISBN 978-986-177-228-8

Published by Morning Star Publishing Inc.
Printed in Taiwan

◆ 讀者回函卡 ◆

以下資料或許太過繁瑣，但卻是我們瞭解您的唯一途徑
誠摯期待能與您在下一本書中相逢，讓我們一起從閱讀中尋找樂趣吧！

姓名：＿＿＿＿＿＿＿　性別：□ 男　□ 女　生日：　／　／

教育程度：＿＿＿＿＿＿＿

職業：□ 學生　　　□ 教師　　　□ 內勤職員　　□ 家庭主婦
　　　□ SOHO族　　□ 企業主管　□ 服務業　　　□ 製造業
　　　□ 醫藥護理　□ 軍警　　　□ 資訊業　　　□ 銷售業務
　　　□ 其他＿＿＿＿＿＿＿＿＿＿

E-mail：＿＿＿＿＿＿＿＿＿＿＿　聯絡電話：＿＿＿＿＿＿＿

聯絡地址：□□□＿＿＿＿＿＿＿＿＿＿＿＿＿＿＿＿

購買書名：自然療法百科＿＿＿＿＿＿＿＿＿＿

・本書中最吸引您的是哪一篇文章或哪一段話呢？＿＿＿＿＿＿＿

・誘使您購買此書的原因？

□ 於＿＿＿＿書店尋找新知時　□ 看＿＿＿・＿報時瞄到　□ 受海報或文案吸引
□ 翻閱＿＿＿＿雜誌時　□ 親朋好友拍胸脯保證　□＿＿＿＿電台DJ熱情推薦
□ 其他編輯萬萬想不到的過程：＿＿＿＿＿＿＿＿＿

・**對於本書的評分？**（請填代號：1. 很滿意 2. OK啦！ 3. 尚可 4. 需改進）

封面設計＿＿＿＿　版面編排＿＿＿＿　內容＿＿＿＿　文／譯筆＿＿＿＿

・美好的事物、聲音或影像都很吸引人，但究竟是怎樣的書最能吸引您呢？

□ 價格殺紅眼的書　□ 內容符合需求　□ 贈品大碗又滿意　□ 我誓死效忠此作者
□ 晨星出版，必屬佳作！□ 千里相逢，即是有緣 □ 其他原因，請務必告訴我們！

＿＿＿＿＿＿＿＿＿＿＿＿＿＿

・您與眾不同的閱讀品味，也請務必與我們分享：

□ 哲學　　　□ 心理學　　□ 宗教　　□ 自然生態　□ 流行趨勢　□ 醫療保健
□ 財經企管　□ 史地　　　□ 傳記　　□ 文學　　　□ 散文　　　□ 原住民
□ 小說　　　□ 親子叢書　□ 休閒旅遊　□ 其他＿＿＿＿＿＿＿

以上問題想必耗去您不少心力，為免這份心血白費
請務必將此回函郵寄回本社，或傳真至（04）2359-7123，感謝！
若行有餘力，也請不吝賜教，好讓我們可以出版更多更好的書！

・其他意見：

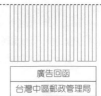
更方便的購書方式：

(1) 網站：http://www.morningstar.com.tw
(2) 郵政劃撥　帳號：15060393
　　　　　戶名：知己圖書股份有限公司
　　請於通信欄中註明欲購買之書名及數量
(3) 電話訂購：如為大量團購可直接撥客服專線洽詢

◎ 如需詳細書目可上網查詢或來電索取。
◎ 客服專線：04-23595819#230　傳眞：04-23597123
◎ 客戶信箱：service@morningstar.com.tw